Sabine Fruth

Imaginäre Körperreisen

Neue Wege zum individuellen Heilungsprozess

Zweite Auflage, 2023

Themenreihe »Hypnose und Hypnotherapie«
hrsg. von Bernhard Trenkle
Reihengestaltung: Uwe Göbel
Umschlaggestaltung: Heinrich Eiermann
Umschlagfoto: © Vera Kuttelvaserova – stock.adobe.com
Illustrationen: Norbert Kercher
Redaktion: Dr. med. Nicola Offermanns
Satz: Drißner-Design u. DTP, Meßstetten
Printed in Germany
Druck und Bindung: CPI books GmbH, Leck

MIX
Papier | Fördert gute Waldnutzung
FSC® C083411
www.fsc.org

CPI klimaneutral
Mehr Bäume. Weniger CO_2

Zweite Auflage, 2023
ISBN 978-3-8497-0375-2 (Printversion)
ISBN 978-3-8497-8264-1 (ePUB)

Bibliografische Information der Deutschen Nationalbibliothek:
Die Deutsche Nationalbibliothek verzeichnet diese Publikation in der Deutschen Nationalbibliografie; detaillierte bibliografische Daten sind im Internet über http://dnb.d-nb.de abrufbar.

Informationen zu unserem gesamten Programm, unseren Autoren und zum Verlag finden Sie unter: **https://www.carl-auer.de/**
Dort können Sie auch unseren Newsletter abonnieren.

Carl-Auer Verlag GmbH
Vangerowstraße 14 • 69115 Heidelberg
Tel. +49 6221 6438-0 • Fax +49 6221 6438-22
info@carl-auer.de

Carl-Auer

Inhalt

1 Einführung

Folge der Stimme deines Unbewussten!
Es weiß lange, bevor du denkst,
auf dem richtigen Weg zu sein,
wohin die Reise führt.

Dieses Buch habe ich für Therapeuten[1] geschrieben, die Lust auf Neues haben und ihren therapeutischen Werkzeugkoffer mit weiteren Instrumenten und Arbeitsweisen anreichern möchten. Inzwischen findet die Einbeziehung des Körpers als therapeutisches Medium immer breiteren Zuspruch unter Therapeuten. Mit diesem Buch lernen Sie *Imaginäre Körperreisen* als heilsame und spannende Behandlungsmethode kennen und werden Schritt für Schritt mit der Umsetzung und Anwendung vertraut gemacht. Die Lektüre könnte Ihre Sichtweise verändern, und Sie werden erstaunliche Dinge erleiben, wenn Sie Klienten bei deren Körperreisen begleiten.

Sie bekommen einerseits einen therapeutischen Rahmen an die Hand, wie Sie *Imaginäre Körperreisen* anleiten können. Andererseits schaffen Sie für Ihre Klienten einen Entwicklungsraum, den diese frei gestalten können. Als Therapeut laden Sie zu verschiedenen Reiserouten ein, deren Ausgestaltung einzig in der Hand und Vorstellung Ihrer Klienten liegt. Die Klienten bewegen sich völlig frei in ihrer inneren Bilderwelt, und so entstehen einzigartige Prozesse, die zur Entwicklung und Heilung führen können.

Aus der Kombination meiner hypnotherapeutischen und allgemeinmedizinischen Arbeit haben sich die *Imaginären Körperreisen* als Methode entwickelt. Mich beschäftigte in meiner alltäglichen Praxis immer wieder die Frage, was in Menschen ganzheitlich »passiert«. Regelmäßig bin ich an die Grenzen der Schulmedizin gestoßen und bekam erst durch meine hypnotherapeutische Ausbildung einen Zugang zu unbewussten Prozessen. Nach und nach habe ich verstanden,

1 Aus Gründen der Übersichtlichkeit verwende ich im Folgenden nur die männliche Form, wobei stets alle Geschlechter gemeint sind. Leider gibt es in der deutschen Sprache keine für mich angenehme neutrale oder alle Geschlechtsformen einbeziehende Formulierung.

wie die Prozesse im Körper maßgeblich auf der unbewussten Ebene beeinflusst und gesteuert werden. So gelang es mir immer besser, meinen Klienten einen direkten Dialog mit ihrem Unbewussten zu ermöglichen. Gerade im Körper ist die Kommunikation symbolisch bis auf Zellebene möglich. Klienten bekommen durch diese Art der symbolischen Kommunikation wertvolle diagnostische Hinweise und können körpereigene Heilungsprozesse bestmöglich aktivieren.

Das Verfahren der *Imaginären Körperreisen* ist auch sehr gut für Kinder und Jugendliche ab einem Alter von etwa acht Jahren geeignet. Es gibt nur wenige Diagnosen, die sich nicht durch *Imaginäre Körperreisen* beeinflussen lassen. Die Kontraindikationen werden an entsprechender Stelle beschrieben. Dennoch möchte ich betonen, dass es zahlreiche Erkrankungen gibt, bei denen die *Imaginären Körperreisen* eine begleitende Therapieform darstellen. Sie können mit dieser Arbeit viele schulmedizinische, psychotherapeutische oder alternative Behandlungen hervorragend unterstützen.

Wir können als Therapeuten einem Menschen auf seinem Weg zur Heilung nur dann helfen, wenn die inneren und äußeren Bedingungen zu einer Heilung auch gegeben sind. Wenn zehn verschiedene Klienten mit derselben Diagnose und vergleichbaren Befunden zur gleichen Therapie gehen, so dürfen sich dabei zehn völlig verschiedene Verläufe entwickeln. Von der scheinbaren Wunderheilung bis zu ausbleibenden Veränderungen muss immer alles erlaubt sein. So durfte ich eine gewisse Demut und Achtung vor den unbewussten Entscheidungen und Wegen meiner Klienten entwickeln.

Es hat viele Jahre gedauert, bis ich dieses Buch zu Ende schreiben konnte. Meine Klienten haben mir durch die Einblicke in ihr Inneres viele Erkenntnisse ermöglicht, die zur Gesundung beitragen können. Daran möchte ich Sie und im nächsten Schritt vor allem Ihre Klienten teilhaben lassen. Je mehr Menschen davon profitieren können, umso mehr hat sich die Mühe gelohnt.

Das Buch beginnt mit der Basisarbeit, die Sie jedem Klienten zuteilwerden lassen können. Die Reihenfolge der Reiseetappen im Körper entspricht der, die auch die meisten Klienten so wählen. Der extrem wichtigen Widerstandsarbeit habe ich ausreichend Raum gegeben. Die Erkenntnisse, die Sie daraus ziehen können, lassen sich auf viele andere therapeutische Bereiche, unabhängig von den *Imaginären Körperreisen*, übertragen.

Jedes Kapitel ist so aufgebaut, dass zunächst eine neue Technik beschrieben wird. In dem Abschnitt *Praxis* bekommen Sie eine Art Bedienungsanleitung, wie Sie vorgehen können. Durch die wörtliche Rede entwickelt sich eine deutlichere Sichtweise, wie der Dialog mit dem Klienten aussehen kann. Diese Therapiebeschreibungen sind aus vielen Sitzungen entstanden und wurden aus dem Gedächtnis zu einer Art Musterfall konstruiert.

Die *Fallbeschreibungen* sind anonymisierte Fälle aus meinem Klientenstamm. Bei manchen Beschreibungen gab es Tonaufnahmen, sodass ich sie wörtlich zitieren konnte. Andere habe ich anhand meiner schriftlichen Aufzeichnungen wiedergegeben.

Ich möchte die häufig vorkommenden Besonderheiten als klassische *Stolpersteine* beschreiben. Aus diesen Stolpersteinen können Sie unter anderem ersehen, dass mit einer gewissen allgemeingültigen Fragetechnik immer wieder Wege aus vermeintlichen Sackgassen herausführen. In Hypnose ungeübte Therapeuten lassen sich manchmal durch derartige Stolpersteine entmutigen. Es ist lohnenswert, die Stolpersteine stattdessen als mögliche Varianten in die Arbeit zu integrieren und daran zu wachsen.

Durch zahlreiche Querverweise zu anderen Kapiteln erhalten Sie Hinweise, die verschiedene Blickwinkel auf ein Thema erlauben. Für einen besseren Fluss ist es empfehlenswert, das Buch zunächst zusammenhängend durchzulesen. Sobald in der zweiten Hälfte die Fallbeschreibungen komplexer werden, fließen immer mehr Strategien aus der ersten Hälfte ineinander. Durch den praktischen Bezug werden viele Schritte aus vorherigen Beschreibungen verständlicher. Anschließend können Sie für Ihre praktische Arbeit mit dem Klienten einzelne Kapitel vertiefen und therapiebegleitend zur Hand nehmen.

Alle Beschreibungen, wie Sie bei den Körperreisen vorgehen können, sind als Einladung zu verstehen. Einige von Ihnen wünschen sich vielleicht eine Art »Bedienungsanleitung« und freuen sich über einen klar formulierten therapeutischen Rahmen. Andere haben bereits sehr viel in ihrem Werkzeugkoffer und picken sich genau die Elemente heraus, die in die Sammlung hineinpassen. Fühlen Sie sich völlig frei in der Kombination von Ihrem bereits vorhandenen kompetenten Wissen mit neuen Elementen aus diesem Buch. So werden sich viele – ganz individuelle – Körperreisen-Therapeuten entwickeln, die alle in ihrer Vorgehensweise einzigartig sind.

Nun dürfen Sie gespannt sein, wohin die Reise führen wird. Vertrauen Sie dabei auf die sicheren und kreativen Impulse Ihres Unbewussten. Ich wünsche Ihnen viel Freude beim Entdecken und Ausprobieren neuer Wege.

2 Das Vorgespräch

Bevor die eigentliche therapeutische Arbeit beginnen kann, wird der Klient bestmöglich darauf vorbereitet. Ich bevorzuge dafür ein persönliches Gespräch. Manchmal ist aus organisatorischen Gründen ein Telefonat die praktikable Alternative. Der Klient sucht Sie auf und benennt als Anlass in der Regel seine Probleme. Diese können somatischer oder psychischer Natur sein. Er möchte seine Symptome »wegbekommen«. Gerade bei der Anwendung von Hypnosetechniken kommen viele Klienten mit dem Wunsch, dass die Beschwerden »weghypnotisiert« werden. Solche Vorstellungen können Sie aufgreifen und relativieren. Das Vorgespräch dient dazu, eine gute Arbeitsbeziehung anzubahnen und über Ihre Arbeit aufzuklären.

2.1 Die Auftragsklärung

Vor einer Therapie gilt es zu erfragen, was der Klient erreichen möchte. Lenken Sie den Fokus vom Problem hin zum Ziel. Dieses Ziel mit positiven Begriffen beschreiben zu können ist seine erste Aufgabe. Es reicht nicht, wenn der Klient mitteilt, dass der Schmerz »weg sein« soll. Für den Therapeuten ist es hilfreich zu erfragen, was in Zukunft stattdessen »da sein« soll. Wie wird es sein, wenn der Schmerz weg ist? Wie wird sich der Alltag des Klienten verändern?

Für Ihre therapeutische Beziehung ist die präzise Auftragsklärung unabdingbar. Oftmals ist die positive Formulierung des Ziels erst in der nächsten Sitzung möglich. Bei vielen Klienten löst die Frage danach bereits unbewusste Lösungsansätze aus. In manchen Fällen ist eine völlige Auflösung der Symptome unrealistisch. Dann können Sie die realistischen Teilziele gemeinsam erarbeiten.

Im Vorgespräch geht es darum, einen guten Rapport aufzubauen – das bedeutet eine vertrauensvolle Beziehung zwischen Ihnen und Ihrem Klienten. Ein gesprochenes Wort transportiert Informationen auf der bewussten Ebene. Gleichzeitig wird aber auch auf unbewusster Ebene kommuniziert, sodass der Klient wahrnimmt, ob er Ihnen vertrauen kann. Das Vorgespräch lässt sich sehr gut für diesen Rapportaufbau nutzen.

Praxis

> THERAPEUT Was möchten Sie erreicht haben, wenn wir mit unserer Arbeit fertig sein werden?

Hilfreiche Fragen sind:

> THERAPEUT Was wird sein, wenn der Schmerz aufgelöst wurde ... was wird stattdessen wahrnehmbar sein? ... Wie genau wird Ihr Alltag dann sein? ... Wie wird Ihr Umfeld auf eine Besserung der Symptome oder gar eine Genesung reagieren?

Eine effektive Hausaufgabe zur ersten Therapiesitzung kann sein:

> THERAPEUT Ich bitte Sie, bis zu unserer ersten Sitzung an dieser Frage zu arbeiten. Ich werde Sie dann bitten, ganz genau zu beschreiben, was Ihr Ziel ist. Wie soll es sich anfühlen, wenn das erreicht sein wird? Und wie lautet mein Auftrag für unsere gemeinsame Arbeit?

Es handelt sich bereits um einen therapeutischen Schritt, wenn sich der Klient in diese Zukunftsvision hineinfühlen kann.

Manfred Prior (2016) hat in seinem Buch *Beratung und Therapie optimal vorbereiten: Informationen und Interventionen vor dem ersten Gespräch* hervorragend beschrieben, wie Sie das Vorgespräch bestmöglich führen können.

2.2 Aufklärung über die *Imaginären Körperreisen*

Jeder Klient sollte über die Arbeitsweise seines Therapeuten ausgiebig aufgeklärt werden. Zum einen gilt es, über die Grundsätze der hypnotherapeutischen Arbeit zu sprechen. Zum anderen werden auch die *Imaginären Körperreisen* als Methode vorgestellt.

Es ist interessant zu erfahren, was der Klient an Vorwissen mitbringt. Die Erklärungen werden dann dem Wissensstand und Sprachgebrauch des Klienten angepasst. Viele Menschen haben noch immer die Praktiken der Show-Hypnose im Hinterkopf, von der wir uns klar distanzieren müssen. Das ist für die vertrauensvolle Arbeit unabdingbar. Erklärende Beispiele von Alltagstrancen und mentalem Training von Sportlern sind gut geeignet, um auf bekannte Trancephänomene zurückzugreifen. Die Einbeziehung praktischer Beispiele hilft zu beschreiben, was ein Trancezustand ist. Als Vergleich zur Trance in einer

Hypnose können Sie einen Zahnarztbesuch und eben die Show-Hypnose heranziehen. Es ist entlastend, dem Klienten die Unterschiede zwischen der tiefen Trance einer zahnärztlichen oder Show-Hypnose und den Tranceformen in der psychotherapeutischen Arbeit zu verdeutlichen. Dabei ist es besonders wichtig, auf die Befürchtungen der Klienten einzugehen. Oft spielt Angst vor Kontrollverlust eine große Rolle. Der Hinweis, dass der Klient in der gemeinsamen Arbeit die Kontrolle über sich behalten darf, wirkt sehr entlastend.

Die *Imaginären Körperreisen* selbst lassen sich als eine Methode beschreiben, bei der der Klient einen Zugang zu den unbewussten Vorgängen in seinem Körper bekommt. Daraufhin kann er mit diesem symbolischen Bild in Kontakt treten und individuell damit arbeiten.

Weiterhin mache ich deutlich darauf aufmerksam, dass nicht ich den Klienten heile, sondern er sich selbst. Ob eine Heilung oder eine Verbesserung der Symptome überhaupt möglich ist, entscheidet ebenfalls der Klient selbst. Bewahren Sie sich vor Heilungsversprechen! Entscheidend für den Erfolg der Therapie ist vorrangig das Unbewusste des Klienten.

Ich sehe die Rolle des Therapeuten als die eines Wegbegleiters. Er ist für den sicheren Rahmen der Sitzungen verantwortlich. Weiterhin stellt er sein kompetentes Wissen zur Verfügung. Erklären Sie vor der ersten Sitzung, wie eine Körperreise aussehen wird. Wichtig ist, dass der Klient seine individuellen Bilder entwickeln kann. Er ist eigenverantwortlich für den Inhalt und dessen Weiterentwicklung, inklusive der Lösungen.

Mit einer *Metapher aus der Schifffahrt* beschreibe ich es folgendermaßen:

Der Therapeut übernimmt die *Lotsenfunktion*. Er zeigt die möglichen Wege auf und macht auf Untiefen aufmerksam. Der Klient als Kapitän des Schiffes steuert dieses. Er ist auch für die Geschwindigkeit zuständig und entscheidet, ob er den Empfehlungen des Lotsen folgen möchte. Ebenso kann er rückwärtsfahren, stehen bleiben oder Ratschläge ignorieren und auf eine Sandbank aufsetzen. Je sicherer er sich mit dem Lotsen fühlt, umso mehr wird er diesem vertrauen. Die Verantwortung für das Schiff bleibt aber stets beim Kapitän. Der Lotse hingegen ist verantwortlich für seine Kenntnisse über die Gewässer, in denen er seine Hilfe anbietet.

Praxis

> THERAPEUT Sie kennen Alltagstrancen, in denen auch Sie unbewusst agieren. Wenn Sie zum Beispiel eine Ihnen bekannte Strecke mit dem Auto fahren, lenken und schalten Sie unbewusst. Sie sind in einer Autofahrtrance. Die Gedanken können mit etwas ganz anderem beschäftigt sein. Am Ziel angekommen können Sie sich meist nicht erinnern, an welchen Orten Sie vorbeigekommen sind, ob Sie überholt haben oder nicht ...

Die Beschreibung eines Fahranfängers dagegen, der noch nachdenken muss, wenn er fährt, ist allen Autofahrern in bester Erinnerung.

> THERAPEUT Im Sport sind Trancearbeiten ebenfalls weit verbreitet. Denken Sie an Wintersport, wenn ein Rennrodler vor dem Start mit geschlossenen Augen zu sehen ist. Er steht dort versunken und geht mental das Rennen durch. Sie können sogar seine Bewegungen beobachten. Er fährt vor seinem inneren Auge die Strecke runter. Ähnlich werden Sie sich bei Ihrer Körperreise fühlen.

Ergänzend sind ein paar Worte zur Symbolarbeit hilfreich.

> THERAPEUT Alles, was in Ihren inneren Bildern vom Körper sichtbar wird, ist symbolisch zu verstehen. Ihr Gehirn konstruiert in diesem Moment ein Bild vom Körper. In diese Wahrnehmung fließen alle Informationen ein, die Ihr Gehirn bisher dazu gesammelt hat. Daher ist Ihr Bild sehr individuell und für Sie genau richtig.

Die meisten Informationen dieser Art werden im Vorgespräch ausgetauscht. Zu Beginn der ersten Körperreise ist es empfehlenswert, dem Klienten die nachfolgende Induktion transparent zu machen.

Praxis

Der Klient steht kurz vor seiner ersten Körperreise. Sie haben eine Spiegelinduktion (s. Kap. 3.1) geplant.

> THERAPEUT Ich werde Sie gleich einladen, gedanklich in eine Landschaft zu gehen. Dort können Sie sich dann vorstellen, einen Spiegel oder eine spiegelnde Fläche zu finden. Ihr Spiegelbild werden Sie dann in Ihrer Vorstellung verkleinern, und dieses kleine Ich reist in Ihren Körper.
>
> KLIENT Na, hoffentlich bekomme ich das hin.

THERAPEUT Ich bin da ganz zuversichtlich. Außerdem können Sie ja nur alles richtig machen. Es sind alles nur Angebote. Wenn etwas anders läuft als gedacht, ist es auch okay.

KLIENT Soll ich die Augen schließen?

In der Regel schließen alle Erwachsenen früher oder später die Augen. Es ist entscheidend, dem Klienten die Wahl zu lassen. Einerseits ist das für traumatisierte Klienten ein ganz wichtiger Schutz. Andererseits ist es zum Beispiel für Menschen jeden Alters mit ADHS ganz wichtig, neben der Trancearbeit auch mit anderen Dingen beschäftigt sein zu dürfen. Kinder behalten sehr oft die Augen offen und bewegen sich dabei sogar im Raum.

THERAPEUT Das dürfen Sie sich aussuchen. Wenn Sie die Augen offenlassen, empfehle ich immer, in Ruhe einen Punkt zu fixieren, damit Sie besser entspannen können. Sie dürfen sie aber auch gleich oder später schließen ... sie zwischendurch mal öffnen ... das überlasse ich ganz Ihnen.

Folgender Hinweis entlastet viele Klienten sehr:

THERAPEUT Da es meine Aufgabe ist, Ihnen zu folgen, und nicht umgekehrt, können Sie eigentlich nur alles richtig machen (positive Formulierung!) Es gibt nur einen einzigen Fehler (hier lässt sich diese Formulierung nicht umgehen), den Sie begehen können: Sie behalten für sich, was Sie gerade wahrnehmen. Wenn ich meine Einladungen ausspreche, wohin die Reise führen kann, entwickeln Sie Ihre eigenen Bilder. Es darf aber jederzeit etwas ganz anderes kommen – ein anderes Bild, ein Gefühl, Gedanke oder was auch immer. Bitte sagen Sie mir Bescheid, denn das, was kommt, ist immer am wichtigsten!

Wenn Sie dann in Ihrem Körper unterwegs sind, beginnen wir mit positiven Dingen. Wir werden zuerst einen inneren Wohlfühlraum finden und nach Ihren Stärken schauen.

KLIENT Das klingt doch gut.

2.3 Besonderheiten bei der Arbeit mit Kindern

Bei minderjährigen Kindern ist ein Aufklärungsgespräch mit Eltern und Kind wichtig. Wenn Eltern Ihnen ihr Wertvollstes, nämlich ihr Kind, anvertrauen sollen, dann brauchen sie viele Informationen. Die Eltern dürfen als Erziehungsberechtigte darüber entscheiden, ob sie bei den nachfolgenden Sitzungen anwesend sind. Ich empfehle, diese Entscheidung etwa ab dem Grundschulalter dem Kind zu überlassen. Das ist auch variabel und darf im Verlauf der Sitzungen unterschiedlich sein. Ebenso ist das Krankheitsbild entscheidend. Ein Kind, das wegen einer Angststörung kommt, braucht ein Elternteil zur Sicherheit. Ein Jugendlicher, der körperliche Symptome hat, wird dies eher ablehnen.

Für eine gute Zusammenarbeit mit dem Kind ist hier die spezielle Auftragsklärung entscheidend. Der Auftrag der Eltern entspricht nicht immer dem des Kindes. Wenn ein Kind sagt »Ich bin hier, weil meine Mama möchte, dass ich …« ist es kein wirklicher Auftrag. Sie sollten mit dem Kind erarbeiten, was es selbst erreichen möchte. Nur wenn das Kind sein eigenes Ziel klar definieren kann, gibt es auch einen Weg dorthin. Ich habe auch schon nach ein bis zwei Sitzungen eine Therapie abgelehnt, weil der (meist jugendliche) Klient gar kein Problem erkannte. In der Regel ging es um den Wunsch der Eltern, die Konzentration und schulischen Leistungen des Sohnes oder der Tochter zu verbessern. Wenn dieser aber mit seinen Leistungen überzeugend zufrieden ist, besteht für mich kein Handlungsbedarf. Stattdessen habe ich den Eltern ein Beratungsgespräch angeboten.

Wenn Sie mit Kindern arbeiten, sollten Sie folgende Aspekte beachten:

- Sprache dem Kind anpassen
- immer auf Augenhöhe gehen
- zu Fragen animieren.

Praxis

Hier eine Beschreibung für Eltern, was eine *Alltagstrance* ist:

> THERAPEUT Wenn Ihr Sohn tief versunken vorm Fernseher sitzt, bekommt er im Außen wahrscheinlich wenig mit. Sie können sogar Trancezeichen wie eine starre Haltung oder einen halb geöffneten Mund erkennen. Und wenn Sie dann rufen: »Felix, komm Tisch decken!«, wird sein Unbewusstes ihm signalisieren: »Alles okay, du kannst ruhig weiter fernsehen.« Die unbewussten Prioritäten sind klar. Wenn Sie aber rufen: »Felix, komm, Papa hat ein Eis mitgebracht!«, wird sein Unbewusstes sagen: »Das ist wichtig, raus aus der TV-Trance, Eis ist besser!«

In einer offenen Kommunikation mit Kindern und Eltern sollten Sie auch die Schweigepflicht thematisieren. Wenn Sie mit den Kindern alleine arbeiten, sollten die inneren Bilder Ihrer *Schweigepflicht* unterliegen. Selbstverständlich kann über den allgemeinen Verlauf der Therapie gesprochen werden – ob es gut oder schlecht läuft. Die persönlichen Bilder können allerdings zu Fehlinterpretationen und Übertragungen bei den Eltern führen. Es obliegt dem Kind, was es davon mit welchen Worten preisgeben möchte.

Elterngespräche können im Verlauf einer Therapie sehr unterstützend wirken und sind empfehlenswert. So bekommen auch Sie Hinweise auf die systemische Wirkung Ihrer Arbeit.

3 Die Induktion

In diesem Kapitel erfahren Sie, auf welchen Wegen Sie Ihren Klienten in seinen Körper führen können (s. Abb. 1). Bei Kindern, Jugendlichen und den meisten Erwachsenen bietet sich der Weg über die Spiegeltechnik an. Diese Induktion ist einfach und zeitsparend umzusetzen. Bei Klienten, die bezüglich der Trancearbeit noch sehr unsicher sind oder Schwierigkeiten mit dem eigenen Körper haben, stellt die Induktion über den äußeren sicheren Ort eine gute Alternative dar.

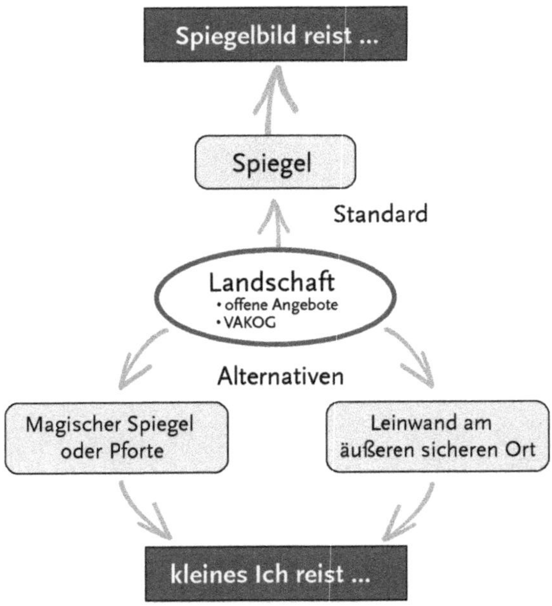

Abb. 1: Die Induktion

3.1 Die Spiegeltechnik

Um die Trancearbeit zu starten, wird der Klient zunächst eingeladen, sich vor seinem inneren Auge eine *Landschaft* vorzustellen. Machen Sie ganz offene Angebote, wie diese Landschaft beschaffen sein könnte. Es gilt, im Dialog nachzufragen, was dort wahrgenommen wird. Der Klient steigt in sein Bild ein, und der Therapeut erfragt die Wahrnehmungen auf allen Ebenen (VAKOG):

- »Wie sieht die beschriebene Wiese aus?« (visuell)
- »Gibt es dort Geräusche?« (auditiv)
- »Wie ist die Temperatur?« (kinästhetisch)
- »Gibt es einen Geruch?« (olfaktorisch)
- »Gibt es einen besonderen Geschmack?« (gustatorisch)

Sobald der Klient in seiner Landschaft angekommen ist, erfolgt damit eine Dissoziation. Er sitzt gleichzeitig bei Ihnen im Sprechzimmer und bewegt sich parallel in seinen inneren Bildern. Entscheidend ist, dass Sie über die verschiedenen Wahrnehmungen dazu einladen, in das Bild einzusteigen. Auch wenn der Klient sein Spiegelbild von außen betrachtet, kann er gleichzeitig spüren, wie dort die Temperatur ist und was das kleine Ich sieht. Lassen Sie ihm genug Zeit für diesen wichtigen Prozess.

Dabei ist es sehr wichtig, keine eigenen Vorstellungen einzustreuen, sodass die Beschreibungen tatsächlich die des Klienten bleiben. Es ist hilfreich, immer nur Einladungen auszusprechen, die dazu animieren, ganz individuelle Bilder entstehen zu lassen. Ich empfehle, die Beschreibungen der Landschaft wörtlich zu notieren, um Verfälschungen zu vermeiden. Eine »gehügelte Landschaft« ist etwas anderes als eine »hügelige Landschaft«. Die Wortwahl des Reisenden gilt es zu respektieren und diesen Respekt durch wortgetreues Wiederholen zu bestätigen. Die Wirkung dieses Wiederholens empfinden alle Klienten als enorm hilfreich. Sie fühlen sich verstanden.

Das wortgetreue Wiederholen bestätigt, dass auch der Therapeut im Bild des Klienten ist und diesem folgt:

»… und Sie sehen dort eine gehügelte Landschaft …«

Durch die wörtlichen Notizen gelingt in den Folgesitzungen ein schneller Wiedereinstieg in eben diese Landschaft:

»Ich lade Sie ein, wieder in Ihre gehügelte Landschaft zu gehen …«

Somit spricht der Therapeut immer wieder Einladungen aus. Im nächsten Schritt in der Landschaft des Klienten laden Sie dazu ein, einen *Spiegel* oder eine spiegelnde Fläche zu *finden*. Es empfiehlt sich, das Wort »suchen« zu vermeiden, da Suchprozesse lange dauern können. Das Wort »finden« suggeriert gleichzeitig, dass es auch etwas zu finden gibt. Dabei können Sie aufmunternd anbieten, dass in einer Imagination alles möglich ist.

»Auf einer Wiese darf ein barocker Spiegel stehen.«

Solche Erklärungen sind jederzeit möglich und schmälern die Trancetiefe keineswegs. Wenn zwischendurch damit das Bewusstsein angesprochen wird, kann in den inneren Bildern das Unbewusste weiter den Spiegel finden. Durch dieses Rein- und Rausspringen, gerade in der Anfangsphase, wird die Trance eher vertieft.

Lassen Sie sich den Spiegel und dann das Spiegelbild beschreiben. Das Spiegelbild muss nicht ganz klar zu erkennen sein und darf anders aussehen als der Klient heute. Bei Unsicherheiten entscheidet stets der Klient, ob für ihn die Arbeit mit diesem Spiegelbild weitergehen kann.

Die Frage:

»Ist das so für Sie stimmig?«

kann schnell und einfach klären, ob die Reise weitergehen darf. Bei Unstimmigkeiten kann die Frage:

»Ist es wichtig, dass wir uns jetzt damit beschäftigen?«

jederzeit hilfreich sein. Die Antwort »Ja, es ist wichtig« kann die Reise überall unterbrechen. Ein *Widerstand*[2] (s. Kap. 12) kann bereits in der Landschaft vor oder bei dem Spiegel auftreten. Unter Umständen zeigen sich hier entscheidende Hinweise, die sich aufgreifen lassen. Ich sehe das durchaus positiv, da jeder Widerstand zu einem therapeutischen Schritt führt. Und um genau diese Schritte geht es in der Therapie.

Sollte hier ein Widerstand erscheinen, lassen Sie den Klienten damit wie in Kapitel 12 beschrieben in Kontakt treten. Alles, was

2 Der Begriff »Widerstand« ist psychotherapeutisch gemeint im Sinne von: Was immer die Fortsetzung der Arbeit stört, ist Widerstand. Ausführliche Erläuterungen hierzu siehe Kapitel 12.

kommt, wird genauso angenommen, wie es erscheint. Eine (Ab-) Wertung ist zu vermeiden, da sich der Klient sonst unter Druck sieht. Ich freue mich inzwischen über jeden Widerstand! Die Auflösung der Widerstände ist ein wesentlicher Therapieschritt, auf dem wir weiter aufbauen können.

Am Spiegel angekommen laden Sie den Klienten dazu ein, mit einer *Fernbedienung* das Spiegelbild zu verkleinern. Der Spiegel darf bleiben, wie er ist. Das Verkleinern kann auch ohne Fernbedienung mit Zauberkraft »einfach so« erfolgen oder durch Zoomen mit zwei Fingern. Ziel ist es, dass das Spiegelbild aus dem Spiegel heraus in die Hand des Klienten springt. Sobald das Spiegelbild unterwegs ist, ist eine weitere Dissoziation erfolgt. Die Mehrfachdissoziationen tragen dazu bei, dass die imaginären Körperreisen oftmals als spielerisch und »leicht« empfunden werden. Trotzdem lassen sich »schwere« Themen bearbeiten.

Für Sie als Therapeuten bietet es sich an, während der Körperreise mit dem Spiegelbild oder dem reisenden Teil direkt zu reden. Nach vorheriger Absprache kann das Spiegelbild direkt mit »Du« angesprochen werden. Sie laden es nun ein, so klein zu werden, dass es auf die Reise in den Körper der großen Person gehen kann.

Als *Eintrittspforte* hatten sich zunächst Mund, Nase und Ohren angeboten. Einige Klienten kamen durch die offenen Einladungen auf die Idee, direkt durch eine Pore in der Hand zu verschwinden. Auch der Bauchnabel wird gerne als Eintrittspforte gewählt. Der Weg hinein muss nicht physiologisch sein – in der Imagination ist alles erlaubt. Auch durch die Vagina sind schon Klientinnen gereist, und ein Junge startete mit einer »Arschbombe in den Popo hinein«. Die Aussage »Alles ist möglich!« oder nach einer Aufzählung von Optionen die Ergänzung »... oder ganz anders« erlaubt dem Klienten, immer wieder neue Wege zu gehen. Lassen Sie ihm Zeit, sich auf seine Art hineinzufinden.

Praxis

Die Induktion erfolgt über die Einladung, sich eine Landschaft vorzustellen.

THERAPEUT Ich lade Sie nun ein, vor Ihrem inneren Auge einmal in eine Landschaft zu gehen ... die Augen können dabei geöffnet sein

> oder sich schon schließen ... die Landschaft kann eine Wiese oder ein Weg sein ... ein Strand, ein Feld ... ein Wald oder Berge ... eine Wüste ... oder etwas ganz anderes ...
>
> Wenn Sie eine Landschaft wahrnehmen, dann würde mich interessieren, wie Ihre Landschaft aussieht ... was nehmen Sie wahr?
>
> Gerade in den ersten Sitzungen ist es wichtig, dem Klienten genug Zeit zu geben. Warten Sie geduldig, bis er Ihnen rückmeldet, was er gerade wahrnimmt. Sie sollten im Dialog bleiben und erst neue Angebote machen, wenn Ihnen der Klient folgen konnte. Er bestimmt das Tempo!
>
> Damit Ihr Gegenüber ganz im Bild ankommt, fragen Sie die Wahrnehmungen (VAKOG, s. o.) ab. Nach jeder Frage warten Sie auf eine Antwort, die Sie wörtlich notieren.
>
> THERAPEUT Was sehen Sie dort?
>
> Können Sie etwas hören ... oder ist es ganz still?
>
> Gibt es auch einen Geruch?
>
> Wie fühlt sich der Boden unter Ihren Füßen an?
>
> Wie ist die Temperatur?
>
> Nach einem Geschmack frage ich, wenn die Landschaft dazu einlädt. Am Meer ist zum Beispiel oft eine salzige Luft zu schmecken. Zur Bestätigung wiederholen Sie wörtlich die Wahrnehmungen des Klienten. Gerade am Anfang sind Geduld und ein langsames Vorgehen wichtig.
>
> THERAPEUT Nun gehen Sie bitte voran und finden einen großen Spiegel oder eine spiegelnde Fläche ... manchmal steht ein großer Spiegel mitten in der Landschaft ... das kann auch ein Wasser sein ... eine Glasscheibe ... oder etwas ganz anderes ... Schritt für Schritt in Ihrem Tempo ... wenn Sie etwas gefunden haben, beschreiben Sie bitte, was Sie sehen ...
>
> Ein Spiegel kann unterschiedlich aussehen. Wenn er zu klein ist, um den ganzen Menschen darzustellen, darf er durch Gedankenkraft vergrößert werden. Lassen Sie sich das Spiegelbild kurz beschreiben. Es darf auch undeutlich, älter oder jünger sein. Für den Klienten sollte es stimmig sein, mit diesem Bild zu arbeiten. Wenn er dies bestätigt, beginnt die Reise mit dem Spiegelbild.
>
> THERAPEUT Nun nehmen Sie bitte eine Fernbedienung in die Hand und verkleinern Ihr Spiegelbild ... immer noch kleiner ... bis es so

klein ist, dass es in Ihre Hand springen kann ... Geben Sie bitte Bescheid, wenn es dort angekommen ist ...

Es kann so klein werden, dass es in den Körper der großen Person reisen kann. Es kann durch Mund, Nase oder Ohren hineingehen ... oder direkt durch eine Pore in der Hand verschwinden ... oder einen anderen Weg wählen.

Dies ist Ihr kleines Ich, das für Sie auf die Reise in den Körper geht. Lassen Sie sich überraschen, wie es dort aussieht ... Sagen Sie mir bitte, wenn es entschieden hat, wo es hinein möchte ...

Fallbeispiele

Meine Einladungen und Nachfragen sind immer sehr ähnlich und der Einfachheit halber in den Fallbespielen meist weggelassen. Es handelte sich aber stets um einen Dialog. Hier ein paar Varianten der Landschaftsbilder in der ersten Sitzung:

ANNA[3], 62 JAHRE

KLIENTIN Ich bin auf einer grünen Wiese ... ein weicher Grasweg ... drumherum ist es bergig ... es riecht frisch ... die Temperatur ist angenehm ... ziemlich still ... vielleicht ist mal ein Vogel zu hören ... ... da steht ein ganz normaler Spiegel ... das Spiegelbild sieht aus wie ich heute ... ... es geht durch die Hand in den Körper ...

BERND, 51 JAHRE

KLIENT Ich laufe durch eine Heidelandschaft ... es ist hügelig ... dann komme ich in einen Birkenwald ... da sind viele Wurzeln ... dann kommt ein See ... in dem kann man sich spiegeln ... ich muss aber erst auf einen Hügel steigen, damit ich mich ganz sehe ... jetzt geht es ... das Spiegelbild sieht normal aus, vielleicht etwas jünger ... ... es geht durch ein Nasenloch rein ...

CHRISTIANE, 57 JAHRE

KLIENTIN Ich bin in einer Dünenlandschaft ... da sind kleine geschlungene Pfade ... solche Mulden ... es ist sonnig und warm ... ein etwas festgetrampelter Pfad ... links sind der Strand und das Meer ... ich höre sanftes Wellenrauschen ... man riecht nichts ... in einer Mulde steht eine große Pfütze mit Wasser ... darin kann ich

3 Die Namen der Klienten wurden geändert.

mich spiegeln ... ich sehe zerzaust und jünger aus ... so Ende 30 ... ... das Spiegelbild springt in die linke Hand und versinkt darin ...

Detlev, 67 Jahre

Klient Ich bin auf einer Wiese, die ich kenne ... die ist nicht weit weg von unserem Haus ... da kann ich schön über die Stadt schauen ... das Gras ist weich ... es riecht blumig ... man hört ganz weit weg ein paar Autos ... es ist etwas nebelig heute ... da steht ein Baum und an dem lehnt jetzt ein Spiegel ... mein Spiegelbild ist okay ... ganz normal ... ... ist jetzt in der Hand ... geht da direkt rein ...

Emil, 12 Jahre

Klient Ich laufe auf einer Wiese, die kurz gemäht ist wie ein Fußballfeld ... da steht ein großer ovaler verschnörkelter Spiegel mit einem goldenen Rand ... da sehe ich mein jetziges Spiegelbild ... ... es geht durch den Mund rein ...

Besonderheiten bei der Arbeit mit Kindern

Auch bei Kindern sollten Sie Ihre Vorgehensweise transparent gestalten. Altersabhängig sind aber unter Umständen lange Vorreden unerwünscht. Wie viel Erklärung sich das jeweilige Kind wünscht, können Sie direkt erfragen.

Die Imaginationen der Kinder sind oft von deren bunter Film- und Buchinnenwelt geprägt. Die Kinder bewegen sich gerne in fantasievollen Geschichten in ihrem Körper. Vertrauen Sie der Symbolik, auch wenn sie anfangs unglaublich erscheint. So kann es sein, dass die Kinder in Hogwarts landen und das Spiegelbild auf einem Besen fliegt, oder es reitet auf einem Einhorn durch einen Zauberwald. Da ein kindliches Gehirn mit seinen Erfahrungen für die inneren Bilder verantwortlich ist, entsprechen diese auch dem Entwicklungsstand.

Kinder schließen bei der Arbeit in Trance nur selten die Augen. Das hat aber keinen negativen Einfluss auf die Wirkung der Arbeit. Kinder können – wie in einer Alltags-Spieltrance – gleichzeitig im Außen agieren und im Innern auf eine Reise gehen. Außerdem springen Kinder häufig aus der Trance heraus und gehen in einen kurzen Dialog auf bewusster Ebene. Lassen Sie sich dadurch nicht beirren, sondern kehren Sie danach wieder zum Inhalt der Reise zurück.

Die Angebote lassen sich an das jeweilige Kind anpassen. Je jünger und sprunghafter das Kind, desto mehr sind die Einladungen einzugrenzen. Trotzdem sollten die offenen Angebote als zusätzliche Alternative nicht fehlen.

3.2 Magischer Spiegel oder Pforte

Manche Klienten haben ein Problem damit, ihr Spiegelbild zu sehen oder mit diesem zu arbeiten. Oft hilft die Einladung, den Spiegel als magische Pforte in den Körper hinein zu nutzen. Es könnte sich natürlich auch um einen Widerstand handeln, der als solcher realisiert werden müsste. Die Frage, die Sie bei fehlendem Spiegel oder Spiegelbild stellen, ist wieder:

> »Ist es wichtig, dass wir uns jetzt damit beschäftigen?«

Die Klienten spüren in der Regel deutlich, ob es sich um einen Widerstand handelt. Dann ist auch hier eine Widerstandsarbeit (s. Kap. 12) vorrangig. Wenn es aber keinen Hinweis gibt, dass ein Widerstand vorliegt, und der Spiegel ansprechend wirkt, könnte er eine Art magische Pforte darstellen. Hierbei fehlt das Spiegelbild, und der Klient tritt einfach so durch den Spiegel hindurch. Mit diesem magischen Schritt gelangt er direkt ins Körperinnere.

Andernfalls laden Sie dazu ein weiterzugehen. Sollte gar kein Spiegel auftauchen, kann etwas anderes als magisches Tor oder Pforte dienen. Gerne werden dazu realistische Torbögen oder natürliche Durchgänge gewählt. Der Klient gelangt dann durch einen *magischen Schritt* in seinen Körper.

Praxis

Bei Klienten, die kein Spiegelbild sehen, wird die Einladung ausgesprochen, einen magischen Spiegel zu nutzen.

> THERAPEUT Es kann sein, dass der Spiegel ein magischer Spiegel ist ... Manchmal kann man einfach durch diesen Spiegel hindurchtreten und landet direkt im Körper ... Lassen Sie sich überraschen, wohin Sie der Weg führt, wenn dies für Sie passend ist ...

Sollte gar kein Spiegel auftauchen, der Klient sich aber trotzdem gut fühlen, folgt direkt der Hinweis auf eine magische Pforte.

> THERAPEUT Wenn kein Spiegel oder keine spiegelnde Fläche auftaucht, dann kann es auch eine andere Pforte oder magisches Tor

sein … schauen Sie sich in Ruhe um … vielleicht finden Sie einen Eingang in die Innenwelt Ihres Körpers … einfach so …

Es gibt immer wieder Klienten, die plötzlich »einfach drin« sind, ohne den Weg genau beschreiben zu können. Wenn dies stimmig klingt, dann können Sie mit der Körperreise starten.

Friederike, 32 Jahre

Klientin Ich bin auf einer Wiese unterwegs … da ist ganz viel Gras … drumrum ist alles weiß … da liegt ein Spiegel … ein kleiner Handspiegel

Therapeutin Sie können den Handspiegel auch vergrößern und so hinstellen, dass Sie sich darin sehen können.

Klientin Ja, das geht … aber mein Spiegelbild verwackelt andauernd …

Therapeutin Ist es wichtig, dass wir uns mit dem verwackelten Spiegelbild beschäftigen?

Klientin Ich glaube nicht …

Therapeutin Manchmal ist der Spiegel auch eine magische Pforte und man kann einfach hindurchgehen … vielleicht ist solch ein magischer Schritt für Sie passend?«

Klientin Ja tatsächlich … das geht … jetzt bin ich durch … und in einer ganz anderen Landschaft …

Gisela, 60 Jahre

Klientin Ich schwebe leichtfüßig über eine Wiese … da ist aufsteigender Nebel … angenehme Kühle … ich laufe barfuß durch Blätter … es riecht nach Herbst … da kommt eine kleine Holzbrücke …

Therapeutin Es kann sein, dass Sie der Weg über diese Brücke führt.

Klientin Auf der anderen Seite geht es aber nicht weiter … da ist es modrig und dunkel …

Therapeutin Ist es wichtig, dass wir uns jetzt damit beschäftigen?

Klientin Es ist wichtig, aber jetzt nicht dran.

Therapeutin Wohin führt der Weg denn stattdessen?

KLIENTIN Da ist ein kleiner Bach ... nicht tief ... mit Sandboden

THERAPEUTIN Können Sie sich vielleicht in dem Wasser spiegeln? ... Manchmal ist es auch ein magisches Tor ...

KLIENTIN Spiegeln geht nicht ... ich folge dem Bach ... da ist ein Wasserfall ... das ist ein Tor ... ich mache einfach einen Kopfsprung ... und lande in einer dunkelroten Farbe ... das ist der Körper von innen ...

Die Klientin bewegte sich in einem halb schwebenden, halb schwimmenden Zustand durch das Rot. Die Reise führte dann in Räume, die Bildern aus der Natur entsprachen.

HENRY, 18 JAHRE

KLIENT Ich bin in einem Dschungel, so ähnlich wie auf Ihrem Bild da drüben (Klient nimmt Bezug auf ein Foto in meinem Sprechzimmer) ... da sind viele Bäume ... dazwischen ist es dunkel ... wie in einem Regenwald ... ich höre Vögel ... es knackt unter meinen Füßen ...

Es ist völlig unproblematisch, wenn der Klient aus der Trance einen Moment rausspringt und diese Mitteilung macht. Sie sollten ihn dann in aller Ruhe nach dem gedanklichen Ausflug wieder in sein Bild führen. Insgesamt wirkt das Rein- und Rausspringen trancevertiefend (Gerl 2015).

KLIENT Da ist ein See ... mein Spiegelbild ist riesig, viel größer als ich ...

THERAPEUTIN Sie können jetzt mit einer Fernbedienung das Spiegelbild verkleinern ... bis es so klein ist, dass es in Ihre Hand springen kann ...

KLIENT Nein das geht nicht ... es ist super, dass der Henry so groß ist ... kann ich das nicht lassen? ... Der große Henry möchte weitergehen ...

Ich folge gerne dem Angebot des Klienten und lasse den großen Henry auf die weitere Reise gehen.

THERAPEUTIN Dann laden Sie jetzt den großen Henry ein, weiter nach einem magischen Tor zu suchen ... vielleicht will er auch durch den See tauchen? ... Oder etwas ganz anderes ...

KLIENT Da ist so eine Art Torbogen ... aber aus Sträuchern und Bäumen ... wenn ich da durchgehe, ist das wie ein Portal ...

kennen Sie Harry Potter? Da gibt es auch so etwas ... da geht der große Henry durch und ist plötzlich ganz woanders ... so eine Art Mischwelt aus einem Videospiel und einem Wald ... das ist im Körper ...

Dieser Klient war der erste, der mit seinem vergrößerten Spiegelbild losmarschiert ist. Für ihn fühlte es sich absolut stimmig an, und es blieb auf allen Körperreisen bei diesem Prozedere. Diese Vergrößerung des Ichs passte ebenfalls zu dem wachsenden Selbstvertrauen, das er aufbaute.

Der Begriff des Portals ist ebenfalls seit diesem Klienten neben dem magischen Tor in meinem Angebot. Er passt gut zu vielen Computerspielen oder Fantasiegeschichten. Dieses Beispiel zeigt, wie offene Angebote zu einem individuellen Spielraum führen. Das ist für andere Klienten eine zusätzliche Chance, sobald es in den Sprachgebrauch des Therapeuten übernommen wird.

3.3 Klassische Stolpersteine

Bereits in dieser frühen Phase der Arbeit können bei einzelnen Klienten Reaktionen auftreten, die manchen Therapeuten aus dem Konzept bringen. Das Unbewusste des Klienten reagiert auf die Einladungen des Therapeuten anders als erwartet. Entscheidend ist, diese Reaktionen nicht zu übergehen. Es gilt, die für den Klienten wichtige Funktion seiner Reaktion zu analysieren.

Wie Sie als Therapeut mit den Stolpersteinen umgehen, setzt Signale an den Klienten. Sie haben ihm im Vorgespräch bereits mitgeteilt, dass er selbst über den Verlauf der Sitzung bestimmt. Gerade traumatisierte Patienten sind – zu ihrem eigenen Schutz – sehr kontrollbedürftig. Nun dürfen Sie beweisen, dass Sie dem Tempo des Klienten tatsächlich folgen. Wenn es nicht weiterzugehen scheint, bleiben Sie mit ihm stehen. Sehen Sie den Stopp nicht als Schwäche, sondern als Chance, genau jetzt etwas zu klären. Dieser respektvolle Umgang schafft das Vertrauen, das in der therapeutischen Arbeit hilfreich ist.

»Die Trance funktioniert nicht!«

Der Therapeut hat dazu eingeladen, vor dem inneren Auge in eine Landschaft zu gehen ...

KLIENT Ich sehe nichts!

THERAPEUT Es kann manchmal einen Moment dauern ... bis sich ein Bild zeigt ... vielleicht ist es auch ein Gefühl ... eine Farbe ... oder etwas ganz anderes ...

Es ist völlig in Ordnung, wenn Sie etwas Zeit brauchen ...

KLIENT Da ist nichts! Ich sehe nichts!

Wenn auch nach ausreichender Zeit und geduldiger Motivation nichts kommt, scheint es sich um ein Signal zu handeln. Dann arbeiten Sie mit dem Nichts weiter. Als Erstes geht es um eine neutrale Kontaktaufnahme.

THERAPEUT Ich lade Sie dazu ein, dem Nichts einmal zu sagen: »Nichts, ich sehe dich.«

KLIENT Soll ich das laut sagen?

THERAPEUT Das dürfen Sie selbst entscheiden. Wichtig ist, dass Sie die Worte ausformulieren. Im Zweifelsfall erst einmal laut, damit ich mitbekomme, was gerade passiert.

Für Sie als Therapeuten ist es einfacher, wenn der Klient laut mit seinen inneren Anteilen spricht. Manche Klienten mögen das aber nicht. Das muss respektiert werden.

KLIENT Nichts, ich sehe dich.

THERAPEUT Wie reagiert das Nichts darauf?

An dieser Stelle gibt es verschiedene typische Reaktionsmuster:

a) Das Nichts verändert sich

KLIENT Irgendwie wird es anders ... Ich erkenne zwar immer noch nichts ... es ist so ein verschwommenes Bild ...

Wenn es an dieser Stelle um Kontrolle geht, dann kann Ihr respektvoller Umgang schon entscheidend sein. Sie demonstrieren dem Unbewussten des Klienten, dass Sie tatsächlich nur Lotse sind und das Schiff nicht vorantreiben.

THERAPEUT Bitte sagen Sie dem Nichts: »Ich sehe, dass du dich in etwas Verschwommenes gewandelt hast.«

KLIENT Ich sehe, dass du dich in etwas Verschwommenes gewandelt hast ... jetzt verändert es sich wieder ...

Oftmals verschwindet das Nichts alleine durch diese Vorgehensweise. Erst dann sind die nächsten Schritte möglich.

b) Das Nichts bleibt hartnäckig

KLIENT Da tut sich nichts ... Es ist immer noch Nichts ...

Das Nichts bleibt unverändert, und es handelt sich um einen Widerstand. Mit diesem wird auch als Nichts genauso gearbeitet wie bei allen anderen Widerständen. Die Vorgehensweise wird in Kapitel 12 ausführlich beschrieben.

Anstelle des Nichts können auch ein Schwarz, ein Nebel, ein Dunst, eine Stimme (»Du kriegst das nicht hin.«), eine Beklemmung oder Ähnliches auftauchen. Der erste Umgang mit einem Widerstand ist immer gleich, nämlich die Kontaktaufnahme in Form von:

»Schwarz, ich sehe dich!«, »Stimme, ich höre dich!« oder »Beklemmung, ich spüre dich!«

c) Die Tranceinduktion ist ungeeignet

In wenigen Fällen kommt es vor, dass für den Klienten dieser Einstieg in eine Imagination ungeeignet ist. Dann ist für ihn die Spiegelinduktion zu direkt und zu schnell. Sofern er gerne einen weiteren Versuch starten möchte, ist der Weg zum äußeren sicheren Ort (s. Kap. 3.4) durchaus eine Alternative.

Wichtig ist klarzustellen, dass dies kein »Makel« oder »Versagen« ist. Das gilt sowohl für den Klienten als auch für Sie als Therapeuten. Ihre Haltung sollte bei Ihren Einladungen vermitteln:

»Alles kann, nichts muss!«

THERAPEUT Es ist völlig in Ordnung, wenn da Nichts kommt! Jetzt gibt es wieder verschiedene Möglichkeiten, über die wir sprechen sollten. Wenn Sie das Gefühl haben, dass es Ihnen einfach zu schnell geht, kann ich Ihnen gerne eine andere Art der Imagination vorstellen. Dabei entspannen Sie erst einmal ca. 10 Minuten und müssen gar nichts sagen. Ich würde Sie an einen schönen entspannenden Ort führen. Und nur, wenn es passt, kann man dort eine Art Leinwand aufbauen. Auf dieser Leinwand könnten Sie dann, quasi wie im Kino, den Körper von innen betrachten ...

Es könnte auch sein, dass Sie diese Arbeit einfach nur zur Entspannung für sich zu Hause nutzen wollen ...

Sollten Sie aber das Gefühl haben, Sie möchten doch nicht mit Hypnose oder Imaginationen arbeiten wollen, dann ist das völlig okay. Wir können auch einfach nur sprechen. Sie entscheiden, wie wir in unserer gemeinsamen Zeit miteinander arbeiten! ... Alles kann, nichts muss! ...

Je weniger der Klient unter Druck steht, desto eher kann er auch Kontrolle abgeben und in Trance gehen.

In welcher Sitzung er damit startet, sollte offenbleiben.

d) Die Hypnose ist als Therapieform ungeeignet

In Einzelfällen ist ein Klient gar nicht hypnosefähig oder Trancearbeit ist für ihn generell nicht die richtige Methode. Das kann unterschiedliche Ursachen haben – es ist aber wichtig, dies zu akzeptieren. Auch die Möglichkeit, dass Klient und Therapeut nicht harmonieren, gilt es zu bedenken. Sie können bei Disharmonien immer Ihr eigenes Unbewusstes um Rat fragen.

»Ich sehe kein Spiegelbild«

Der Klient kommt zu einem Spiegel, sieht aber sein Spiegelbild nicht. Auch das Angebot, diesen als magisches Tor zu nutzen, brachte keinen Erfolg.

KLIENT Ich sehe mich in dem Spiegel nicht und kann auch nicht durchgehen.

THERAPEUT Das kommt durchaus vor, und nun gibt es verschiedene Möglichkeiten ... Manchmal ist es einfach noch nicht der richtige Spiegel oder die passende spiegelnde Fläche, und man muss einfach weitergehen ... Es kann aber auch sein, dass es wichtig ist, sich mit diesem Spiegel und dem fehlenden Spiegelbild zu beschäftigen ... alles ist möglich ...

Wenn der Klient weitergehen möchte, dann folgen Sie ihm geduldig. Scheint das fehlende Spiegelbild aber wichtig zu sein, dann arbeiten Sie hier weiter. Der Spiegel »funktioniert« nicht wie gewünscht.

THERAPEUT Bitte sagen Sie einmal dem Spiegel: »Ich sehe, dass du mein Spiegelbild nicht zeigst.«

KLIENT *Ich sehe, dass du mein Spiegelbild nicht zeigst.*

a) Der Spiegel braucht Zeit

In einigen Fällen bewirkt der respektvolle Umgang mit dem Spiegel die allmähliche Entwicklung eines Spiegelbilds. Das darf Zeit in Anspruch nehmen. Währenddessen passiert im Klienten eine Menge. Er entwickelt ein zweites Ich, das für ihn auf Entdeckungsreise gehen wird.

Solange der Spiegel an seinem Spiegelbild »bastelt«, sollten Sie den Prozess geduldig begleiten.

Eine Klientin sah ihr Spiegelbild nur, wenn sie in einem ganz bestimmten Winkel von etwa 45 Grad vor dem Spiegel stand. Sie benötigte an die 20 Minuten, um sich direkt davor stellen zu können und es auch dann zu sehen. Dieser einmalige Prozess zu Beginn der Körperreisen schien sehr wichtig zu sein.

b) Der Spiegel stellt einen Widerstand dar

In anderen Fällen bleibt der Spiegel unverändert und stellt einen Widerstand dar. Mit diesem soll der Klient dann, wie in Kapitel 12 beschrieben, in Kontakt treten.

> THERAPEUT Sage einmal dem Spiegel: »Ich sehe dich ... und ich sehe, dass du kein Spiegelbild zeigst ...«

3.4 Induktion über den äußeren sicheren Ort

Bei dieser Arbeitsweise werden drei verschiedene Tranceinduktionen miteinander kombiniert: Zunächst wird der Körper an verschiedenen Stellen wahrgenommen, dann die Atmung symbolisiert, und in einem dritten Schritt folgt der Weg zum sicheren Ort über eine Treppe (s. Abb. 2). Um die Trance zu vertiefen, vermischen Sie die Induktionen zu einer neuen. Die eigentliche Körperreise wird nachfolgend vom sicheren Ort aus mithilfe einer Leinwand initiiert.

Der Start über diese Leinwand nach vorheriger konventioneller Tranceinduktion ist bei Klienten angezeigt, die zum Beispiel:

- Probleme mit ihrem Äußeren haben (z. B. Magersüchtige)
- große Angst davor haben, wie es im Körper aussehen könnte
- an einer Krebserkrankung leiden
- noch gar nicht wissen, ob sie eine Körperreise machen wollen.

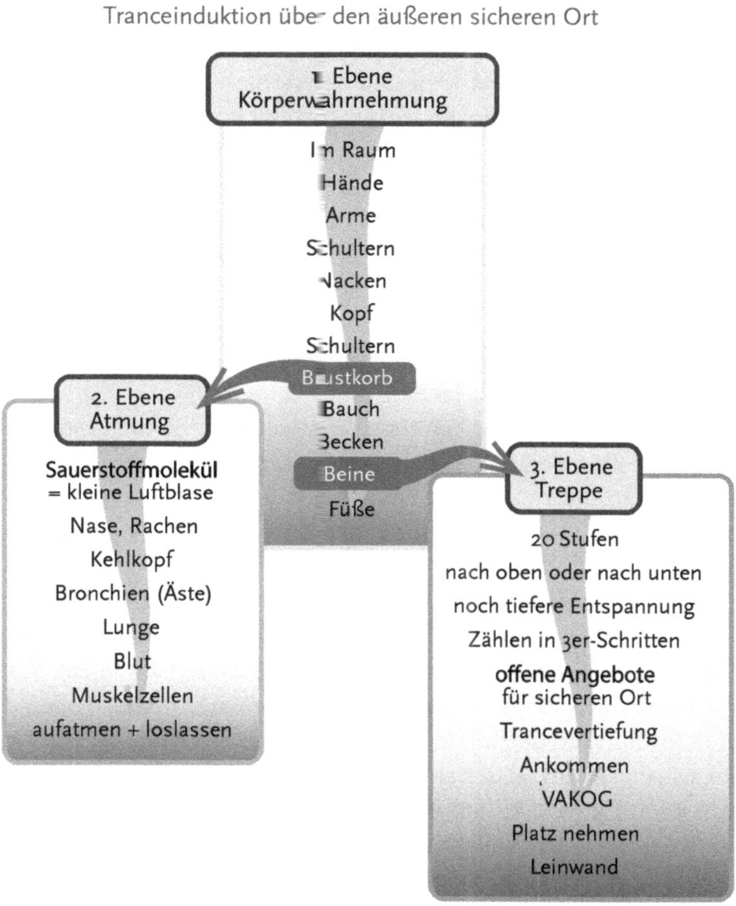

Abb. 2: Tranceinduktion über den äußeren sicheren Ort

Der Weg dorthin

Die Tranceinduktion beginnt damit, dass sich die Klienten im Hier und Jetzt wahrnehmen dürfen. Sie können dabei die Augen offenlassen und einen Punkt fixieren oder sie bereits schließen. Viele Klienten wählen eine bequeme Haltung und legen die Beine auf einen Hocker. Die gesamte Induktion ist im Anhang (s. S. 289) komplett abgedruckt.

Zuerst wird der Körper an verschiedenen Stellen wahrgenommen und dann die Atmung symbolisiert. In einem dritten Schritt folgt der Weg zum sicheren Ort über eine Treppe.

Regen Sie dazu an, *in den eigenen Körper zu fühlen* und den Kontakt zur Umgebung zu spüren. Dies entspricht der *ersten Ebene.* Dann beginnen Sie mit den Händen und den Armen bis zu den Schultern. Anschließend lassen Sie Kopf und Nacken entspannen und gehen den Körper abwärts.

Sobald der Oberkörper mit seinen Atembewegungen angesprochen wird, laden Sie als *zweite Ebene* dazu ein, dem *Weg des Sauerstoffs* zu folgen. Viele Klienten stellen sich ein kleines Luftbläschen vor, dem sie gedanklich auf seinem Weg in den Körper folgen. Um eine Muskelentspannung zu initiieren, wird der Weg des Sauerstoffs bis in jede *Muskelzelle* imaginiert. Dort angekommen, suggerieren Sie die Entspannung aller Muskelzellen.

Mit der *dritten Ebene* beginnen Sie, wenn die Beine erspürt werden. Hierzu werden die Klienten auf einer *imaginären Treppe* in 20 Schritten[4] an ihren sicheren Ort geführt. Die Trancevertiefung wird mit jedem Schritt suggeriert, ebenso die weitere Entspannung der Muskelzellen.

Der *Verwirrtechnik* von Milton H. Erickson (Erickson, Rossi u. Rossi 1976) folgend können Sie die drei verschiedenen Ebenen zunehmend ineinanderfließen lassen. Ziel ist es, am Ende der Treppe an einem *sicheren Ort* anzukommen. Die Treppe kann nach oben oder unten führen. Auf den letzten Stufen machen Sie verschiedene Angebote, wie dieser Ort aussehen kann. Dazu gehören schöne Urlaubsorte ebenso wie fiktive Orte aus Filmen oder Büchern. Auch fantastische Ziele wie eine Wolke sollten im Angebot sein. Für manche Menschen ist es einfach nur eine Farbe oder ein Gefühl.

Je offener Ihre Angebote sind, desto mehr Entfaltungsmöglichkeiten hat der Klient. Es ist wichtig, sich als Therapeut des eigenen Wahrnehmungstyps bewusst zu sein. Wenn Sie – wie die meisten Menschen – ein überwiegend visueller Typ sind, sollten Sie ganz bewusst auch andere Ebenen mit anbieten, damit sich Ihr Klient gegebenenfalls wiederfindet.

Sie können stattdessen natürlich jede Ihnen bereits vertraute Methode anwenden, um einen Klienten an einen sicheren Ort zu führen. Sollte für Sie eine andere Reihenfolge der Körperwahrnehmung passender sein, dann wählen Sie Ihre Variante. Ich halte es für sehr wichtig, dass Sie als Therapeut authentisch sind in Ihrer Klientenbe-

4 Die Trancevertiefung mit einer Treppe wird in vielen Hypnoseverfahren angewendet.

gleitung. Für einen guten Rahmen ist es unerlässlich, dass auch Sie sich wohlfühlen!

Während der Tranceinduktion und der gesamten Körperreise darf der Klient jederzeit unterbrechen, wenn etwas Besonderes auftaucht. Ansonsten folgt er den Anleitungen zum sicheren Ort passiv. Sollten Sie sich während der Induktion versprechen, einzelne Stufen weglassen oder sie mehrfach benennen, ist es kein Grund zur Beunruhigung. Das kritische Bewusstsein des Klienten wird damit beschäftigt, sodass das Unbewusste noch besser entspannen kann. Auch inhaltliche Unstimmigkeiten harmloser Art können zur Trancevertiefung dienen. So sage ich gerne:

> »… Spüren Sie mal in Ihre Arme … ist der linke leichter als der rechte … oder der rechte schwerer als der linke …«

Das entspricht der ericksonschen Verwirrtechnik (ebd.).

Praxis

Der Klient wird aufgefordert, eine bequeme Haltung einzunehmen. Diese darf jederzeit noch verändert werden. Gerade in den ersten Sitzungen ist es wichtig, immer wieder darauf hinzuweisen, dass ein Klient die Sitzung unterbrechen darf. Wenn die Haltung unbequem ist, kann keine gute Entspannung erfolgen. Auch das Ausprobieren, ob die Augen lieber geschlossen werden oder offenbleiben, können Sie aktiv unterstützen.

> THERAPEUT Ich lade Sie nun ein, eine möglichst bequeme Haltung einzunehmen … die jederzeit noch verändert werden kann … um dann erst einmal einen tiefen Atemzug zu nehmen … Sie können immer unterbrechen, wenn irgendetwas ist … und mir Bescheid geben …
>
> Während Sie nun erst einmal tief ein- und ausatmen … können die Augen offenbleiben oder schon geschlossen werden … und solange Sie jetzt meinen Worten folgen … kann Ihr bewusstes Denken gut auf Sie aufpassen … je mehr Gedanken sich einmischen … umso besser kann das Unbewusste den inneren Bildern folgen …

Ein unerfahrener Klient hat anfangs oft kritische Gedanken, die ihn von seinen Körperwahrnehmungen ablenken. Je selbstverständlicher Sie diese als normal mit ansprechen, umso wohler fühlt sich der Klient in seiner neuen Rolle.

THERAPEUT Nun lade ich Sie ein, in Ihren Körper zu spüren ... alles, was Sie wahrnehmen, ist okay ... nehmen Sie einmal den Kontakt zur Rückenlehne wahr ... und spüren in Ihre Hände ... fühlen in jeden Finger ... wie ist der Unterschied zwischen links und rechts ... und gehen dann auf die Arme über ... ist der rechte Arm schwerer als der linke ... oder der linke leichter als der rechte ... wo liegt er auf ... und gehen dann auf die Schultern über ...

Zwischendurch eingestreute Pausen sind sehr wichtig. Wenn eine Wahrnehmung angeregt wird, braucht der Klient Zeit, dieser nachzuspüren. Sie können Ihr eigenes Tempo testen, indem Sie Ihre Tranceinduktion einmal aufnehmen (Diktiergerät oder Handy) und sich selbst als Ihr Klient die Aufnahme anhören. In den meisten Fällen kommt man sich in der Rolle des Therapeuten schon sehr langsam vor, empfindet es aber als Klient immer noch als schnell. Bei geübten Klienten ändert sich dies häufig, da deren Unbewusstes dem Therapeuten schon voraus ist und weiß, was kommt.

Neben abschweifenden Gedanken können auch andere Körperwahrnehmungen den Klienten irritieren. Dem können Sie durch eine Formulierung vorbeugen:

THERAPEUT Und während Sie so den Körper wahrnehmen ... können sich auch andere Stellen melden ... nachdem Sie kurz dorthin gespürt haben ... können Sie meinen Worten weiter folgen ...

Von den Schultern wandern Sie den Nacken nach oben ... können hier einfach *loslassen* ... den Kopf mit jedem Atemzug mehr und mehr locker auf den Schultern *ruhen* lassen ... den Kiefer leicht öffnen ... und fallenlassen ...

Wenn Sie jetzt wieder zu den Schultern gehen ... lade ich Sie ein ... den Rücken abwärts zu spüren ... wo fühlt er sich am besten an? ... um dann in den Brustkorb zu fühlen ... den Atembewegungen zu folgen ... täglich atmen wir unzählige Male ... unbewusst ... und ich lade Sie ein, mal dem Sauerstoff auf seinem Weg in den Körper zu folgen ... vielleicht wie einer kleinen Luftblase ... durch die Nase ... den Rachen ... über den Kehlkopf in die Bronchien ...

So haben Sie bereits die zweite Ebene der Trancegeschichte begonnen, und beide Ebenen laufen nun parallel.

THERAPEUT Sie können auch den unteren Rücken spüren ... während der Sauerstoff weiterwandert ... die Bronchien verzweigen sich wie die Äste eine Baumes ... nach oben und ... immer *tiefer* ... in eine immer *tiefere Entspannung* ... atmen dann in den Bauch ...

Bei den Begriffen »tiefer« und »Entspannung« sollten Sie auch Ihre Stimme tiefer werden lassen. Die kursiv gesetzten Worte können Sie anders betonen als den Rest. Es wäre schön, wenn Sie ihnen eine gewisse Tiefe geben könnten. Dies bezieht sich sowohl auf die Betonung als auch die Tonhöhe. Es bedarf unter Umständen einiger Übung.

THERAPEUT Das kleine Luftbläschen kann, in der Lunge angekommen, seine Reise ins Blut fortsetzen ... durch den ganzen Körper ... während Sie einmal in Ihr Becken spüren ... das sich, je länger Sie jetzt *ruhen* ... umso *schwerer* anfühlt ... mit dieser gewissen Leichtigkeit ...

Der Widerspruch »schwerer ... Leichtigkeit« beschäftigt das bewusste Denken, sodass die Trance dadurch vertieft wird.

THERAPEUT Bis der Sauerstoff an jeder Muskelzelle ankommt ... und ich lade Sie ein, mal genau hinzusehen ... wie es aussieht, wenn die Zelle ... *aufatmet* ... und vielleicht etwas heller wird ... wie es sich anfühlt, wenn Zelle für Zelle *aufatmet* ... und *loslässt* ...

Spüren Sie auch einmal in Ihre Beine ... wo liegen sie auf ... wie ist der Kontakt zur Unterlage ... Beine führen durchs Leben ... ich lade Sie ein, sich vor dem inneren Auge eine Treppe vorzustellen, die nach oben oder unten in die noch *tiefere Entspannung* führt ... zu Ihrem sicheren Ort ... wie auch immer der aussehen mag ...

Nun kommt die dritte Ebene hinzu, die parallel eingewoben wird.

THERAPEUT Und während ich von eins bis zwanzig zähle, gehen Sie Schritt für Schritt auf dieser Treppe in eine noch *tiefere Entspannung* ... spüren hier in Ihren Körper ... während Zelle für Zelle *aufatmet ... und loslässt* ...

Eins ... zwei ... drei ... vielleicht ist die Treppe ganz deutlich ... oder auch diffus ... in die Beine atmen ... vier ... fünf ... sechs ... Stufe für Stufe zu Ihrem sicheren Ort ... wie fühlen sich die Unterschenkel an? ... sieben ... acht ... neun ... während immer mehr Zellen *aufatmen* ... das bewusste Denken passt auf Sie auf, während das Unbewusste immer *tiefer entspannen* kann ... zehn ... elf ... zwölf ... Sie können schon ganz gespannt sein, wie Ihr sicherer Ort aussieht ... dreizehn ... vierzehn ... fünfzehn ... und spüren in die Füße, die Sie sicher durchs Leben tragen ... sechzehn ... siebzehn ... achtzehn ... der Ort kann eine schöne Erinnerung sein ... ein Urlaubsort ... drinnen oder draußen ... neunzehn ... aber auch eine Wolke ... eine Farbe oder nur ein Gedanke, ein Gefühl ... oder etwas ganz anderes ... zwanzig ... ... *ankommen* ... ...

Der Klient braucht etwas Zeit, sich zu orientieren. Dann erfragen Sie, genauso wie in der Landschaft bei der Spiegeltechnik, alle Wahrnehmungsebenen (s. »Arbeit am äußeren sicheren Ort«, S. 40).

Lassen Sie sich berichten, ob der Klient auf seiner Treppe nach oben oder unten gegangen ist. Auch das Aussehen der Treppe sollte festgehalten werden (s. Kap. 19.1). So können Sie ihn später wieder zurückführen und in den nächsten Sitzungen entsprechend begleiten.

THERAPEUT Nun gehen Sie wieder auf Ihrer Holztreppe mit 20 Schritten nach oben zu ihrem Nordseestrand …

Arbeit am äußeren sicheren Ort

Der Klient darf in Ruhe an seinem sicheren Ort ankommen. Nun bitten Sie um eine Beschreibung auf allen Wahrnehmungsebenen (VAKOG, s. Kap. 3.1). Treten Sie mit ihm in einen Dialog und lassen Sie sich alle Wahrnehmungen beschreiben. Die inneren Bilder und Gefühle werden wieder wortgetreu notiert. So können Sie in der nächsten Sitzung darauf zurückgreifen.

Die Tranceinduktion über Körperwahrnehmung, Atmung und Treppe zum sicheren Ort kann der Klient in Zukunft als Entspannungstrance nutzen. Sie können dazu eine Tonaufnahme erstellen (s. Kap. 18). Den Weg zum sicheren Ort zeichnen Sie während der Induktion direkt auf und pausieren die Aufnahme am Ende der Treppe. Nachdem Sie die individuellen Beschreibungen des Klienten gesammelt haben, können Sie diese noch einmal zusammenfassen. Dazu kommen positive entspannungsfördernde Suggestionen, die nur auf diesen Klienten zugeschnitten sind.

Häufig ist das Erreichen des sicheren Orts das Ergebnis der ersten Sitzung. Beim nächsten Mal kommen Sie schneller dorthin, da die Vorarbeit zur Trance kürzer sein kann. Um weiterarbeiten zu können, folgt am sicheren Ort die Einladung, es sich bequem zu machen. Anschließend baut der Klient dort eine *Leinwand* auf, auf der später aus der Distanz (weitere Dissoziation) der Körper von innen dargestellt wird. Statt einer Leinwand kann jede andere *Projektionsfläche* gewählt werden. Manchmal ist es auch eine Art »Fata Morgana« im Hitzeflimmern oder eine Projektion in einer Wolke. Wieder ist alles möglich.

Sofern es an diesem Ort bereits Besonderheiten gibt, die in Erscheinung treten, beginnt sofort die therapeutische Arbeit. Wenn Tiere, Fabelwesen oder Menschen auftauchen, hilft die Frage:

»Wer oder was bist du für mich?«

Helfende Wesen sind jederzeit willkommen und können überall erscheinen. Bei Unklarheiten hilft auch hier die Frage:

»Ist es wichtig, dass wir uns jetzt damit beschäftigen?«

Das Unbewusste des Klienten bestimmt durch dessen innere Bilder den gesamten Verlauf der Sitzung. Alles, was kommt, wird beachtet und hat Vorrang vor dem eigenen Ablaufplan. Somit dürfen Sie immer wieder die Verantwortung für die Weiterentwicklung der Sitzung beim Klienten lassen.

Taucht ein Widerstand auf, schenken Sie diesem bitte Ihre volle Aufmerksamkeit. Der Klient wird dazu eingeladen, mit dem Widerstand in Kontakt zu treten. Die weitere Vorgehensweise dazu ist in Kapitel 12 beschrieben.

Praxis

Sobald der Klient an seinem sicheren Ort angekommen ist, laden Sie ihn dazu ein, sich zu orientieren. Sie erfragen dabei, was er jeweils wahrnimmt. Erst nach einer Antwort kommt die nächste Frage – Sie gehen nun in einen Dialog.

> Therapeut Ich lade Sie ein, erst einmal ein Stück voranzugehen und sich umzuschauen ... was sehen Sie? ... Wie fühlt sich der Untergrund an? ... Wie ist die Temperatur dort? ... Gibt es etwas zu hören oder ist es ganz still? ...

Die Stille als Gegenangebot nimmt den Druck vom Klienten, dass er etwas hören muss. Auch hier notieren Sie wieder wortgetreu die Beschreibungen dieses Ortes.

> Therapeut Gibt es vielleicht auch einen Geruch? ...

Für die Selbsthypnose zu Hause dienen posthypnotische positive Suggestionen. Sie können hierbei auch persönliche Bedürfnisse integrieren – z. B. bei Einschlafproblemen, Unruhe oder Überlastung.

> Therapeut An diesem Ort können Sie sich auch in Zukunft jederzeit erholen ... einen Moment Ruhe genießen ... sich wohlfühlen ... ganz bei sich sein ... einfach kurz entspannen ...

> Und mit jedem Mal, wo Sie hier sind, fällt es leichter zurückzukehren ... ganz automatisch ... bis vielleicht ein Atemzug reicht, um hier zu entspannen ... wenn es passend ist, auch einzuschlafen ...
>
> Wenn Sie die Beschreibungen dieses Ortes wiederholt haben, wird eine Leinwand aufgebaut.
>
> THERAPEUT Nun lade ich Sie ein, es sich bequem zu machen ... zu setzen oder legen ... und Sie können in Ihrem Sichtbereich eine Leinwand aufbauen ... vielleicht auch einen Monitor oder irgendeine andere Projektionsfläche ... auf der Ihr innerer Filmvorführer den Körper von innen darstellen kann ...
>
> Sie können ganz gespannt sein, wie es dort aussieht ...
>
> So kann auf der Leinwand die Körperreise beginnen (s. Kap. 4.1, »Die Reise im Körperinnern«). Der »innere Filmvorführer« wird von den Klienten als Symbolfigur auch ohne Erklärung sehr gut akzeptiert. Durch ihn wird auf den Projektionsflächen sichtbar, was das Unbewusste zeigen möchte.

Wenn sich der Klient bei dieser Arbeit im Laufe der Therapie immer sicherer fühlt, kann er zunehmend direkt an den äußeren sicheren Ort springen. Der Klient möchte dann auf eine längere Induktion über Körperwahrnehmung, Atmung und Treppe verzichten und landet sofort an diesem vertrauten Ort.

> **INA, 51 JAHRE**
>
> Die Klientin kommt wegen zunehmender Panikattacken, die seit über zehn Jahren bestehen. Sie weiß noch nicht, ob sie überhaupt mit Körperreisen arbeiten möchte, und wünscht zunächst eine »klassische« Induktion. Während der Tranceinduktion gibt es keine Besonderheiten, und sie geht eine Treppe nach oben. Nach einem Moment frage ich die VAKOG-Wahrnehmungen ab.
>
> KLIENTIN Ich bin an einem Strand gelandet ... geradeaus ist das Meer ... ich spüre ganz viel Weite ... da sind auch normale Geräusche ... es ist schön warm ... und ich rieche das Meer ...
>
> THERAPEUTIN Kommen Sie dort erst einmal an ... spüren Sie die Weite ... die Wärme ... hören die normalen Geräusche ... und riechen das Meer ... ... wohin möchten Sie gehen?

Klientin Ich bin schon im Meer ... möchte schwimmen ... es ist so schön ...

Therapeutin In der Imagination können Sie schwimmen wie ein Fisch ... auch tauchen ...

Klientin Oh ja! ... Ich schwimme mit den Fischen ... kann auch mit ihnen reden ... sie begleiten mich ...

Therapeutin Nun lade ich Sie ein, wenn Sie sich gut erholt haben, an Land einen schönen Platz zu finden. Dort können Sie es sich bequem machen ...

Klientin Ich sitze jetzt auf einem Liegestuhl mit Blick aufs Meer ...

Therapeutin Prima! Jetzt bitte ich Sie, dort irgendwo in Ihrem Sichtbereich eine Leinwand aufzubauen ... manchmal schwebt sie auch über dem Meer ... oder es ist eine andere Projektionsfläche ... irgendetwas, auf dem Ihnen Ihr innerer Filmvorführer etwas zeigen kann ...

Klientin Die Wärme flimmert so über dem Meer ... darin kann man etwas sehen ...

Therapeutin Sehr gut! Nun bitten Sie einmal den inneren Filmvorführer, auf dieser Fläche den Körper von innen darzustellen ...

Die erste Sitzung führt »nur« zu diesem sicheren Ort. Ich erstelle der Patientin dazu eine Tonaufnahme, die sie über eine sehr lange Zeit als Entspannungs-CD immer wieder hört. Dazu lasse ich die Induktion mitlaufen und fasse am Ende der Sitzung die Beschreibungen der Patientin mit positiven Suggestionen zusammen (s. Kap. 18.1).

Therapeutin ... Und wenn Sie zu Hause, oder wo auch immer Sie gerade sind, an diesem Strand ankommen ... lade ich Sie ein, auf das Meer zu blicken ... die Weite zu spüren ... die Wärme wahrzunehmen ... schön warm ... das Meer riechen ... und wenn Sie mögen, durch den Sand zum Meer gehen ... vielleicht wieder im Meer schwimmen ... Sie spüren hier diese Leichtigkeit ... vom Wasser getragen werden ... mit den Fischen schwimmen ... diese tiefe Ruhe spüren ... mit der Leichtigkeit ... ganz sicher an Ihrem Ort ...

... Und wenn gleich meine Stimme verstummt, können Sie entscheiden ... ob Sie noch eine Weile schwimmen wollen ... vielleicht im Liegestuhl ausruhen ... wenn es passend ist, auch einschlafen ... ... oder in Ihrem eigenen Tempo selbst die Treppe wieder zurück ins Hier und Jetzt gehen ... die Trance wieder vollständig auflösen ...

... So, wie es heute für Sie passend ist ... einfach so ...

Judith, 36 Jahre

Die Klientin kommt auf Empfehlung zur Körperreise. Bei ihr wurde im Vorjahr gegen Ende ihrer ersten Schwangerschaft ein sehr großer bösartiger Tumor im Bauchraum diagnostiziert. Mutter und Kind haben die große Operation und den Kaiserschnitt gut überstanden.

Anlass zur Körperreise ist einerseits die Angst vor einem Rezidiv, andererseits ein weiter bestehender Kinderwunsch. Vor einer eventuellen Schwangerschaft sollen alle Bedenken sowie die Traumafolgen der Geschehnisse bearbeitet werden.

In diesem Fall wähle ich die Induktion über den sicheren Ort, da nicht abzusehen ist, was in diesem noch relativ frisch traumatisierten Körper aktuell los ist. Die Induktion erfolgt standardmäßig, und die Patientin geht auf einer Treppe nach oben.

Therapeutin Wenn Sie wahrnehmen, wo Sie angekommen sind, dann geben Sie bitte Bescheid ...

Klientin Ich bin in einem Raum unterm Dach ... da ist eine große Sofalandschaft ... mit vielen Kissen ... einem Tisch in der Mitte ... da ist ein ganz großes Dachfenster ... das Zimmer ist ganz hell ... draußen ist alles verschwommen ... das Sofa ist hell ...

Therapeutin Ich lade Sie ein, es sich in diesem hellen Zimmer mit der Sofalandschaft ... den vielen Kissen ... dem großen Dachfenster ... bequem zu machen ... und dann bitte ich Sie, eine Leinwand aufzustellen, sodass Sie diese gut sehen können ... eventuell ist es auch ein Monitor, ein Fernseher oder etwas ganz anderes ...

Klientin Wenn ich aus dem Dachfenster schaue, ist draußen eine Leinwand, auf die ich gut gucken kann ...

Auf dieser Leinwand erfolgte die gesamte Therapie. Diese Klientin arbeitete rein symbolisch – ohne, dass wir die inneren Bilder jemals aufdeckten. Nach zwei Jahren – mit zehn Sitzungen in sehr großen Abständen – entstand ein konkreter Kinderwunsch, dem recht schnell ein gesundes Kind ohne Tumorrezidiv folgte. In der Schwangerschaft führten wir zur Stabilisierung noch drei Sitzungen durch.

4 Der Körper von innen

4.1 Die Reise im Körperinnern

In Kapitel 3 wurde gezeigt, wie der Klient auf unterschiedliche Weise in seinen Körper geführt wird. In allen Fällen sollten Sie an dieser Übergangsstelle Angebote machen, wie es im Körper aussehen kann.

Die Wahrnehmung des eigenen Körpers von innen wird in der Imagination individuell übersetzt. Alle früheren Erlebnisse dieses Menschen sind mit verantwortlich für das entstehende Bild. Das Gehirn Ihres Gegenübers ist einzigartig und kann daher auch einzigartige Bilder entstehen lassen.

Der Körper von innen kann aussehen wie

- in der Anatomie/Physiologie
- in einer Landschaft
- in einer Science-Fiction-Welt
- in einer Geschichte aus einem Buch oder Film
- in einem Computerspiel
- eine Farbe
- ein Gefühl
- oder ganz anders.

Machen Sie Angebote, die zu Ihrem Klienten je nach Alter und Gewohnheiten passen könnten. Am Ende Ihrer Einladungen, wie es im Körper aussehen könnte, sollte immer »oder ganz anders« stehen. Dadurch erhält der Klient den Spielraum zu eigenen neuen Varianten. Fühlen Sie sich als Lotse und Begleiter – niemals als Kommandant oder für den Weg der Reise Verantwortlicher. Lassen Sie den Klienten im Körper ankommen und rückmelden, was er wahrnimmt.

Das Spiegelbild kann zu Fuß unterwegs sein, es kann schweben, schwimmen oder sich an Orte »beamen«. Eine Alternative wäre, ein *Transportmittel* zu nutzen. Dies können Sie passend zum Einstieg anbieten.

Hier sind einige Varianten aufgelistet:

- eine Art U-Boot (wird gerne im Blut genutzt)
- Fahrzeuge wie Auto, Moped, Fahrrad

- ein Pferd (gerne bei Mädchen)
- ein Skateboard
- ein Schlitten (meist im Winter)
- auch Gleitschirm, Eisenbahn oder ein Papamobil
- oder etwas ganz anderes.

In einigen Fällen begegnen die Klienten zeitnah einem Begleiter. Dieser stellt ein erstes *Helferwesen* (s. Kap. 7) dar. Er gibt Sicherheit und kennt meist den Weg. Sollte der Klient ohne Begleitung im Körper unsicher sein, so kann das Angebot einer Helferfigur entlastend wirken.

Die Information, dass der Klient sein Spiegelbild jederzeit noch weiter verkleinern und durch Wände gehen kann, ist ebenfalls hilfreich. Zunächst darf er sich im Körper orientieren. Anschließend motivieren Sie ihn durch die Aussicht, etwas Positives zu erleben. Laden Sie dazu ein, den inneren Wohlfühlraum zu *finden* (nicht zu suchen!).

Praxis

In der Arbeit mit Erwachsenen ist es sinnvoll vorher zu besprechen, dass Sie gerne mit dem Spiegelbild im »Du« reden (Freigang u. Schütz 2013). Wenn ich es vorher vergessen habe, dann füge ich die Frage jetzt noch ein: »Ist es für Sie in Ordnung, wenn ich das Spiegelbild mit Du anspreche?« Das ist auch an dieser Stelle völlig unproblematisch.

Spiegelbild bei Erwachsenen

THERAPEUT Kleines Spiegelbild, du kannst nun ganz gespannt sein, wie der Körper von innen aussieht ... es kann irgendwie anatomisch aussehen ... kann aber auch eine Landschaft sein ... vielleicht wie in einer Geschichte aus einem Buch oder Film ... manchmal ist es auch nur eine Farbe ... oder etwas ganz anderes ...

Es kann sein, dass du an einer Stelle noch kleiner werden musst ... du kannst durch Wände reisen ... in der Imagination ist alles möglich ... vielleicht möchtest du auch ein Transportmittel nutzen ... eine Art U-Boot, auf einem Pferd reiten oder etwas ganz anderes ... alles, was kommt, ist genau richtig so ...

Spiegelbild bei Kindern

THERAPEUT Kleines Spiegelbild, du kannst nun ganz gespannt sein, wie der Körper von innen aussieht ... es kann irgendwie wie in einem richtigen Körper aussehen ... kann aber auch eine Landschaft sein ...

vielleicht wie in einer Geschichte aus einem Buch oder Film ... wie in einem Computerspiel .. es kann aber auch nur eine Farbe sein ... oder etwas ganz anderes ...

Es kann sein, dass du manchmal noch kleiner werden musst ... du kannst durch Wände reisen ... hier hast du Zauberkräfte, und alles ist möglich ... vielleicht möchtest du auch auf einem Pferd reiten ... auf einem Fahrrad fahren ... einen Schlitten nehmen ... oder etwas ganz anderes ... alles, was kommt, ist genau richtig so ...

Diese Angebote dürfen Sie individuell auf den Klienten zuschneiden. Ein Chirurg entwickelt sicherlich andere Bilder als ein Teenager. Trotzdem kann die Darstellung des Körpers von innen jederzeit wechseln. Eine Kombination beispielsweise aus Physiologie, Zeichentrick und Landschaften ist durchaus möglich.

Der magische Schritt

THERAPEUT Vielleicht ist der Spiegel auch ein magisches Tor, und Sie können einfach hindurchtreten ... und landen dann im Körperinnern ... wenn das der Fall ist, können Sie ganz gespannt sein, wie der Körper von innen aussieht ...

Sobald der Klient diesen Schritt gemacht hat, ist er auf einer anderen Ebene. Die nächste Dissoziation ist erfolgt. Statt des Spiegelbilds ist hier ein kleines Ich direkt unterwegs – klein deshalb, weil das Ich nun im Körper der großen Person reist. Es ist hilfreich, auch diesen inneren Anteil, der durch diesen Schritt entwickelt wurde, beim Vornamen und mit Du anzusprechen. Für einige Kollegen ist dies nicht stimmig, und sie bleiben beim Sie und der indirekten Anrede des Spiegelbilds im Sinne von »Sagen Sie bitte dem Spiegelbild, dass es ...«

THERAPEUT Kleiner XY (Vorname des Klienten), du kannst nun ganz gespannt sein, wie der Körper von innen aussieht ... es kann irgendwie anatomisch aussehen ... kann aber auch eine Landschaft sein ... ...

Start vom äußeren sicheren Ort

Zunächst bitten Sie den Klienten, es sich an seinem sicheren Ort bequem zu machen. Nachdem er dort eine Leinwand aufgebaut hat, initiieren Sie daraufhin die Körperreise.

THERAPEUT Nun bitten Sie einmal Ihren inneren Filmvorführer, auf dieser Leinwand den Körper von innen darzustellen ... Sie können ganz gespannt sein, wie das aussieht ... es kann irgendwie anatomisch aussehen ... kann aber auch eine Landschaft sein ... vielleicht wie in einer Geschichte aus einem Buch oder Film ... manchmal ist es auch nur eine Farbe ... oder etwas ganz anderes ...

Wenn auf der Leinwand ein Bild aufgebaut wurde, gibt es zwei Möglichkeiten, wie Sie weiter vorangehen:

Einstieg in die Leinwand

Wurde die Induktion über den äußeren sicheren Ort gewählt, weil zunächst eine Entspannungstrance gewünscht war, so kann der Klient nun direkt in den Körper geführt werden. Dazu wird das beschriebene Bild auf der Leinwand aufgegriffen.

THERAPEUT Nun lade ich Sie ein, in diese Leinwand einzusteigen ... ein Teil von Ihnen kann dort eintauchen und auf die Reise gehen ... während Sie ganz entspannt an Ihrem sicheren Ort sitzen ... kann das kleine Ich, das dort unterwegs ist ... wahrnehmen, wie es in Ihrem Körper aussieht ...

Ebenso wie bei der Spiegeltechnik nehmen Sie mit dem kleinen Ich Kontakt auf und laden den Klienten dazu ein, sich damit zu assoziieren. Auch mit diesem Teil empfiehlt es sich, in die persönlichere Form im Du zu wechseln.

THERAPEUT Wenn ich nun mit diesem Teil spreche ... lade ich dich, kleines Ich, ein, dich erst einmal zu orientieren ...

Es kann sein, dass du an einer Stelle noch kleiner werden musst ... du kannst durch Wände reisen ... in der Imagination ist alles möglich ... vielleicht möchtest du auch ein Transportmittel nutzen ... eine Art U-Boot, auf einem Pferd reiten oder etwas ganz anderes ... alles, was kommt, ist genau richtig so ...

Die Körperreise erfolgt dann genauso wie bei der Spiegeltechnik.

Distanz wahren

Es gibt Fälle, in denen Sie oder der Klient Bedenken haben, in den Körper zu reisen. Dann ist es wichtig, die Distanz zur Leinwand aufrechtzuerhalten. Der Klient sitzt bequem an seinem sicheren Ort und betrachtet die Leinwand, ohne einzusteigen.

THERAPEUT Das Unbewusste kann Ihnen auf der Leinwand den Körper von innen zeigen ... Lassen Sie sich überraschen, wie es dort aussieht ... es kann irgendwie anatomisch aussehen ... kann aber auch eine Landschaft sein ... vielleicht wie in einer Geschichte aus einem Buch oder Film ... manchmal ist es auch nur eine Farbe ... oder etwas ganz anderes ....

In diesem Fall sprechen Sie immer mit dem Teil, der dort am sicheren Ort sitzt. Zur Wahrung der Distanz soll er im Folgenden die Reise auf der Leinwand beobachten. Eine Assoziation ist zunächst unerwünscht. Bei dieser Form der Reise wechseln Sie nicht ins »Du«. Sollten im Verlauf sehr schöne Szenen im Körper kommen – wie zum Beispiel im Ressourcenraum –, kann die Distanz für kurze Zeit aufgehoben werden. Sie lassen sich den Klienten in diesem Fall mit dem Ich auf der Leinwand assoziieren.

Beginn der Reise

Egal, auf welchem Weg das kleine Ich in den Körper gelangt ist, kann die Reise nun beginnen. Sie sollten bereits früh erwähnen, dass der Weg zunächst zu einem angenehmen Ort führt. Die therapeutische Arbeit folgt erst nach einer vorherigen Stabilisierung durch das Auffinden von Wohlfühl- und Ressourcenraum (s. Kap. 5 und 6).

THERAPEUT Nun lade ich dich ein, dich erst einmal zu orientieren ... vielleicht begegnet dir ein Helferwesen, das den Weg kennt ... während du unterwegs bist zu deinem inneren Wohlfühlraum ... der Stelle im Körper, an der es sich am besten anfühlt ...

Die meisten Patienten gelangen mit ihrem Spiegelbild in den Körper. Daher beschreibe ich ab jetzt die Vorgehensweise bei den Körperreisen exemplarisch im Kontakt mit dem Spiegelbild. Bei den alternativen Einstiegen (magischer Schritt, äußerer sicherer Ort) erfolgt die Kommunikation stattdessen mit dem kleinen Ich oder dem reisenden Anteil.

KATJA, 29 JAHRE

KLIENTIN Das kleine Spiegelbild verschwindet durch eine Pore in der Hand, und da ist so ein Röhrensystem ... ich schwimme irgendwie durch eine Flüssigkeit ... vielleicht ist es das Blut ...

THERAPEUTIN Kleines Spiegelbild, du kannst dich in Ruhe orientieren ... durch diese Flüssigkeit schwimmen ... wie auch immer das aussehen mag ... ich lade dich ein, in deinem Tempo die Stelle im Körper aufzusuchen, an der es sich am allerbesten anfühlt ... den inneren Wohlfühlraum ... ...

KLIENTIN ... Jetzt ist da plötzlich eine Tür ... die passt eigentlich nicht hierher ...

> THERAPEUTIN In dem Röhrensystem kann plötzlich ein ganz anderer Ort zu finden sein ... das kann ein normaler Raum sein ... eine Landschaft ... eine Farbe ... oder etwas ganz anderes ... das Unbewusste spürt meist, wenn man am Wohlfühlraum angekommen ist ...
>
> KLIENTIN Ja, die Tür fühlt sich gut an ... dahinter ist ein normales Zimmer ...

In Trance ist es durchaus üblich, dass Bilder aus verschiedenen Ebenen ineinander übergehen. So können sich zum Beispiel anatomische Vorstellungen mit Zeichentrickfiguren und Bildern von richtigen Räumen oder Landschaften abwechseln.

LEVIN, 12 JAHRE:

> KLIENT Ich gehe durch die Nase rein, und es sieht aus wie auf einer Eisenbahnplatte. Da kommt eine Lok, auf die ich mich setze ... ich fahre durch eine Landschaft mit vielen Häusern ... auf einem steht »Lunge« ... »Magen« ... und der Trafo ist das Herz ...

Dieser 12-Jährige mit einer rheumatischen Erkrankung hat seine ganze Therapie auf dieser Eisenbahnplatte erlebt und dort erfolgreich gegen »die Mafia« gekämpft.

MONA, 42 JAHRE:

> KLIENTIN Das Spiegelbild ist durch eine Pore in der Hand verschwunden und reitet nun auf einem Pferd den Arm rauf ... Wenn es in den Rumpf kommt, ist da eigentlich alles nur eine Farbe ... die Farbe ändert sich ... es ist eher ein Gefühl ...

Bei dieser Patientin – einer Reiterin – haben sich diffuse Farbwahrnehmungen immer wieder mit ganz konkreten Bildern von Landschaften und Räumen abgewechselt.

NICK, 12 JAHRE:

> KLIENT Das Spiegelbild geht durch den Mund rein ... es sieht aus wie bei Harry Potter ... in Hogwarts ... eins ist nur komisch, da liegt überall Schnee ... und der kleine Nick fährt Snowboard ...

Dieser Junge hat seine unklaren Gelenkbeschwerden rein symbolisch in seiner Harry-Potter-Welt erfolgreich therapiert, ohne dass er irgendetwas aufgedeckt hat.

4.2 Klassische Stolpersteine

Sobald das Spiegelbild in den Körper reist, kann es – wie überall – zu Widerständen kommen. Ebenso wie bereits zu Beginn der Induktion ist es möglich, dass der Klient im Körper nichts sieht. Mit diesem *Nichts*, der *Schwärze* oder dem *Nebel* gehen Sie genauso um wie in den Kapiteln 3 (»Die Induktion«) und 12 (»Widerstände«) beschrieben.

Schmerzgeplagte Klienten neigen dazu, sobald sie im Körper angekommen sind, den Schmerzbereich aufzusuchen. Der Leidensdruck scheint so groß zu sein, dass an Wohlfühlen und Ressourcenarbeit noch nicht zu denken ist. Folgen Sie dem Klienten in diesem Fall zum Ort des Geschehens.

»Ich bin schon in der Schulter«

Der Therapeut hat dazu eingeladen, in Ruhe im Körper anzukommen.

THERAPEUT Ich lade dich, kleines Spiegelbild, ein … dich erst einmal in Ruhe zu orientieren … sobald du wahrgenommen hast, wie es im Körper aussieht … kann die Reise zum inneren Wohlfühlraum starten …

KLIENT Kann es sein, dass ich schon in der Schulter bin? Da sind lauter kleine Männchen, die mit einem Pickel auf der Kugel rumhacken!

THERAPEUT Es kann durchaus sein, dass Ihr Unbewusstes entschieden hat, sofort zum Ort des Geschehens zu gehen. Bei diesen starken Schmerzen ist Wohlfühlen vielleicht noch nicht dran.

Da der Therapeut nur Lotse ist, entscheidet der Klient selbst, was zuerst an der Reihe ist. Somit beginnt die Arbeit direkt an dieser Stelle (s. Kap. 15.1, »Reise zum Ort des Geschehens«).

5 Der Wohlfühlraum

In jeder therapeutischen Arbeit hat die Stabilisierung des Klienten höchste Priorität. Bevor die Bearbeitung von Symptomen, Widerständen oder Traumata beginnen kann, sollten Sie für Sicherheit während der Therapie sorgen. Im nächsten Schritt erfolgt dann die Ressourcenarbeit und anschließend möglicherweise eine intensivere Arbeit. Auch wenn ein Klient in manchen Fällen eine andere Reihenfolge wählt, sollten Sie versuchen, die stabilisierende Basisarbeit an den Anfang zu stellen.

Ich unterscheide bei der Trancearbeit einen *inneren Wohlfühlraum* und einen *äußeren sicheren Ort*. Den inneren Wohlfühlraum erreicht der Klient, wenn er *in* seinem Körper unterwegs ist. An den äußeren sicheren Ort gelangt er in einer Entspannungstrance über eine Treppe, ohne dass er imaginär im Körper unterwegs ist.

Die Begrifflichkeit des inneren *Raums* im Gegensatz zum äußeren *Ort* ergibt sich durch die Beschreibungen der Klienten. Im Körper überwiegen eher geschlossene Räume, wie auch immer sie aussehen mögen. Im Außen sind es häufig Landschaften oder Plätze in der Natur. Strenggenommen befindet sich natürlich auch der äußere sichere Ort *im* Klienten. Ebenso ist auch der Wohlfühlraum ein sicherer Ort.

5.1 Der Wohlfühlraum

Sobald sich der Klient in seinem Körper orientiert hat, laden Sie das Spiegelbild ein, den inneren Wohlfühlraum zu finden (s. Abb. 3). Der Begriff »Raum« ist symbolisch zu werten. Während der Körperreise helfen ein paar Angebote, wie dieser aussehen könnte.

Der Wohlfühlraum kann aussehen wie

- ein anatomischer Raum (z. B. im Herzen oder auf dem Nervengeflecht des Solarplexus)
- in einer Landschaft
- ein Zimmer mit Möbeln
- eine Höhle
- eine Wolke

- eine Farbe
- ein Gefühl
- oder ganz anders.

Es gibt Klienten, die stolpern quasi in ihren Wohlfühlraum hinein. Er kann dabei offen und weit sein. Andere müssen lange suchen, da dieser Raum gut versteckt ist. In vielen Fällen wird plötzlich eine Tür wahrgenommen, hinter der sich der Wohlfühlraum befindet. Ein Szenenwechsel zum Beispiel von Anatomie oder Röhrensystem zu Landschaft oder Zimmer ist häufig. Zimmer mit Sofas oder Sesseln, Terrassen mit Hollywoodschaukeln oder Hängematten sind ebenso typische Wohlfühlräume wie schöne Orte in einer Landschaft.

Die Reise und der Raum passen oft zur Persönlichkeit des jeweiligen Klienten. Ein guter Schutz durch ein Versteck hat in der Regel seine Gründe. Verzichten Sie möglichst auf eigene Verbesserungsvorschläge! Diese Räume sind derart individuell, dass alle aktiven Vorschläge des Therapeuten deplatziert sind. Eine offene Frage wie

> »Was wäre hier noch hilfreich ... angenehm ... passend ... oder ist es so genau richtig?«

ist deutlich besser.

Meist ist der Wohlfühlraum sofort in seiner endgültigen Form vorhanden. Manchen hilft die Anregung, dass der Klient selbst diesen Raum jederzeit verändern bzw. verbessern kann, sofern das gewünscht ist. Teils werden zusätzlich weitere Räume entwickelt, die wichtig erscheinen: Räume zum Bewegen, Sporttreiben, Musizieren oder für andere Dinge. So kann im Verlauf ein *Wohlfühlbereich* (s. Kap. 5.2) entstehen.

Im Wohlfühlraum sind positive Verstärkungen besonders hilfreich. Hier können auch posthypnotische Suggestionen gut wirksam werden. Es geht darum, dem Klienten in Zukunft zu ermöglichen, diesen Raum für Selbsthypnosen zu nutzen. Das kann in Entspannungspausen oder vor dem Einschlafen sein. Mit einiger Übung können sich Angstpatienten hierhin flüchten, wenn sie wieder zur Ruhe kommen möchten. Den Raum sollten Sie am Ende der Sitzung ankern lassen und den direkten oder indirekten Zugang besprechen (s. u.).

Praxis

Der Klient ist in seinem Körper unterwegs und hat sich orientiert.

THERAPEUT Nun sieh dich um und finde zunächst einmal deinen inneren Wohlfühlraum ... Das ist ein besonderer Raum, der nur dir ganz alleine gehört ... dir Schutz bietet ... wo du dich erholen kannst ... (die Bedürfnisse des Patienten einbeziehen).

Du findest ihn irgendwo zwischen den Bereichen des Körpers ... vielleicht hinter einer geheimen Tür ... manchmal gut versteckt ... er kann aussehen wie ein Zimmer oder ein anderer Raum, kann eine besondere Landschaft sein ... eine Wolke ... eine Farbe ... oder etwas ganz anderes ... lass dich überraschen, wie dein Wohlfühlraum aussieht ...

OLIVIA, 42 JAHRE

Das Spiegelbild reist durch den Mund in einer Lore durch den Körper.

KLIENTIN Ich lande in einer Art Höhle ... irgendwie auch anatomisch ... mit einem angenehmen Licht ... im Bauchbereich ... da sind Kissen und Felle ... eine ganz gemütliche Kuschelecke ... hier gibt es keine Anrufe ... keine Emails ... keine Termine ...

In diesem Fall sind keine Nebenräume zu finden, und das Spiegelbild reist mit der Lore weiter durch den Körper.

PATRICIA, 59 JAHRE

Das Spiegelbild ist durch ein Ohr im Körper gelandet und fliegt durch Strukturen, die undefinierbar erscheinen.

KLIENTIN ... Der Wohlfühlraum ist sehr, sehr gut versteckt! ... Er liegt hinter dem Herzen ...

Es ist der Klientin wichtig, spontan zu erwähnen, dass sie einen Schlaganfall hatte, nachdem sich ein Thrombus in der Herzhinterwand gebildet hatte. Ich lasse dies so stehen.

KLIENTIN ... Es gibt Türen zu Nebenräumen ... ich liege in einem Relaxstuhl mit rotem Samtstoff und indirekter Beleuchtung ... dazu habe ich ein angenehmes Leselicht und meine Skizzenblöcke ... eine warme kuschelige Decke ... es gibt eine automatische Wärmeregulation ... leise Hintergrundmusik ... eine Flasche Wasser, die sich von alleine füllt ... eine Kanne Tee und ein Telefon ...

Die Nebenräume werden in diesem Fall nicht thematisiert, da die Klientin schnell weiterreist und ich ihr folge. Sie hat eine starke Eigendynamik, die ich nicht unterbrechen möchte.

Robert, 49 Jahre

> Klient ... Da ist eine Lücke zwischen den Bäumen ... ich gehe durch ... und dann ist da eine ganz besondere Wiese ... unter einem Baum ist eine Mulde, die mit Moos ausgekleidet ist ... da lege ich mich rein! ...

Simon, 19 Jahre

Der junge Mann ist zunächst in einer Landschaft unterwegs, bis eine Art Tür kommt.

> Klient ... Dahinter ist ein ganz kleiner Raum ... genau richtig in der Größe ... eigentlich wie eine Art Kiste ... und alle Seiten sind mit einem blauen Plüschteppich ausgekleidet ... ich passe genau rein und brauche sonst gar nichts ...

Hier war es wichtig, diesen Raum genau so stehen zu lassen und lediglich positiv zu verstärken. Der Klient benötigt offenbar etwas Kleines und Enges. Der blaue Plüschteppich wäre ihm im Alltag vermutlich eher peinlich. Er genießt, dass es hier so sein darf.

Tabea, 10 Jahre

Das Spiegelbild ist durch die Nase eingestiegen und reitet auf einem Pony durch eine farbenfrohe Landschaft.

> Klientin ... Da kommt ein wunderschönes Haus ... fast wie ein Schloss ... mit ganz vielen Zimmern ... da kann ich wie eine Prinzessin wohnen ... und einen Stall für meine Ponys gibt es dort auch ... in meinem Zimmer ist ein rosa Plüschsofa mit ganz vielen Kissen ... da sind auch meine Puppen und Kuscheltiere ...

Wenn der Klient in seinem neuen Wohlfühlraum bequem Platz genommen hat, gibt es ein paar wichtige Stärkungen seiner Persönlichkeit.

Sie sollten ihm mitteilen, dass ...

- er hier ganz sicher ist
- nur er diesen Ort kennt
- er sich hier wohlfühlen kann

- er hier in sich ist
- er hier genauso sein darf, wie er ist
- er hier genau richtig ist – so, wie er ist.

Die Klienten erleben diese Formulierungen als Wohltat und genießen den Moment. Lassen Sie ihnen Zeit dazu. Für Klienten mit eingeschränktem Selbstvertrauen bedeutet dieser Schritt schon ganz viel. Um dieses Gefühl für den Alltag und für Selbsthypnosen zu ankern, können Sie eine Tonaufnahme (s. Kap. 18) erstellen. Die Aufnahme hilft dabei, die Übung zu stabilisieren, bis der Klient alleine dazu in der Lage ist, den Raum aufzusuchen. Kinder sind meist auf Anhieb fähig, diesen Raum täglich zu nutzen. Sie springen rein und raus, wie es ihnen beliebt.

Praxis

Der Klient ist in seinem Wohlfühlraum angekommen und hat es sich bequem gemacht.

> THERAPEUT Das ist nun dein Wohlfühlraum ... der nur dir alleine gehört ... nur du kennst den Zugang ... kannst hier sein ... ...
>
> ... und hier bist du genau richtig so, wie du bist! ... darfst sein, wie du bist ... kannst dich wohlfühlen ... und in dir ganz sicher sein ...

Diesen Raum können Sie posthypnotisch ankern und den direkten oder indirekten Zugang nach der Trance besprechen.

> THERAPEUT Mit jedem Mal, wenn du hierherkommst ... wird es leichter, den Raum zu finden ... irgendwann reicht nur ein Gedanke ... sofort hineinspringen ... einfach hier sein ... du kannst ihn nun gut abspeichern ... kennst den Weg ... um immer wieder herzukommen ...

Als Ankertechnik kann auch eine bestimmte Berührung mit der Hand genutzt werden.

> THERAPEUT Ich weiß nicht, ob es einen Kontakt der Hände gibt, in den du jetzt deinen Wohlfühlort ankern möchtest ... vielleicht eine Art Knopfdruck mit einem Finger an der Hand ... und immer, wenn du diese Stelle berührst, landest du automatisch in deinem wunderbaren Raum ...

Dies sollten Sie nach der Trance mit dem Klienten besprechen. Es ist noch wirkungsvoller, wenn es auf der Tonaufnahme festgehalten wird (s. Kap. 18).

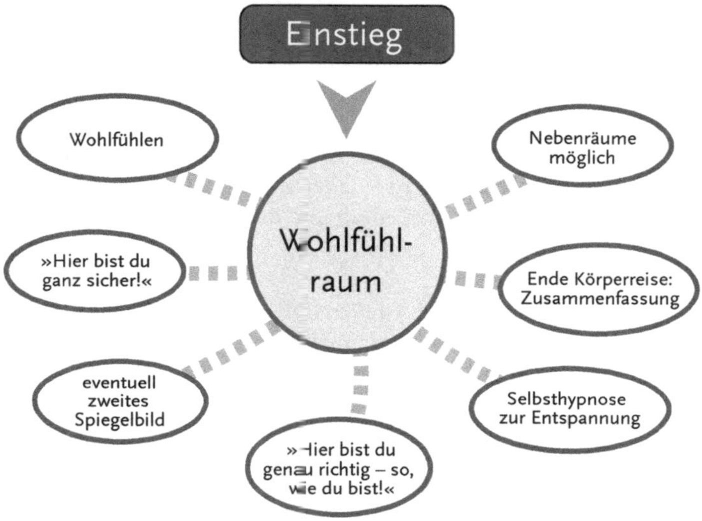

Abb. 3: Der Wohlfühlraum

5.2 Der Wohlfühlbereich

Einige Klienten benötigen zusätzliche Räume, um sich wohlfühlen zu können. Neben dem primären Raum können dort Bedürfnisse nach Bewegung, sozialen Kontakten, Entspannung und Ähnlichem gestillt werden. Als Schutzraum dient in der Regel der zuerst gefundene, meist zentrale Raum. Ob die Nebenräume durch Verbindungstüren oder erst nach Verlassen des primären Raums betreten werden können, entscheidet der Klient.

Praxis

THERAPEUT Und dein Unbewusstes kann nun entscheiden, welche Räume zu deinem Wohlfühlbereich gehören ... es kann nebenan auch ein Strand oder eine andere Landschaft zu finden sein ...

Da kann ein Raum sein, in dem deine Familie oder einzelne Mitglieder sind ... Du kannst sie jederzeit besuchen, wenn dir danach ist ... In einem anderen Raum können Freunde sein, mit denen du Zeit verbringen möchtest ...

Es kann auch Räume geben, in denen du Sport treibst, oder Räume zum Musizieren … Alles, was dir guttut, kann zu finden sein …

Bei Erwachsenen

THERAPEUT Es kann auch eine Art Spa-Bereich geben … mit einer Sauna … oder einer schönen Badewanne, in der immer Wasser mit der genau richtigen Temperatur und dem richtigen Duft ist …

Bei Kindern

THERAPEUT Da kann auch ein Reitstall oder ein Fußballplatz sein … deine Freunde können zum Spielen dort sein … auch ein Traktor kann dort stehen … (die Bedürfnisse des Klienten sollten einfließen)

Die Dimensionen der Räume dürfen völlig losgelöst betrachtet werden. So kann in einem Baumhaus durchaus ein Pferdestall zu finden sein.

Bei Scheidungskindern

THERAPEUT Manchmal ist auch in einem Nebenraum Mamas Familie und in einem anderen die von Papa … alles ist möglich …

UWE, 44 JAHRE:

Der Patient hat starke Schmerzen im unteren Rücken, die ihm das Sitzen massiv erschweren. Das Spiegelbild startet durch ein Ohr und landet in einer Röhre, die nach unten führt. Danach steigt es eine Holztreppe hinab, die in den Wohlfühlraum führt.

KLIENT Es ist ein Zimmer mit einem Bett … gut gepolstert … da spielt gute Musik … es gibt Salzgebäck … und ich kann liegen … und loslassen … das ist fast wie in einer Höhle …

Auf das Angebot, dass es auch Nebenräume geben könne, entwickeln sich weitere Bilder.

KLIENT Da ist eine Tür und dahinter ein Strand … mit einer Palme … wie in Thailand … ich gehe gleich schwimmen … kraulen … oh, wie schön … tolle Wellen …

Da ist noch eine Tür … hier sieht es aus wie auf Mallorca … ein Restaurant mit einer Bar … ich lade mir am Buffet den Teller voll … Fisch, Paella, Nachtisch … und haue voll rein … alles durcheinander … hier ist alles erlaubt … nicht so streng

Auf meine Nachfrage ist das Sitzen dort zwar auch schmerzhaft, aber nicht so stark wie in der Realität. Der streng konservativ erzogene, reisefreudige Mann genießt vor allem die Freiheiten an diesem Ort.

VITUS, 12 JAHRE:

Vitus ist durch den Mund in den Körper gereist, der von innen wie Hogwarts aus der Harry-Potter-Welt aussieht. Der Weg zum Wohlfühlort führt ihn aus dem Schloss heraus.

> KLIENT Ich fliege auf einem Besen ... zum Quiddichfeld ... wow, ist das cool ... ich bin ganz vorne in meiner Mannschaft ... als Schnatzfänger ...

Im Laufe der Sitzungen kommen bei dem sehr bewegungsfreudigen Jungen noch andere Sportfelder hinzu. Er nutzt dieses Austoben in Eigenhypnose zu Hause und legt noch ein Fußballfeld, eine Skateboardpiste und einen Skihang an, der eine Buckelpiste enthält. Diese Aktionen werden im Verlauf zu einem sehr wichtigen Bestandteil der Therapie.

Dokumentieren Sie den Wohlfühlraum und -bereich in der Körperkarte (s. Kap. 19.2). Sowohl bei den Zusammenfassungen als auch in zukünftigen Trancen können Sie Ihren Klienten immer wieder hierhin führen. Während der einzelnen Sitzungen braucht derselbe Weg nicht jedes Mal neu erarbeitet zu werden. Er darf aber auch variieren.

5.3 Klassische Stolpersteine

»Ich finde keinen Wohlfühlraum!«

Der Klient ist im Körper unterwegs und findet bisher keinen Wohlfühlraum.

> KLIENT Ich kann keinen Wohlfühlraum finden!

> THERAPEUT Es darf einen Moment dauern ... lass dir Zeit ... manchmal ist der Wohlfühlraum gut geschützt ...

> KLIENT Das ist typisch ... bei mir klappt es wieder nicht ...

Auch durch motivierendes Zureden bleibt die Selbstabwertung.

> THERAPEUT Bitte sage der Stimme – die eben gesagt hat: »Bei dir klappt das wieder nicht!«: »Ich höre dich!«

Der Klient wird nun eingeladen, mit dieser Stimme – einem inneren Anteil von ihm – in Kontakt zu treten. Hierbei handelt es sich um einen Widerstand, mit dem wie in Kapitel 12 beschrieben gearbeitet wird.

»Der Raum ist verschlossen!«

Der Klient hat die Tür zum Wohlfühlraum gefunden, kommt aber nicht hinein.

KLIENT Die Tür geht nicht auf … ist irgendwie verschlossen …

THERAPEUT Manchmal gibt es eine Art Schutz, damit nur du hinein kommst … schau mal, ob du einen Geheimcode eingeben musst oder etwas anderes …

KLIENT Nein … die Tür ist mir versperrt … ich komme da nicht rein …

THERAPEUT Dann sage bitte der Tür: »Ich sehe, dass du geschlossen bist.«

In diesem Fall stellt die Tür (die Barriere o. Ä.) den Widerstand dar, und das Spiegelbild geht wieder in der bekannten Art damit um (s. Kap. 12).

6 Der Ressourcenraum

Auch der Ressourcenraum gehört zu den stabilisierenden und stärkenden Basisräumen. Sie sollten die Entwicklung dieses Raums nach dem Einrichten des Wohlfühlraums anbieten. Aus beiden Räumen zusammen lässt sich eine sehr wirksame Selbsthypnose erarbeiten. Bei Kindern und Erwachsenen, die mit dem Begriff »Ressourcen« nichts anfangen können, sprechen Sie vom »*Raum der inneren Stärken*«.

Während der ersten Jahre meiner Körperreisenarbeit habe ich nur jene Klienten eingeladen, einen Ressourcenraum zu finden, von denen ich glaubte, dass sie dort ein Defizit haben. Inzwischen habe ich meine Einstellung geändert. Viele Menschen haben scheinbar keinen Zugang zu ihren inneren Stärken. Die Äußerungen auf bewusster Ebene können sehr trügerisch sein. Daher sollten Sie jeden Klienten zur Ressourcenarbeit einladen.

In diesem Kapitel wird beschrieben, wie Sie dem Klienten einen Zugang zu seinen Ressourcen ermöglichen können. Weiterhin erlernt er, dies im Alltag nachhaltig zu nutzen.

6.1 Die Entwicklung

Das Spiegelbild findet diesen Raum auf die gleiche Weise wie den Wohlfühlraum. Unterwegs machen Sie bereits Angebote, wie dieser Raum aussehen kann.

Der Ressourcenraum kann ein Raum oder Bereich sein, in dem ...

- ... eine Leinwand mit einer Diashow oder Filmen aus dem Leben steht
- ... ein Buch liegt
- ... Bilder an der Wand hängen
- ... ein Regal mit Gegenständen steht
- ... Symbole zu finden sind
- ... besondere Dinge in der Natur zu finden sind
- ... oder etwas ganz anderes ist.

Die Ressourcen können klar erkennbar dargestellt oder rein symbolisch sein. Auch die Symbole können wiederum sofort zu deuten sein, wie zum Beispiel ein Tennisschläger. Handelt es sich jedoch um Kristalle oder etwas Ähnliches, weiß auch der Klient nicht, um welche Ressource es geht. Dies ist für manche Klienten sehr entlastend.

In diesem Raum kann schnell deutlich werden, wie der Klient mit seinen Ressourcen umzugehen vermag. Viele haben Scheu oder ein Verbot, die eigenen Qualitäten wahrzunehmen oder auszusprechen. Dann können Sie bereits an dieser Stelle therapeutisch wirksam sein (s. u. »Klassische Stolpersteine«).

Während das Spiegelbild noch unterwegs ist, diesen Raum zu finden oder sich dort bereits orientiert, können Sie bereits Angebote machen, was Ressourcen sind:

- erlernte Fähigkeiten
- Ausbildungen
- Talente, Begabungen
- soziale Kontakte (Menschen und Tiere)
- Erfahrungen aus überstandenen Krisen (auch Krankheiten)
- oder etwas ganz anderes.

Je nach Raum und Orientierung kann eine Helferfigur (s. Kap. 7) sinnvoll sein. Diese kann die Ressourcen verwalten oder bei der Sichtung behilflich sein. Durch die Anregung

> »... und vielleicht gibt es in diesem Raum auch ein Helferwesen ... jemanden, der dir behilflich sein kann ... den du nur gedanklich rufen musst ...«

kann bereits Unterstützung kommen.

Sobald der Klient seine Ressourcen benennen kann, notieren Sie diese Begriffe *wörtlich* in einer Liste. Es gilt, diese später mehrfach zu wiederholen. Sobald der Therapeut diese Begriffe verändert – sie auch nur ein wenig umstellt –, verändert er das Bild des Klienten. Das wortgetreue Wiederholen der Ressourcen wird im Nachhinein als sehr passend und positiv verstärkend rückgemeldet. Dies kostet manchen Therapeuten anfangs etwas Überwindung, die sich aber lohnt.

Praxis

THERAPEUT Ich lade dich nun ein, kleines Spiegelbild, einen Raum der inneren Stärken und Fähigkeiten zu finden ... dies ist ein Raum, der wie der Wohlfühlraum zwischen den Organen zu finden ist ... manchmal ist er sehr verborgen, doch jeder Mensch hat ihn in sich ... und dein Unbewusstes kennt den Weg dorthin ...

Du kannst in aller Ruhe in deinem Tempo unterwegs sein ... gib mir Bescheid, sobald du irgendwo ankommst ... oder etwas anderes Bemerkenswertes wahrnimmst ... alles, was kommt, ist richtig und erwähnenswert ...

Bitte achten Sie immer auf eine positive Formulierung: »... etwas anderes Bemerkenswertes« ist beispielsweise besser als »... wenn ein Problem auftaucht«.

THERAPEUT Der Ressourcenraum kann aussehen wie ein Kino mit einer Leinwand, auf der eine Diashow aus deinem Leben läuft ... es kann aber auch ein Regal mit Gegenständen sein, die deine Fähigkeiten zeigen ... vielleicht ist es auch ein Buch, in dem alles steht ... ein Bereich in einer Landschaft, der dir Dinge zeigt ... oder etwas ganz anderes ... lass dich überraschen ...

Wenn der Weg dorthin länger dauert, können die Ressourcen inhaltlich schon unterwegs erläutert werden. Ansonsten machen Sie das im Raum selbst. Im Ressourcenraum angekommen orientiert sich das Spiegelbild zunächst.

THERAPEUT Nun schau dich genau in diesem Raum um ...

Hier sind all deine Stärken, Fähigkeiten und Talente in irgendeiner Form abgespeichert ... dazu gehören auch Freunde, Familie und vielleicht Tiere ... auch Erlebnisse, aus denen du gelernt hast und gestärkt wurdest, können beschrieben sein ... wie auch immer deine Fähigkeiten sichtbar werden – du kannst sie hier finden ... manchmal ist es auch die Art, wie du Freunden hilfst ... oder wie gut du anderen zuhören kannst ... oder etwas ganz anderes ...

Lass dir Zeit zu entdecken, was hier alles zu finden ist ... und wenn du etwas erkennen kannst, dann beschreib mir bitte, was du wahrnimmst ...

Anschließend notieren Sie wörtlich die aufgezählten Begriffe. Alle Beschreibungen des Ressourcenraums werden ebenfalls in der Körperkarte (s. Kap. 19.2) festgehalten.

Willi, 35 Jahre

Das Spiegelbild reist durch den Körper in einem Röhrensystem. Nach den verschiedenen Angeboten erscheint eine Tür, die es öffnen möchte.

Klient Das sieht aus wie ein alter Kinosaal ... eher klein ... die Leinwand ist aber groß ... da läuft eine Diashow ... das sind alles Bilder aus meinem Leben ...

Therapeutin Dann nimm einfach mal Platz und schau dir an, was du alles schon gesammelt hast ... Bilder, die vielleicht zeigen, was du schon gelernt hast ... mit Freunden und Familie ... vielleicht auch Hobbys ... lass dich überraschen, was kommt ...

Klient Das geht so durch mein Leben ... die Familie ... unser Golden Retriever ... dann bekomme ich mein Abi-Zeugnis überreicht ... oh, ein Auftritt mit der Schulband ... ich spiele Saxophon ... jetzt kommt das Studium ... meine Ex-Freundinnen ... das ist witzig, sie alle zusammen zu sehen ... und dann meine Frau ... oh, jetzt liege ich mit dem kaputten Knie im Krankenhaus ... was macht das denn hier?

Therapeutin Es ist auch eine Ressource, wenn man bestimmte Dinge überstanden hat ... es ausgehalten hat ... könnte das sein ...?

Klient Allerdings ... ich durfte nach der OP ewig nicht belasten ... das war echt hart ... heute spiele ich nicht mehr Basketball ... ist mir zu riskant ...

Therapeutin Das ist schon eine Fähigkeit ... daraus zu lernen ... das einzusehen ... daran zu reifen ...

So werden die Bilder angeschaut und bei Bedarf besprochen.

Xenia, 43 Jahre

Die Klientin ist bereits mit einem Zwerg als Helferwesen unterwegs. Der Ressourcenraum ist etwas versteckt und wird durch eine Drehtür betreten.

Klientin Da sind alte Kisten ... etwas verstaubt ... sie sehen aus wie Hutschachteln ...

Therapeutin Ist es für dich in Ordnung, in die Kisten hineinzuschauen?

Klientin Das macht der Zwerg ... er leuchtet auch mit seiner Laterne ...

Nacheinander schaut sie in die Hutschachteln. Zu jedem Gegenstand erzählt sie von positiven Erlebnissen und Erinnerungen.

> KLIENTIN Da bin ich als Kind sichtbar ... ich spiele im Matsch ... ganz zufrieden ... da ist ein Wanderstab ... zum befreiten Losgehen ... und Aufrichten ... wie ein Druide ... und eine Tarzanschaukel ... Zertifikate ... Moos aus Schweden ... viele Farben auf einem Papier ... meine Deutschgruppe ... ein Bild von einem Konzert ...

Aus allen Hutschachteln wird dann die Ressourcenfarbe Grün entwickelt (s. Kap. 6.2).

ZOE, 10 JAHRE

Das Mädchen ist von Anfang an mit einem Schäferhund als Begleiter im Körper unterwegs. Sie läuft durch eine Landschaft und statt Räumen begegnen ihr meist Häuser. So kommt sie zu ihrem »Stärkehaus«, wie sie es nennt.

> KLIENTIN In dem Haus sind ganz viele Sachen ... da sind alle aus meiner Familie als Pappfiguren ... und ich sehe Dinge auf einem großen Fernseher ... da ist ein Fußballspiel, wir haben 5:4 gewonnen mit meinem Tor in der letzten Minute ... da male ich Bilder mit meiner Cousine ... da habe ich meine Puppe bekommen – die kann sogar essen und trinken ... ein Foto von mir als Baby unter Wasser ... da üben mein Bruder, Mama und Opa drei Stunden Fahrradfahren mit mir ... im Haus ist auch eine gemütliche Filmecke mit bequemen Stühlen, einer Popcornmaschine und Kühltruhe ... da läuft »Findet Nemo« ...

Zoe hat in diesem Haus die Ressourcenfarbe Bunt entwickelt (s. Kap. 6.2), in der alle Ressourcen stecken. Das Bunt löst ein Gefühl von Freude in ihr aus und macht sie glücklich.

6.2 Die Ressourcenfarbe

Sobald der Klient meint, die Ressourcen erfasst zu haben, laden Sie ihn dazu ein, daraus eine Farbe entstehen zu lassen (s. Abb. 4). Sie regen an, dass sich diese Farbe aus allen erwähnten Ressourcen entwickeln kann. Dabei werden die aufgelisteten Begriffe wörtlich wiederholt:

> »und in dieser Ressourcenfarbe steckt der erste Tennisschläger, die zerknäulte Examensurkunde, ... (wörtlich wiederholen) und auch das Familienfoto ... und all das, was bisher nicht erwähnt wurde ...«

Die letzte Ergänzung ist wichtig, da niemand alle Ressourcen aufzählen kann oder möchte. Das Unbewusste kennt diese jedoch. Bisher hat erst ein junger Mann »Ich bin gut im Sex« erwähnt und noch niemand »Ich kann andere gut übers Ohr hauen« oder »Ich kann sehr dominant sein«. Diese und ähnliche Fähigkeiten können aber manchmal hilfreich sein. Sie dürfen in die Farbe mit einfließen.

Das Spiegelbild soll den Raum mit dieser Farbe ausfüllen lassen. Wie das aussieht, ist ganz individuell. Meist geschieht es, ohne hinterfragt zu werden. Klienten, bei denen auch die inneren Bilder realistisch sein sollen, brauchen oft länger. Sie füllen zum Beispiel eine Wanne mit dieser Farbe. Lassen Sie das Spiegelbild so lange daran arbeiten, bis es stimmig ist.

Manchmal hilft der Hinweis:

> »... in der Imagination ist alles möglich, und die Entwicklung der Ressourcenfarbe im Raum darf von logischen Aspekten abweichen ... je mehr sich das Bewusstsein und der innere Kritiker wundern, umso kreativer kann das Unbewusste daran arbeiten ...«

Das ist auf viele Situationen in der Trance übertragbar.

Praxis

Das Spiegelbild hat seine Ressourcen aufgezählt. Viele Gegenstände sind in einem Raum mit Regalen verteilt. Der Therapeut hat sie wörtlich notiert.

> Therapeut Jetzt kannst du einmal dein Unbewusstes bitten, aus diesen Regalen (der Leinwand, den Kisten, den Instrumenten ...) eine Farbe entstehen zu lassen ... eine Farbe, die den ganzen Raum füllen kann ... und in dieser Farbe kann all das stecken, was in den Regalen zu sehen ist ... darin steckt der erste Tennisschläger, die zerknäulte Examensurkunde, ... auch das Familienfoto ... und all das, was bisher nicht erwähnt wurde ... gib bitte Bescheid, wenn du etwas wahrnimmst ...

Wenn sich eine Farbe im Raum entwickelt hat, lassen Sie dies erst einmal wirken.

> Therapeut Sehr gut! Lass dieses Blau sich mehr und mehr in dem Raum ausbreiten ... du kannst es auch später immer wieder aktivieren ... die Ressourcen (inneren Stärken) sind unerschöpflich ...

> Manche Klienten befürchten, dass die Farbe irgendwann verebben könnte. Daher ist die letzte Anmerkung hilfreich.

6.3 Ressourcen spüren und ankern

Sobald eine Farbe entwickelt wurde, laden Sie das Spiegelbild ein, darin zu baden (s. Abb. 4). Das kann ein wörtlich zu nehmendes Bad sein, wenn die Farbe den Raum oder eine Wanne füllt. Sollte das Blau in Gegenständen oder der Raumdekoration stecken, so wird die Wirkung des Blaus im Raum wahrgenommen. Es geht darum, dass die Ressourcen für das kleine Ich spürbar werden. Hier wirkt eine Assoziation mit dem Spiegelbild verstärkend. Das kann auch vom äußeren sicheren Ort erfolgen.

> »Ich lade Sie ein, mal in das Bild einzutauchen ... seien Sie für einen Moment das kleine Ich, das in dem Blau badet ... um zu spüren, was alles in dem Blau steckt ... der erste Tennisschläger ... die zerknäulte Examensurkunde ... ... das Familienfoto und auch das, was bisher nicht erwähnt wurde ...«

Während das Spiegelbild oder das kleine Ich in der Farbe baden, wiederholen Sie wieder die aufgelisteten Begriffe wörtlich – dieses Mal mit dem Hinweis, dass die Ressourcen nun spürbar sind.

Ein Klient berichtete irgendwann in diesem Bild: »Jetzt fließt die Farbe durch die Tür in den Körper!« Ich habe diese wunderbare Idee aufgegriffen und als Standard übernommen. Daher laden Sie den Klienten nun ein, die Tür des Ressourcenraums zu öffnen.

> »*Die Farbe kann so in den ganzen Körper fließen* ... und jede Zelle kann wahrnehmen, was da alles drinsteckt ... der erste Tennisschläger ... die zerknäulte Examensurkunde ... ... das Familienfoto und auch das, was bisher nicht erwähnt wurde ...«

Lassen Sie den Klienten dieses Gefühl eine Weile genießen. Während die Ressourcenfarbe nun von innen und außen wirken kann, sollten Sie posthypnotische *Anker setzen*. Es gilt, diese Farbe auch im Alltag als Unterstützung zu nutzen. Lassen Sie dabei offen, welche Gegenstände dafür geeignet sein könnten, indem Sie mehrere Angebote machen.

Hier ein paar Beispiele:

- Kleidungsstücke
- Steine
- Haargummis
- Stifte
- bunte Klebezettel
- oder etwas ganz anderes.

Nach der Trance besprechen Sie mit dem Klienten auf bewusster Ebene, welche Anker er nutzen möchte. Dies umzusetzen kann eine Hausaufgabe bis zur nächsten Sitzung sein.

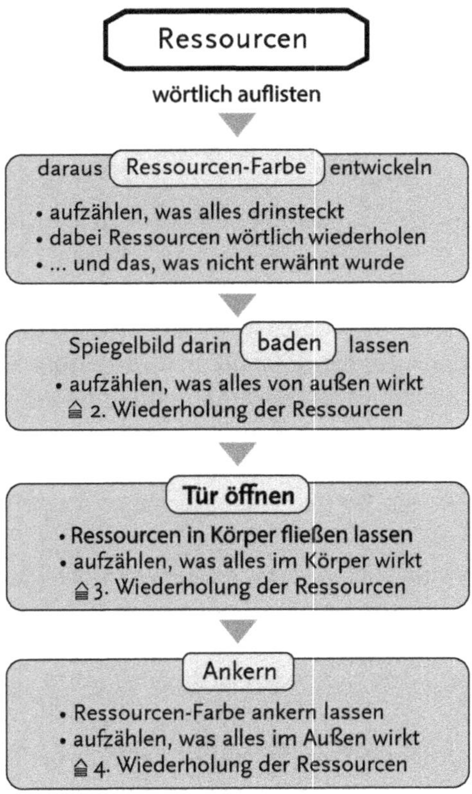

Abb. 4: Ressourcenarbeit

Praxis

Die Ressourcenfarbe füllt den Ressourcenraum aus. Der Therapeut spricht das Spiegelbild an.

> THERAPEUT Jetzt lade ich dich ein, in dieser Farbe zu baden ... du kannst spüren, wie sie dich umgibt ... von außen auf dich wirkt ... und du spürst mit jedem Moment mehr und mehr, was alles in dem Blau steckt ... der erste Tennisschläger, die zerknäulte Examensurkunde, ... auch das Familienfoto ... und all das, was bisher nicht erwähnt wurde ... ...
>
> Wenn du etwas wahrnimmst, beschreib bitte, wie es ist ...

Dies kann etwas länger dauern. Durch die letzte Sequenz dürfen Sie geduldig warten, bis sich der Klient meldet. Er macht häufig eine detaillierte Beschreibung.

> KLIENT Ja, ich spüre das Blau ... es ist wie eine Hülle, die mich umgibt ... ganz weich auf meiner Haut ... fast wie ein Schutzfilm ...

> THERAPEUT Dann genieße dieses Gefühl ... diese weiche Hülle ... fast wie ein Schutzfilm ... und spüre, was alles in dem Blau steckt ...

Auch das Wiederholen der Begriffe des Klienten wie »Hülle« und »Schutzfilm« bestätigt ihm unbewusst, dass er vom Therapeuten verstanden wird. Im nächsten Schritt wird die Ressourcenfarbe in den Körper geleitet.

> THERAPEUT Ich lade dich dazu ein, diesen Raum zu öffnen ... dein Blau in den ganzen Körper fließen zu lassen ... die Farbe kann jeden Winkel erreichen ... sie ist unerschöpflich ... und du kannst vielleicht spüren, dass sie den ganzen Körper ausfüllt ... so kann dein ganzer Körper von innen spüren, was alles in diesem Blau steckt ... der erste Tennisschläger ... die zerknäulte Examensurkunde ... ... das Familienfoto und auch das, was bisher nicht erwähnt wurde ... sodass es jede Zelle wahrnehmen kann ...

Zum Setzen eines Ankers sollten Sie offene Angebote aussprechen. So kann das Unbewusste noch in der Trance entwickeln, was für den Klienten stimmig ist.

> THERAPEUT ... Du kannst ganz gespannt sein, was Adrian (Name des Klienten) im Außen in Zukunft nutzen wird ... das kann ein Kleidungsstück in dem Blau sein ... oder Adrian findet einen passenden Stein oder ein Schmuckstück ... klebt sich einen blauen Zettel an den Monitor ...

> … und immer, wenn Adrian künftig im Außen das Blau wahrnimmt, wird er sich erinnern, was da alles drinsteckt … der erste Tennisschläger … die zerknäulte Examensurkunde … … das Familienfoto und auch das, was bisher nicht erwähnt wurde …
>
> … und wird ganz automatisch auch im Außen dadurch gestärkt …

6.4 Typische Varianten

Ressourcenlicht

In zahlreichen Fällen entwickelt sich statt der Ressourcenfarbe ein Licht, das in der Entstehung irritierend sein kann. Sie verfahren damit genauso wie mit einer Farbe. Statt des Badens in der Farbe nimmt das Spiegelbild eine Lichtdusche. Am Ende strahlt der Klient von innen und außen.

Ressourcensymbole

In einem Regal des Ressourcenraums, in einer Höhle oder Landschaft können auch Gegenstände zu sehen sein, deren Bedeutung unklar ist. Ein typisches Beispiel sind *Kristalle* unterschiedlicher Art. In diesen Fällen bleiben die Ressourcen verdeckt. Das Bewusstsein des Klienten braucht sich damit nicht auseinanderzusetzen, oder es ist einfach für diesen Klienten passender.

Akzeptieren Sie die Symbolik, wenn es für den Klienten stimmig ist.

> »Ist es für dich in Ordnung, dass du die Bedeutung der Kristalle nicht kennst?«

Meist wird dies bejaht, da es entlastend ist. Sie können trotzdem dazu einladen, aus den Kristallen eine Farbe oder ein Licht entstehen zu lassen. In einzelnen Fällen entstand ein *zentraler Kristall*, der alle Ressourcen gebündelt hat. Durch Berührung des zentralen Kristalls wurden diese spürbar. Die Verbreitung im Körper gelang zum Beispiel durch Diamantstaub.

So sind viele ganz individuelle Bilder möglich. Nachdem Sie die Ressourcenarbeit abgeschlossen haben, können Sie für den Klienten eine entsprechende Tonaufnahme erstellen (s. Kap. 18.1). Diese Entspannungsaufnahme ist eine wunderbare Basis Ihrer weiteren gemeinsamen Arbeit.

Annika, 49 Jahre

Annika ist als zweites Spiegelbild mit Helfern, Notfallknopf, Laterne und einem Zauberstab unterwegs. Auf der Suche nach dem Ressourcenraum landet es an einem Teich, der wichtig erscheint. Darin ist eine goldene Schatzkiste. Ich lade sie ein, mit der Kiste Kontakt aufzunehmen.

Therapeutin Sag bitte einmal der Kiste: »Ich sehe dich!«

Klientin Ich sehe dich! ... Sie antwortet: Dann hol mich doch!

Therapeutin Wer oder was könnte denn dabei behilflich sein?

Klientin Es kommen Heinzelmännchen in Tauchanzügen ... sie springen rein und holen die Schatzkiste ... das ist meine Ressourcenkiste! ...

Therapeutin Was muss jetzt damit passieren?

Klientin Die Heinzelmännchen öffnen sie mit Hammer und Meißel ... sie ist voll mit goldenen Dukaten! ...

Therapeutin Hast du eine Idee, was du damit machen sollst?

Klientin Wenn ich die Dukaten anfasse, spüre ich ganz viel Kraft ... das ist toll! ...

Therapeutin Kannst du diese Kraft auch in den ganzen Körper fließen lassen?

Klientin Ja, das geht ...

Therapeut in Was sollst du jetzt mit der Kiste machen?

Klientin Sie kommt in meinen Wohlfühlraum.

Therapeutin Nun frag mal dein Unbewusstes, wie du in Zukunft diese tolle Schatzkiste nutzen kannst?

Klientin Wenn ich hier unterwegs bin, nehme ich mir immer eine Dukate raus ... und hänge sie mir als Anhänger an einem Band um den Hals ...

Andere Wahrnehmungstypen

Nicht alle Klienten sind visuelle Wahrnehmungstypen und in der Lage, eine Ressourcenfarbe zu entwickeln. Wenn das Probleme bereitet, sollten Sie Alternativen anbieten:

Aus der Leinwand (dem Regal, den Kisten ...) kann auch ...

- ... eine Melodie
- ... ein Licht
- ... ein Geruch
- ... eine Schwingung
- ... oder etwas ganz anderes entstehen ... was den ganzen Raum ausfüllen kann.

> »Lass dich überraschen, was für dein Unbewusstes passend ist. So kann etwas Symbolisches entstehen, in dem all deine Ressourcen stecken ...«

Auch eine Melodie, eine Schwingung oder ein Geruch können in den ganzen Körper geschickt werden. Manchmal gibt es Varianten, die einmalig sind. Bleiben Sie flexibel genug, alles zu ermöglichen.

Birgit, 39 Jahre

Zunächst braucht das Spiegelbild eine Weile, bis sich ein Raum darstellt.

Klientin Das sieht aus wie eine Musikwerkstatt ... da sind viele Instrumente ... die müssen gepflegt werden ... manche sind fertig poliert ... es gibt vieles, manches liegt brach ... da sind richtige Schätze darunter ... die werte ich gar nicht richtig ...

Therapeutin Gibt es dort vielleicht eine Helferfigur, die sich auskennt und weiß, was die Musikinstrumente bedeuten?

Klientin Da ist eine Art Meister ... ein gebücktes Männchen mit feinen Händen ... das alles entspricht einer Zauberwerkstatt ... man muss hierher wollen ... man muss da regelmäßig hin ... er braucht mich, weil er dann weiß, was ich will ...

Therapeutin Was kann er dann machen?

Klientin Dann wird daraus eine tolle Sinfonie ... das ist ein großer Reichtum! ...

THERAPEUTIN Kann er sich mit dir verabreden? Kann es ein Zeichen im Außen geben, wann die Birgit hierherkommen soll?

KLIENTIN Eine bestimmte Melodie ... von Bach ... aus der ersten Fuge

Diese Melodie breitete sich im Körper aus und diente auch statt einer Farbe als Anker.

Die Klientin konnte lediglich eins der Instrumente real spielen. Wofür die einzelnen Gegenstände als Ressource standen, blieb im Verborgenen. In der Folge hat sie zu Beginn einer Körperreise bei Bedarf das jeweils richtige Instrument, das hilfreich war, mitgenommen. Der Meister sah später »flott« aus, und die Instrumente wurden automatisch poliert. Der ganze Raum hat sich im Verlauf der Therapie für sie positiv gewandelt.

Besonderheiten bei der Arbeit mit Kindern

Bei Kindern ist es passender, vom »Raum der inneren Stärken« zu sprechen. Je nach Alter kann es sein, dass das Kind auch damit wenig anfangen kann. Führen Sie es durch Angebote, die Sie dem Vorgespräch entnehmen konnten. Dazu gehören auch Dinge des Alltags, die meist als »normale« Fähigkeiten hingenommen werden. Was hat das Kind für Hobbys, gibt es Haustiere, oder ist es besonders gut bei Computerspielen? Wenn in der Rückmeldung nur ein einziges Hobby übrigbleibt, dann versuchen Sie, daraus verschiedene Fähigkeiten herauszuarbeiten.

Praxis

THERAPEUT Ich lade dich jetzt ein ... deinen Raum der inneren Stärken zu finden ... das kann ein Zimmer sein ... oder etwas ganz anderes ... und dort gibt es viele Hinweise, was du alles gut kannst ... Sachen, die du schon gelernt hast ... wie zum Beispiel Fahrradfahren ... aber auch besondere Dinge ... vielleicht habt ihr mit eurer Fußballmannschaft mal gewonnen ... oder, dass du besonders lieb zu eurem Hund bist ... lass dich überraschen, was da kommt ...

KLIENT Ich bin in einer Sporthalle gelandet ... da spielen Kinder Fußball ...

Auch nach etlichen Angeboten beschränkt sich die Rückmeldung auf das Fußballspiel. Nun können Sie daraus einiges machen.

THERAPEUT Jetzt bitte mal dein Unbewusstes ... in dieser Sporthalle aus dem Fußballspiel eine Farbe entstehen zu lassen ... und in der Farbe steckt alles, was dein Spiel ausmacht ... deine Fähigkeit, alles im Blick zu haben ... dein Teamgeist ... darin steckt auch deine Kondition ... dass du immer das richtige Tempo suchst ... mal ganz schnell nach vorne preschst ... mal geduldig hinten bleibst ... darin steckt auch all das, was du an Tricks draufhast ... dein Ballgefühl ... alles, was du im Training gelernt hast ... was du über die Regeln weißt ... auch das, was du dir zu Hause selbst beigebracht hast ... ... und auch das, was ich noch nicht erwähnt habe ...

Bleiben Sie genauso offen, wenn es um Ressourcen aus Computerspielen geht. Dazu kann es hilfreich sein, sich beschreiben zu lassen, was das Kind spielt. Erfahren Sie ohne Wertung, worauf es im Spiel ankommt und was Ihr Klient besonders gut kann. Die Erfahrungen, die das Kind bisher dabei gesammelt hat, kann es vielleicht in anderen Bereichen gut gebrauchen. Nur durch Ihr wertfreies Interesse findet Ihr Klient den Mut, von diesen Fähigkeiten zu berichten. Einiges davon lässt sich gut für Schulzwecke nutzen. Im Kapitel 10.4 wird die Vernetzung von Spiel- und Wissensbereichen näher beschrieben.

6.5 Klassische Stolpersteine

»Ich habe keine Ressourcen!«

Das Spiegelbild hat den Wohlfühlraum verlassen. Es wurde eingeladen, den Ressourcenraum zu finden.

KLIENT Da kommt nichts ... ich habe keine Ressourcen ...

THERAPEUT Das darf einen Moment dauern ... manchmal ist dieser Raum gut versteckt ... gesichert ... lasse dir Zeit ...

KLIENT Ich weiß, dass da nichts kommt ... der wäre sowieso leer ... ich habe keine Stärken ...

Wieder wird diese Reaktion aufgegriffen und utilisiert.

THERAPEUT Bitte sage der Stimme, die eben gesagt hat: »Ich habe keine Ressourcen ... keine Stärken«: »Ich höre dich!«

Auch diese Stimme ist ein innerer Widerstand. Sie lassen das Spiegelbild mit ihr Kontakt aufnehmen und arbeiten, wie in Kapitel 12 beschrieben.

»Das ist alles nichts Besonderes!«

Das Spiegelbild ist im Ressourcenraum angekommen. Es sieht Szenen aus dem Leben des Klienten auf einer Leinwand. Statt einer positiven Reaktion werden diese Darstellungen abgewertet. Eine Verbindung zu möglichen Stärken lässt sich nicht herstellen. Der Therapeut greift dieses Gefühl auf.

Therapeut Beschreib doch bitte einmal das Gefühl, das du wahrnimmst ... wenn du diese Bilder auf der Leinwand siehst ...

Klient Da ist eigentlich kein Gefühl ... das ist doch alles nichts Besonderes ... viele spielen Tennis ... darin sehe ich keine Stärke ... ich mache es auch gar nicht mehr ...

Therapeut Dieses »Das ist doch nichts Besonderes!« – ist das eher eine Stimme, die du hörst, oder ein Gefühl, das du wahrnimmst?

Klient Das ist eher ein Gefühl.

Therapeut Dann sag doch bitte diesem Gefühl einmal: »Ich spüre dich!«

In diesem Fall ist der Widerstand durch ein Gefühl wahrnehmbar. Mit diesem Gefühl wird nun Kontakt aufgenommen und die übliche Widerstandsarbeit (s. Kap. 12) fortgesetzt.

Greifen Sie als Therapeut alles auf, was den glatten Verlauf der Reise stört. Diese Stolpersteine sind eher als Geschenk zu verstehen. Sie erlauben jedes Mal, einen wichtigen therapeutischen Schritt zu gehen.

7 Helferwesen

Die Helferwesen im Innern des Körpers symbolisieren innere Anteile des Klienten. Es handelt sich um ein oft genutztes Verfahren in der Hypnotherapie (Reddemann 2019). Auch die Psychotherapie arbeitet mit diesen Symbolen. Sehr bekannt ist die Arbeit mit dem »inneren Kind«. Aber auch umgangssprachlich kennen Klienten bereits innere Anteile, wenn sie beispielsweise vom »inneren Schweinehund« oder dem »schlechten Gewissen« sprechen.

Zu Beginn der Reise sind am ehesten Wegbegleiter anzutreffen. Oft sind es Tiere, die wenig kommunizieren. Sie kennen aber den Weg. Bei organischen Beschwerden sind innere Heiler, Ärzte oder Medizinmänner immer wieder von Anfang an dabei. Eine weise Instanz als Ratgeber kann jederzeit vonnöten sein. Im Verlauf können Sie situationsabhängig Helfer vorschlagen, die jeweils hilfreich sein könnten.

7.1 Kontaktaufnahme

Ein Helferwesen kann jederzeit gerufen werden. Dazu reicht eine gedankliche Einladung des Klienten oder seines Spiegelbilds, einen Helfer erscheinen zu lassen. Allerdings entscheidet das Unbewusste des Klienten, ob dies auch passiert.

Die Helfer symbolisieren innere Kompetenzen, inneres Wissen oder Fähigkeiten. Oft werden sie menschlich dargestellt, es können aber auch Tiere, Fabelwesen oder etwas ganz anderes sein. Indem Sie den Klienten anregen, mit seinen Helfern zu kommunizieren, erzeugen Sie einen Kontakt des Klienten zu sich selbst.

Praxis

Das Spiegelbild bereitet sich auf die weitere Reise vor.

> THERAPEUT Wenn du gleich auf die Reise gehst, möchtest du vielleicht noch ein Helferwesen mitnehmen ... es kann ein Mensch oder ein Tier sein ... manchmal ist es auch ein Fabelwesen oder eine Figur aus einer Geschichte, die du kennst ... oder etwas ganz anderes ... du kannst es dir jederzeit herbeiwünschen ... dein Unbewusstes kennt all deine inneren Helfer ...

So wird eine 10-Jährige immer von einem Schäferhund begleitet, eine junge Frau reitet auf einer Art schwarzem Panther durch die Felsenlandschaft und der 12-jährige Levin (s. Kap. 4.1) wird von einer Lok mit einem Lokomotivführer durch seine Eisenbahnwelt gefahren.

Das Angebot lässt sich je nach Erkrankungen erweitern. Zum Beispiel können auch innere Fachärzte jeder Art die Reise kompetent begleiten.

> THERAPEUT Vielleicht gibt es ja auch einen Experten für den Schlaf (bei Schlafstörungen), der mitkommen möchte …

Das Spiegelbild ist unterwegs und die Umgebung wird etwas bedrohlicher.

> THERAPEUT Du kannst jederzeit dein inneres Kraftwesen dazu bitten … das kann ein Tier oder Fabelwesen sein … auch eine menschliche Gestalt … oder etwas ganz anderes … es verkörpert genau die Kraft oder Energie, die du jetzt brauchst …

Auch wenn zunächst keine Helferwesen in Erscheinung treten, laden Sie das Spiegelbild ein, loszulaufen. Machen Sie ein offenes Angebot, wohin die Reise führen könnte (s. Kap. 8.5). Alle Helferwesen, die auftauchen, werden in die Übersicht des Klienten eingetragen (s. Kap. 19.2).

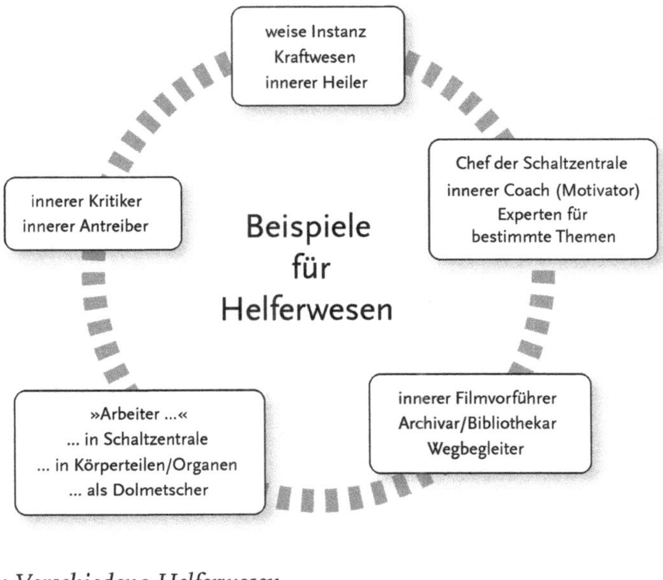
weise Instanz
Kraftwesen
innerer Heiler
Chef der Schaltzentrale
innerer Coach (Motivator)
Experten für
bestimmte Themen
innerer Filmvorführer
Archivar/Bibliothekar
Wegbegleiter
»Arbeiter …«
… in Schaltzentrale
… in Körperteilen/Organen
… als Dolmetscher
innerer Kritiker
innerer Antreiber
Beispiele
für
Helferwesen

Abb. 5: Verschiedene Helferwesen

Im Laufe der Therapie erscheinen in der Regel immer mehr Helferwesen. Einige von ihnen sind übergeordnet und sowohl bei der Problembewältigung als auch als allgemeine Ratgeber im Alltag nützlich. So kann der Kontakt zur weisen Instanz bei vielen Entscheidungen im Leben hilfreich sein. Ein inneres Kraftwesen kann bei einem Vorstellungsgespräch ebenso unterstützen, wie ein innerer Heiler bei einer Grippe das Immunsystem anregen kann. Erfahrene Körperreisende nutzen ihre Helfer je nach Bedarf gerne auch in Alltagssituationen.

Die Übersicht in Abbildung 5 verdeutlicht, was beispielhaft an Helferwesen erscheinen kann. Ganz individuell entscheidet wieder der Klient, was er nutzt. Ebenso können noch viele andere Wesen in Erscheinung treten.

Die *weise Instanz*, das *Kraftwesen* und den *inneren Heiler* empfinde ich als übergeordnete Helferfiguren. Sie bleiben in den meisten Fällen auch in verschiedenen Trancearbeiten gleich. Oftmals sprechen sie nur kryptisch mit dem Spiegelbild. Sie senden Signale, ohne klare Aussagen zu formulieren. Ihre Weisheit oder Stärke kann der Klient aber eindeutig wahrnehmen. Wenn ein Klient zum Beispiel in früheren Arbeiten bereits sein Kraftwesen gefunden hat, wird es jetzt in derselben Form wieder auftauchen. Wenn eines dieser Wesen ein Introjekt darstellt, ist die Verabschiedung davon ganz besonders befreiend (s. Kap. 12.5).

Der *innere Kritiker* und der *innere Antreiber* sind ebenfalls übergeordnete Anteile. Sie werden häufig von Introjekten besetzt. Sobald sie davon befreit sind, werden sie zu unterstützenden Anteilen. Ihre Rolle positiv zu interpretieren kann ein Teil des Prozesses sein.

Der *Chef der Schaltzentrale*, der *innere Coach* und die *Experten* zu bestimmten Themen stellen innere Kompetenzen dar. Sie symbolisieren das unbewusste Wissen in den jeweiligen Bereichen. Mit ihnen kann das Spiegelbild meist in einen guten Kontakt kommen. Auch die Kommunikation ist deutlich und direkt möglich. Versteckt sich hinter dem Chef der Schaltzentrale ein Introjekt, so fühlt sich der Klient meist »wie ferngesteuert«. Die Verabschiedung davon ist auch sehr bedeutend. Anschließend kann der Klient selbst die Steuerung seiner Zentrale übernehmen und findet mehr zu sich selbst (s. »Was willst du denn hier in der Schaltzentrale?«, S. 113).

Der *innere Filmvorführer*, der *Bibliothekar* und der *Wegbegleiter* sind eher symbolisch und stehen für die Arbeit des Unbewussten. Sie geben entscheidende Impulse, in welche Richtung der Prozess der Therapiearbeit läuft. Dadurch entlasten sie den Klienten. Er braucht sich nicht »zu überlegen«, welche Schritte die nächsten sein sollen. Diese Entscheidung erfolgt somit unbewusst.

Die *Arbeiter* in den verschiedenen Bereichen des Körpers sind meist ausführende Anteile. Sie symbolisieren, ob ein Bereich problemlos arbeitet oder ein Ungleichgewicht aufweist.

7.2 Klassische Stolpersteine

Es kommt immer wieder vor, dass als Helfer ein *real existierender Mensch* erscheint. Das ist grundsätzlich ungünstig, da es zu Übertragungen im wirklichen Leben kommen kann. Teils sind die Personen bezogen auf das Thema als Helfer naheliegend und in der Realität tatsächliche Experten. So kann der Cousin, der Pfadfinder ist, ein guter Guide sein. Oder der Onkel, ein erfahrener Internist, ein geeigneter Experte für Magenschmerzen.

Laden Sie den Klienten dazu ein, das Expertenwissen von der bekannten Person abzulösen. Stattdessen kann ein neutraler Vertreter entstehen. Auf diesen wird das Expertenwissen übertragen. Prominente oder Legenden wie zum Beispiel Albert Einstein können dagegen gerne genutzt werden.

Interessant wird es, wenn Eltern auftauchen. Hier müssen Sie mit dem Spiegelbild erarbeiten, ob es sich um einen Widerstand handelt.

»Da kommt meine Tante als Helfer!«

Die jugendliche Klientin ist im Körper unterwegs und weiß nicht, wohin die Reise gehen könnte.

> THERAPEUT Du könntest dein Unbewusstes bitten, dir eine Helferfigur zu schicken ... jemanden, der oder die den Weg kennt ...

> KLIENTIN Oh ja, da kommt meine Tante! Sie macht immer Stadtführungen und kennt sich gut aus.

THERAPEUT Heißt das, dass die Tante gut darin ist, den Weg zu finden?

KLIENTIN Ja, das ist sie ganz sicher!

THERAPEUT Super! Nun ist es aber immer ungünstig, Helfer zu haben, die real existieren ... da können sich Dinge vermischen im Außen und im Innen ... vielleicht ist es möglich, die Fähigkeiten der Tante auf eine neutrale Figur zu übertragen ... damit es nur um diese Fähigkeiten geht ... den Weg gut zu kennen ...

KLIENTIN In Ordnung. Sie sieht der Tante aber ähnlich.

THERAPEUT Das ist völlig okay.

»Meine Mutter verwaltet meine Ressourcen!«

Der Klient findet seinen Ressourcenraum. Mit den Gegenständen darin kann er zunächst wenig anfangen, etliche sind in Kisten verschlossen.

THERAPEUT Manchmal gibt es eine Art Ressourcenverwalter oder -verwalterin ... einen inneren Helfer, der sich mit den Dingen in diesem Raum auskennt ... bitte einmal dein Unbewusstes, dir einen Helfer zu schicken, wenn es jemanden gibt ...

KLIENT Oh, da kommt meine Mutter. Was macht die denn hier?

THERAPEUT Frag doch bitte die Mutter: »Wer oder was bist du für mich?«

KLIENT Wer oder was bist du für mich? ... Sie sagt, sie verwaltet meine Ressourcen.

THERAPEUT Fühlt sich das für dich stimmig an?

KLIENT Es passt zu ihr, aber ich finde das doof.

Diese Reaktion lässt erwarten, dass es sich um einen Widerstand handelt. Daher sollten Sie auch hier entsprechend vorgehen wie in Kapitel 12 beschrieben.

8 Schutzmaßnahmen zu Beginn der Reise

Nachdem Wohlfühl- und Ressourcenraum entwickelt wurden, geht es im nächsten Schritt um den eigentlichen Auftrag des Klienten. In diesem Kapitel wird erläutert, wie Sie Ihren Klienten mit unterschiedlichen Strategien schützen können. Meist wurden in den ersten ein bis zwei Sitzungen die beiden stabilisierenden Räume erarbeitet. In jeder weiteren Sitzung kann die Induktion auf dem bekannten Weg bis zum Wohlfühlraum erfolgen.

8.1 Zweites Spiegelbild

Bieten Sie dem Spiegelbild an, dass es sich im Wohlfühlraum verdoppelt, wenn es das möchte. Danach kann das zweite Spiegelbild weiter auf die Reise gehen, während das erste entspannt in diesem sicheren Raum bleibt. So erzeugen Sie eine *weitere Dissoziation*. Es handelt sich aber wieder nur um ein Angebot.

Zur Verdopplung kann ein weiterer Spiegel im Raum aufgestellt werden. Das neue Spiegelbild tritt aus diesem Spiegel heraus und geht auf die Reise. Alternativ kann sich das Spiegelbild einfach »klonen«. Das zweite Spiegelbild können Sie wie einen Arbeitsteil betrachten. Manchmal sieht dieser neue innere Anteil auch spontan anders aus. Eine Art Expeditionskleidung scheint sich in einigen Fällen anzubieten.

Praxis

> THERAPEUT Wenn du hier im Wohlfühlraum angekommen bist, kannst du dich wieder erholen ... es dir bequem machen ... erst einmal ankommen ...
>
> Nun kannst du entscheiden, ob du hierbleiben möchtest ... während dein zweites Spiegelbild weiter auf die Reise durch den Körper geht ... du könntest einen Spiegel in den Raum stellen, aus dem das Spiegelbild heraustreten kann ... du kannst dich aber auch einfach klonen und verdoppeln . . oder du magst lieber selbst auf die Reise gehen ... alles ist möglich ...

Wenn das zweite Spiegelbild auf die Reise geht, sprechen Sie dieses ab jetzt direkt an. Am Ende der Sitzung müssen Sie die beiden wieder zusammenführen, bevor die Trance aufgelöst wird (s. Kap. 17).

8.2 Der Notfallknopf

In einer Trance kann jederzeit etwas Unvorhergesehenes auftauchen. Vor allem hypnoseunerfahrene Klienten sind teilweise sehr besorgt, was wohl kommen könnte. Mit der Einrichtung eines Notfallknopfes können Sie etwas sehr Entlastendes anbieten. Das Ziel ist, durch Drücken des Knopfes in Sicherheit zu gelangen. Durch die Betätigung wird das Spiegelbild sofort in den Wohlfühlraum zurückgebracht.

Wenn ein Notfallknopf eingerichtet wurde, sollten Sie einen *Probelauf* durchführen. Hierbei entfernt sich das Spiegelbild ein paar Schritte vom Wohlfühlraum und drückt den Knopf.

In jeder Sitzung darf neu entschieden werden, ob ein Notfallknopf mitgenommen wird. Der Probelauf muss nicht wiederholt werden. Ebenso kann der Knopf während einer Reise nachgerüstet werden.

Praxis

Das erste oder zweite Spiegelbild ist bereit, aus dem Wohlfühlraum zu starten.

> THERAPEUT Wenn gleich die Reise losgeht, kannst du noch ein paar Dinge mitnehmen ... zum Beispiel einen Notfallknopf ... wie auch immer der aussieht ... wenn du ihn drückst, wirst du direkt zurück in den Wohlfühlraum gebeamt ...

Das genaue Aussehen des Knopfes ist unwichtig. Manchmal erinnert er an einen Hausnotruf, einen Buzzer oder eine Armbanduhr. Andere haben ihn an der Handinnenfläche oder er ist »einfach dabei«. Wichtig ist der Probelauf.

> THERAPEUT Nun lade ich dich ein, den Knopf zu testen ... geh ein paar Schritte und drück ihn dann ...

In meiner Arbeit sind noch nie Probleme mit einem Notfallknopf aufgetreten. Wenn er gewünscht wurde, hat er auch funktioniert. Seit dieses Angebot zu meinen Standards gehört, ist ein Rausspringen aus einer Trance extrem selten geworden. Daher kann ich an dieser Stelle keine Stolpersteine benennen.

Sollte der Klient während der weiteren Körperreise durch die Aktivierung im Wohlfühlraum landen, können Sie diese Situation utilisieren. Während der Reise trat offensichtlich ein Widerstand auf, der ein Weitergehen verhindert hat. Mit diesem können Sie aus der Distanz arbeiten. Dazu ist einerseits eine Reise in die Schaltzentrale möglich, um dort auf einem Monitor anzusehen, was den Notfall ausgelöst hat. Andererseits können Sie auch direkt hier eine Leinwand aufbauen lassen. Darauf kann der Widerstand ebenfalls aus der Distanz indirekt betrachtet werden. Genauere Ausführungen finden Sie zum Thema Widerstandsarbeit in Kapitel 12 sowie zur indirekten Betrachtung aus der Schaltzentrale oder auf einer Leinwand in den Kapiteln 9 und 11.

Praxis

THERAPEUT Wenn es für dich in Ordnung ist ... kannst du dir aus sicherer Distanz ansehen, was eben so bedrohlich war ... gut, dass du den Notfallknopf gedrückt hast ... du könntest in die Schaltzentrale reisen, um dort aus sicherer Distanz anzusehen, was dich eben erschreckt hat ... du könntest auch hier eine Leinwand aufbauen ... und noch einmal im genau richtigen Tempo ... vielleicht auch in Zeitlupe ... anschauen, was eben die kleine Beate (Name des Klienten) so verschreckt hat ...

8.3 Einen Begleiter finden

Ihr nächstes Angebot, bevor die Reise losgeht, ist das Kennenlernen von einem Helferwesen, sofern das noch nicht geschehen ist (s. Kap. 7). In dieser Phase der Reise bieten sich folgende Helfer an:

- Berater
- Kraft- oder Stärkewesen
- innerer Heiler
- Experte für das Symptom (z. B. innerer Schlafexperte)
- weise Instanz
- oder jemand ganz anderes.

Sollte noch kein Helferwesen auftauchen, kann dies im Verlauf jederzeit erneut angeboten werden.

Praxis

THERAPEUT Vielleicht möchtest du mit einem Begleiter oder einer Begleiterin reisen ... das kann ein Helferwesen sein, das dich unterstützt ... jemand, der ein besonderes Wissen in sich trägt ... vielleicht

> auch Stärke gibt ... ein Heiler oder eine innere Heilerin ... eine weise Instanz ... oder jemand ganz anderes ... du kannst dieses Wesen einfach einladen zu kommen, wenn es passend ist ...
>
> Sollte ein Wesen auftauchen, dessen Funktion unklar ist, so hilft die Frage:
>
> »Wer oder was bist du für mich?«

8.4 Weitere Schutzmaßnahmen

Als Letztes folgt die offene Frage, was als Reisegepäck noch hilfreich sein könnte. Es können Gegenstände jeder Art sein. Dies richtet sich nach der Beschaffenheit des Körpers von innen ebenso wie nach dem Auftrag des Klienten. Wenn Sie in einer bergigen Landschaft unterwegs sind, erscheint ein Kletterseil sinnvoller als ein Boot, das in einer Seenlandschaft gebraucht werden könnte.

Die folgenden Angebote werden häufig genutzt. Sie können das auswählen, was für den jeweiligen Klienten sinnvoll erscheint:

- Lampe, Laterne, Taschenlampe
- Zauberstab
- Rucksack mit verschiedenen Dingen
- Proviant und Wasser
- Seil
- Messer
- oder etwas ganz anderes.

Auch hier ist das offene Angebot am Ende sehr wichtig. So nahm eine Klientin mit Höhenangst ein Sprungtuch mit vier Feuerwehrmännern mit. Das Unbewusste des Klienten muss immer wieder die Möglichkeit erhalten, seine individuellen Lösungswege einzubringen (s. Abb. 6).

> **Praxis**
>
> Therapeut Manchmal ist es hilfreich, noch andere Dinge mitzunehmen ... vielleicht magst du eine Lampe dabeihaben ... oder auch einen Zauberstab ... auf dieser Reise ist alles möglich, und du kannst auch Zauberkräfte entwickeln ... Gegenstände jeder Art sind möglich ... dein Unbewusstes weiß, was du brauchen kannst ... jetzt oder zu jedem späteren Zeitpunkt ...

Sie sollten die ausgewählten Dinge so notieren, dass sie bei den nächsten Reisen leicht zu finden sind. Sie gehören in die Übersicht der Körperkarte (s. Kap. 19.2), damit sie direkt angeboten werden können.

> THERAPEUT Ich weiß nicht, ob du heute wieder deine Taschenlampe brauchst … den Rucksack mit dem Proviant und dem Seil … und auch den Zauberstab …

Die Klienten variieren durchaus, was sie in der jeweiligen Sitzung mitnehmen möchten.

Sobald das erste oder zweite Spiegelbild bereit ist, mit der Reise zu starten, wird eine Aktivierung der Ressourcenfarbe angeboten. Bei einigen Klienten, die häufig Selbsthypnose praktizieren, braucht das Spiegelbild gar nicht mehr in den Ressourcenraum zu gehen. Es nimmt die Farbe »einfach so« mit. Kinder sind hierbei auch sehr flott und kreativ. Für andere Klienten ist der Weg dorthin ein wichtiges Ritual.

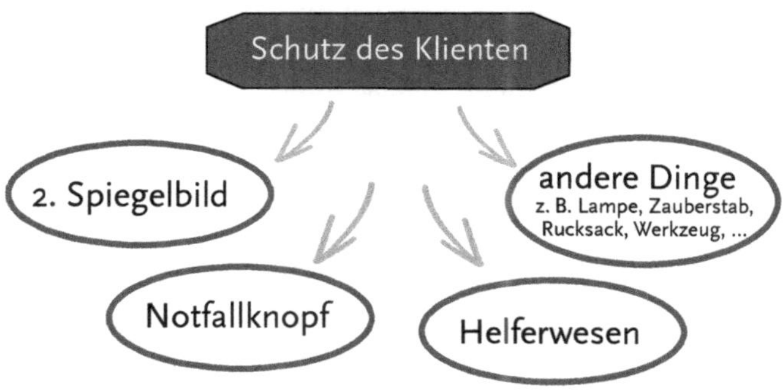

Abb. 6: Schutz des Klienten

CHRISTOPH, 51 JAHRE

> KLIENT Ich bin wieder mit dem zweiten Spiegelbild unterwegs … mein Krafttier, der Leopard ist auch dabei … der Notknopf sowieso … und mein Rucksack mit Proviant und dem Sextanten … heute brauche ich noch ein Seil und eine Axt …

DARIA, 12 JAHRE

> KLIENTIN Das Spiegelbild reitet wieder auf dem Pony … und Pumuckl läuft nebenher … dann fliegt die Eule voraus … und das Einhorn ist auch da … ich sehe es nicht, weiß das aber …

Era, 32 Jahre

Klientin Das erste Spiegelbild ist heute unterwegs ... und meine Zwergenmannschaft ... die haben wieder alles dabei ... Rucksäcke ... Seile ... Werkzeuge ... und diesen Eimer mit dem Zaubersand, wofür auch immer der nötig ist ... den Notfallknopf nehme ich natürlich auch mit ...

8.5 Wohin führt die Reise?

Nachdem Sie mit dem Klienten dessen Wohlfühl- und Ressourcenraum entwickelt sowie die Schutzmaßnahmen empfohlen haben, kann die Körperreise weitergehen. Erlauben Sie dem Spiegelbild die Auswahl aus mehreren möglichen Zielen (s. Abb. 7):

- Schaltzentrale
- Archiv des Lebens
- Ort des Geschehens (kann auch direkt benannt werden)
- Zentrum der Emotionen
- oder wohin das Unbewusste es führt.

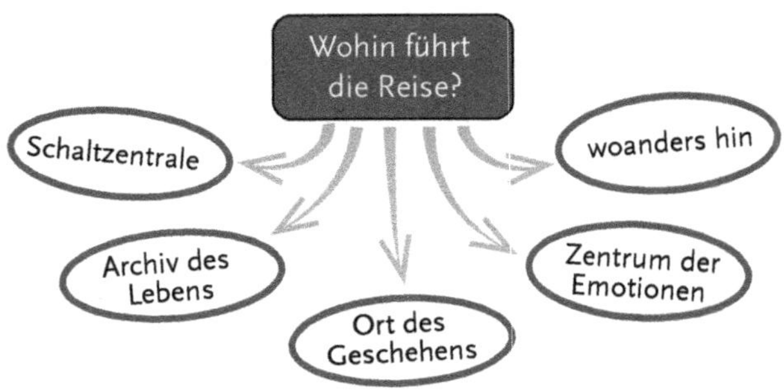

Abb. 7: Wohin führt die Reise?

Praxis

Therapeut Die Reise kann starten, und ich lade dich ein, dein Unbewusstes zu fragen, wohin du gehen sollst ... es könnte die Schaltzentrale sein, wo alles geschaltet und verwaltet wird ... vielleicht ist es aber auch das Archiv des Lebens, wenn du einen Film ansehen sollst, der dir etwas mitteilen kann ... aus der Vergangenheit oder

> Zukunft … vielleicht ist es auch das Zentrum der Emotionen, in dem du etwas finden kannst … oder du reist zur Schulter (z. B. bei Schulterschmerzen), um zu schauen, was dort los ist … es kann etwas ganz anderes sein … ein anderer Ort im Körper, zu dem die Reise führt … … lass dich überraschen …
>
> Dieses Angebot können Sie, je nach Auftrag des Klienten, variieren. Bei Schmerzpatienten liegt der Fokus meist auf dem Ort des Geschehens, dem Schmerzorgan. Diese möchten nicht ins Zentrum der Emotionen oder ins Archiv des Lebens. Sobald Sie den Klienten besser kennen, sind auch andere Angebote sinnvoll. Diese werden im Verlauf der nächsten Kapitel deutlich.

9 Die Schaltzentrale

Die Schaltzentrale ist ein Symbol für das Gehirn. Die meisten Klienten verorten sie auch tatsächlich im Kopf. Hier finden sich die übergeordneten Instanzen des Körpers. Wenn irgendwo im Körper etwas passiert, weiß das Gehirn darüber Bescheid. Das kann symbolisch in der Schaltzentrale dargestellt werden. Viele Klienten beschreiben es, als seien Überwachungskameras in den Körperregionen, die entsprechende Bilder liefern.

Die Betrachtung eines einzelnen Funktionsbereichs in der Schaltzentrale kommt einer weiteren Dissoziation gleich und wirkt entlastend. So können Sie das Spiegelbild einladen, beispielsweise auf einem Monitor den betroffenen Bereich im Körper anzusehen. Dabei wirken die Helfer der Schaltzentrale unterstützend. Ähnlich einer Videokonferenz kann das Spiegelbild nun mit den inneren Teilen vor Ort direkt Kontakt aufnehmen. Es kann mit den Männchen dort kommunizieren, kann sie um Veränderungen bitten und somit direkt Einfluss auf die Körperregionen nehmen.

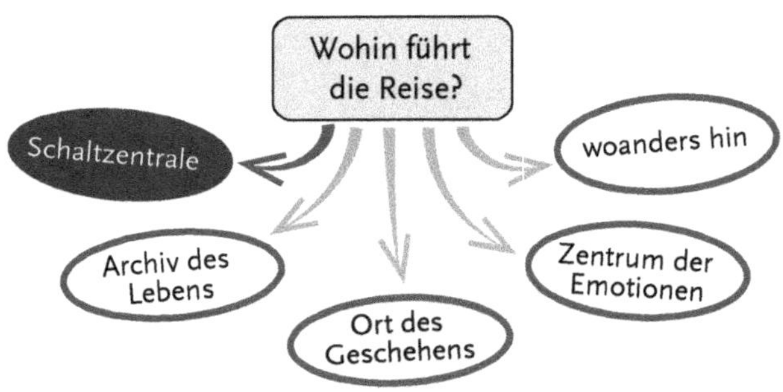

Abb. 8: Die Reise führt in die Schaltzentrale

Überlassen Sie immer wieder dem Unbewussten des Klienten, ob er in die Schaltzentrale reisen möchte. Das Angebot sollten Sie routinemäßig mit einfließen lassen, solange unklar ist, wohin die Reise führt. Stattdessen direkt zum Ort des Geschehens (s. Kap. 15) zu gelangen wirkt manchmal auf das Spiegelbild bedrohlich. Die indirekte Betrachtung aus der Distanz auf einem Monitor in der

Schaltzentrale kann eine hilfreiche Alternative sein. Auch der Blick in das Zentrum der Emotionen kann aus dieser Perspektive deutlich angenehmer sein.

Ein weiterer Aspekt ist, dass zahlreiche Ursachen der Symptome im Körper ihren Ursprung in Problemen der Schaltzentrale haben. Symbolisch können dies Introjekte (s. Kap. 12.5) an zentralen Arbeitsplätzen sein, die es zu identifizieren gilt. Ebenso werden hier viele verschiedene Zentren miteinander vernetzt. Das entsprechende Organ ist daher manchmal nur Symptomträger, aber die Ursache liegt im Bereich der Schaltzentrale (s. Abb. 8).

9.1 Orientierung

In der Schaltzentrale angekommen laden Sie das Spiegelbild ein, sich eine Übersicht zu verschaffen. Die meisten Klienten entdecken eine Art Schaltraum, der eher funktional ist. Es kann aber auch ein Büro oder etwas ganz anderes sein. Verschiedene Abteilungen, die den Funktionsbereichen des Gehirns entsprechen, können zu finden sein. Manchmal verrät der erste Eindruck bereits etwas über die Selbstwahrnehmung des Klienten. Begriffe wie »Es ist muffig hier …«, »Alles ist voll automatisch und starr …«, »Puh, ist hier eine schlechte Luft …« oder »Oh, ist das ein schöner heller Raum …« vermitteln sofort die Wertung des Klienten.

Praxis

Das Unbewusste des Klienten hat erstmals entschieden, zur Schaltzentrale zu reisen.

THERAPEUT Ich lade dich ein, die Schaltzentrale zu finden … du kannst gespannt sein, wie sie bei dir aussieht … der Ort, an dem alles geschaltet und verwaltet wird … manchmal sieht es aus wie in einem Raumschiff oder auf der Brücke eines Schiffs … manchmal wirkt sie wie ein Büro … sie kann aber auch ganz anders aussehen … lass dich überraschen, und wenn du dort angekommen bist, sag bitte Bescheid …

FABIAN, 16 JAHRE

Der Klient reist in einem Röhrensystem durch den Körper. Die Schaltzentrale ist »irgendwo oben«.

KLIENT Ich gehe durch eine Tür ... das sieht aus wie bei Raumschiff Enterprise ... in der Mitte ist der Chefsessel und rundherum viele Plätze mit Monitoren ... überall sitzt jemand ...

GABRIELA, 59 JAHRE

Die Klientin ist »irgendwie schwebend« in ihrem Körper unterwegs.

KLIENTIN Die Schaltzentrale ist unter der Schädeldecke ... eine Art Kraftwerk ... da wird der Strom reguliert ... das meiste läuft automatisiert ... da sind viele Knöpfe ... die vorderste Reihe ist rot ... viele Knöpfe dienen nur der Regulation, nicht der Funktion ... ansonsten ist da niemand ...

HUGO, 54 JAHRE

Der Klient kommt wegen eines Tinnitus, ist im Körper unterwegs und sieht einerseits Organe, andererseits eine weite Landschaft. Die Schaltzentrale wird durch einen Wald auf einer Steilküste erreicht, die ihn an Usedom erinnert.

KLIENT Da steht eigentlich nur ein ganz großer Baum ...

THERAPEUTIN Dann betrachte dir den Baum genauer ... geh hin und fass ihn an ... manchmal ist ein Baum mehr, als man zuerst denkt ... ich lade dich ein nachzuschauen, ob der Stamm einen Eingang hat ... nur für dich ...

Bäume können einem Spiegelbild immer einmal begegnen und eine große Bedeutung haben. Wenn Sie das Gefühl haben, ein Baum ist wichtig, sollten Sie die Option hineinzugehen in Erwägung ziehen.

KLIENT Tatsächlich ... da ist eine kleine Tür ... sie öffnet sich ...

THERAPEUTIN Geh einmal in den Baum hinein ... und dort kann eine neue Dimension erscheinen ... du kannst dich dem Baum anpassen ... wenn nötig ganz klein werden ... und doch ganz groß sein ...

KLIENT Die grünen Baumadern pulsieren ... ich kann darin nach oben schwimmen ... bin jetzt ganz oben ... und sehe das Meer ... toll!

THERAPEUTIN Nun schau mal, ob es dort innere Helfer gibt, die dir sagen können, wie diese Zentrale arbeitet ...

KLIENT Ich höre nur eine Stimme ... die sagt, dass alles nach einem genauen Prinzip abläuft ... das ist schwer zu durchschauen ...

THERAPEUTIN Sag dieser Stimme doch einmal, warum du hier bist ... was dein Ziel ist ... dass du möchtest, dass es wieder ruhiger wird ...

KLIENT Ich soll die grüne Ader, die pulsiert, so verlegen, dass sie nicht am Ohr vorbeigeht ...

THERAPEUTIN Gibt es denn dort eine Art Weiche?

KLIENT Die grünen Adern lassen sich einfach verlegen ...

THERAPEUTIN Frag bitte mal die Stimme, wie du dorthin gelangst.

KLIENT Ich soll mich im Strom dorthin tragen lassen ...

Der Klient arbeitet nun unter Anleitung der Stimme. Er verlegt eine Ader und senkt noch den Druck darin. Über den leiser werdenden Tinnitus kann er eine sofortige Veränderung wahrnehmen. Im Verlauf lernt er in mehreren Sitzungen, seinen Blutdruck und den »Druck im System durch Überlastung« zu reduzieren. Anfangs sind Blutdrucktabletten ein wichtiger Begleiter und Veränderungen im Alltag entscheidend.

Nach zwei Monaten ist der Tinnitus so leise geworden, dass er nicht mehr stört. Auch der Blutdruck wird besser und Radfahren zum begleitenden Hobby.

In diesem Fall war das Symbol für die Schaltzentrale – der Baum – der entscheidende Ort der Therapie. Zusätzlich wurde die Entspannungstrance der ersten Sitzung mit seinem Wohlfühlraum, in dem er vor allem Musik hörte, zum stetigen Begleiter.

9.2 Die inneren Helfer

In der Schaltzentrale finden sich oft unterschiedliche Arbeitsplätze. Diese sind häufig mit »Männchen« oder anderen Figuren besetzt. Dabei handelt es sich symbolisch um innere Anteile. Hier sind sie meistens menschlicher Natur.

Das Ziel sollte erst einmal sein, Kontakt zu diesen inneren Anteilen aufzunehmen. Sie werden an dieser Stelle häufig recht distanziert betrachtet. Lassen Sie bei mehreren Figuren nach einem Chef oder einer Chefin fragen. Dieser Anteil sollte kontaktiert werden und zu einem wichtigen inneren Helfer werden.

Teilen Sie dem Spiegelbild mit, dass es in seiner Zentrale »der oberste Chef« ist. Darauf reagieren viele Klienten sehr irritiert. Sie realisieren nicht, dass die Zentrale für sie arbeitet und nicht umgekehrt. Sobald hier ein vertrauensvolles Verhältnis mit der richtigen Gewichtung aufgebaut wurde, kann Wunderbares umgesetzt werden.

Praxis

Das Spiegelbild sieht in einem Schaltraum mehrere Männchen an verschiedenen Schreibtischen mit Computern arbeiten.

> THERAPEUT Nun kannst du mit diesen Männchen Kontakt aufnehmen ... sie fragen, was sie hier machen ... vielleicht gibt es auch einen Chef oder eine Chefin ... sie alle sind hier ein Teil deines inneren Teams ... sie arbeiten für dich ...

Lassen Sie die auftauchende Führungskraft fragen, wie der Stand der Dinge ist.

> THERAPEUT Frag doch bitte diese Chefin mal: »Wie läuft es hier bei euch? Kannst du mir beschreiben, was ihr macht und welche Themen hier gerade im Vordergrund sind?«

Erstaunlich häufig tauchen an dieser zentralen Stelle bei den Helfern Introjekte (s. Kap. 12.5) auf. Wenn sich das Spiegelbild im Kontakt mit einem Männchen dort unwohl fühlt, sollten Sie einen solchen Widerstand in Betracht ziehen (s. Kap. 9.6, »Stolpersteine«). Sobald auch Sie als Therapeut ein ungutes Gefühl haben, kann das ebenso ein Hinweis sein.

Arbeitsbereiche und Netzwerk

Die unterschiedlichen Funktionsbereiche des Gehirns werden in der Regel symbolisch als einzelne Arbeitsbereiche dargestellt. Typische Unterteilungen sind:

- Bewegungsapparat
- Atmungsorgane
- Herz
- Magen-Darm-Bereich
- Immunsystem
- Blutsystem
- Bereich des Wissens
- und andere.

Wofür die einzelnen Abteilungen zuständig sind, zeigt sich unter Umständen erst, wenn man gezielt einen Bereich ansteuert. Ein pragmatisches Ansprechen der Männchen dort mit einfachen Fragen wie:

»Wer bist du für mich?« oder »Was machst du?«

hilft meist weiter.

So versteht das Spiegelbild immer mehr, wie dieser Organismus gesteuert wird. Lassen Sie im nächsten Schritt herausfinden, wie das *Netzwerk* in- und außerhalb der Schaltzentrale dargestellt beziehungsweise symbolisiert wird (s. Abb. 9). Die Nachrichtenübertragung kann sehr individuell sein. Meist ist es eine Art Computernetzwerk, das auch die Verbindung zur Peripherie des Körpers beinhaltet. Bei Störungen können daher Drähte defekt oder Rohre verstopft sein, es kann zu einer Überspannung oder etwas ganz anderem kommen. Auch diese Störungsbilder sind sehr unterschiedlich.

Hannah, 29 Jahre

Klientin Die Schaltzentrale hat im Eingangsbereich einen Tresen, hinter dem drei Personen arbeiten. Sie koordinieren die ganze Schaltzentrale ... dahinter sind verschiedene Arbeitsbereiche ... da sind verschiedene Leute beschäftigt, zu denen ich auch gehen kann ... eine Empfangsdame bringt mich immer zu dem entsprechenden Bereich ... manchmal muss ich auch durch eine Tür gehen ...

An der Wand sind ganz viele Monitore ... da sind die Bereiche im Körper zu sehen ... wie durch Überwachungskameras beobachtet ... so wissen sie hier oben genau, was im Körper aktuell los ist ...

In den Spezialbereichen der Zentrale gibt es auch Experten, zum Beispiel den für das Immunsystem ... mit ihm kann ich direkt klären, was in den Organen los ist ... oder wo etwas schiefläuft ... er kann mir das auf seinem Monitor zeigen ...

Über die Monitore können alle Bereiche der Schaltzentrale und des Körpers miteinander kommunizieren ...

Über dem Empfang gibt es ein gläsernes Büro ... da sitzt der Chef ... Er schaltet sich nur ein, wenn es schwerwiegende Probleme gibt ... da kann ich mit dem Aufzug hinfahren und mit ihm sprechen ... Er hat auch spezielle Notfallknöpfe, auf die nur er Zugriff hat.

Bald sollte eine gute Zusammenarbeit zwischen dem Klienten und seinem Team in der Schaltzentrale möglich sein. So kann der Klient zunehmend den Kontakt zu den Helfern durch Selbsthypnose pflegen. Ein tägliches kurzes Abfragen (meist vorm Einschlafen), ob alles in Ordnung ist, kann zu einem hilfreichen Ritual werden. Im Alltag sind Signale nützlich, die von der Schaltzentrale gesendet werden, sobald der Klient wieder in alte Muster fallen will.

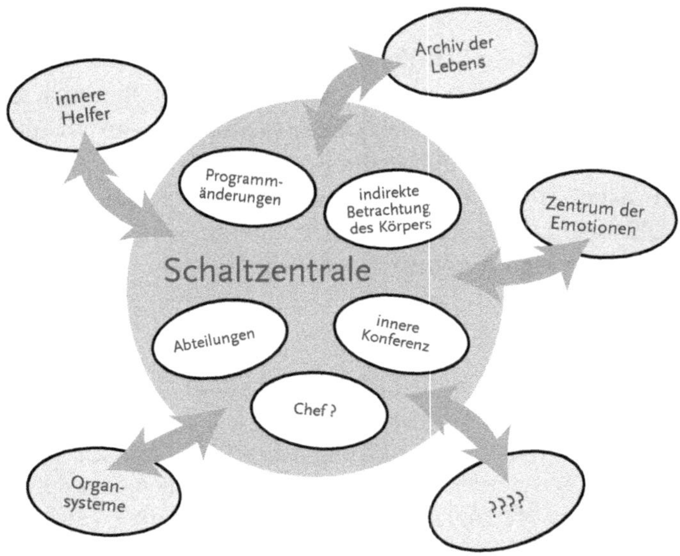

Abb. 9: Die Vernetzung der Schaltzentrale

Praxis

Die Klientin hat in ihrer Schaltzentrale auf einem Monitor am Arbeitsplatz, der für den Darmbereich zuständig ist, gesehen, dass die Männchen dort viel zu aktiv waren. Sie haben die Motorik angetrieben, sobald die Klientin Stress in ihrem Job hatte. Nachdem die Zusammenhänge erarbeitet wurden, wird klar, was im Alltag verändert werden sollte. Die Sitzung nähert sich dem Ende.

THERAPEUT Bevor du nun wieder den Rückweg antrittst und zurück zum Wohlfühlraum reist … bitte deinen Mitarbeiter in der Schaltzentrale … mit den Männchen im Bauch in Kontakt zu bleiben … und immer, wenn die Susanne (Name des Klienten/der Klientin) im Außen wieder in ihr altes Muster fällt ... gedanklich ihre Arbeit mit nach Hause nimmt ... sich über ihre Chefin aufregt ... und, statt etwas zu sagen, alles in sich hineinfrisst ... bevor die Männchen im Bauch wieder den Darm anregen ... können sie Bescheid geben ... an diesen Mitarbeiter in der Schaltzentrale ... und der könnte sich bei der Susanne melden ... ihr ein Signal geben ... nun frag einmal, wie dieses Signal aussehen könnte ... das der Susanne zeigt, dass sie ab jetzt etwas ändern kann ... und erinnert wird ...

KLIENTIN Das Männchen könnte ihr einen bestimmten Kopfschmerz schicken ... so einen Druck im Kopf ... damit sie was merkt ...

THERAPEUT Wäre das denn okay für die Susanne, so einen Druck zu bekommen?

KLIENTIN Ja, sonst merkt sie ja nichts. Das muss erst mal so intensiv sein!

Sie sollten den neuen gesunden Weg, den Sie gemeinsam erarbeitet haben, in positive posthypnotische Suggestionen packen. Das erfolgt dann auch auf der Tonaufnahme (s. Kap. 18) für zu Hause.

THERAPEUT Gut, dann kann ab sofort bei einer ungesunden Reaktion der Susanne von morgen oder übermorgen ... das Männchen diesen Druck schicken ... und wenn dieser Druck kommt, wird Susanne sofort den neuen Weg gehen ... der Chefin etwas sagen ... die Arbeit mit Dienstende ablegen ... sodass der Druck auch gleich wieder verschwinden kann, wenn die Schaltzentrale merkt, dass nun der angenehmere Weg gegangen wird ... mehr Entspannung und Ruhe sein darf ... und auch der Bauch zufrieden sein kann ... sodass alle Männchen in Ruhe und gut sortiert arbeiten können ... und mit jedem Mal wird es mehr und mehr automatisch ... den neuen entspannten Weg zu gehen ...

Optimal ist, wenn Sie mit dem Klienten eine Routine erarbeiten können, die zu einer Konditionierung führt. Nachdem Sie den Ablauf kennen, sollten Sie seinen Vorschlag zur Verabredung mit sich selbst auch in die Trance einbauen.

THERAPEUT Und wenn die Susanne dann abends vorm Einschlafen noch einmal in ihren Wohlfühlraum geht ... kann sie auch kurz an den Mitarbeiter in der Schaltzentrale denken ... vielleicht auch hinreisen ... und ihn fragen, ob sie denn so reagiert hat, dass es für ihn stimmig war ... wie ihr das so gelungen ist ... vielleicht hat er auch noch eine Empfehlung ... und mit jedem Mal kann es einfacher werden ... ganz automatisch ... bis das Unbewusste reagiert, bevor es bewusst wird ... so, wie es für Susanne am gesündesten ist ...

Programmänderung

Bei einigen Patienten werden die entscheidenden Schritte der Therapie in der Schaltzentrale vollzogen. Eine Möglichkeit ist die Programmänderung an einem der Arbeitsplätze dort. In der Regel gab es einmal eine gesunde Zeit vor der aktuellen Erkrankung. Somit gibt es ein inneres Wissen, wie der gesunde Zustand »funktioniert«.

Lassen Sie dieses alte Wissen zum Beispiel in Form eines ehemaligen Programms finden. Meist sitzen die Mitarbeiter in der Schaltzentrale an einem PC. Im ersten Schritt bittet das Spiegelbild den Mitarbeiter, auf dem Monitor den Zustand im Körper vor der Erkrankung zu zeigen.

»Wie sah es im Körper vor dem Auftreten der Symptome aus?«

Wenn ein solches Bild gezeigt wird, gab es früher ein gesundes Programm für diesen Teil des Körpers. Es kann auf einer Festplatte sein, manchmal wird ein USB-Stick gesucht, ein alter PC oder auch nur ein Link, dem man folgen muss. Vielleicht muss auch ein Techniker kommen, der etwas reparieren soll. Bei anderen steht alles in einem Buch oder Aktenordnern, die gefunden werden müssen. In einigen Fällen müssen aber auch erst an anderer Stelle Dinge abgearbeitet werden, bevor das gesunde Programm gefunden werden kann.

Wenn die inneren Helfer keinen PC haben, können Sie jederzeit eine Leinwand aufbauen lassen. Dann bitten Sie den Helfer, auf dieser Leinwand den gesunden Urzustand darstellen zu lassen.

In seltenen Ausnahmen findet sich kein gesunder Urzustand. Das heißt, dass dieser Klient entweder einen genetischen Defekt hat, mit diesem Defizit geboren wurde oder schon ganz früh Probleme auftraten. Einzelnen Klienten von mir ist es bereits gelungen, symbolisch an ihrer DNA Reparaturen vorzunehmen. Diese Sonderfälle sollen hier aber nicht vertieft werden. Sie werden mit Ihren Klienten in der Regel das Bild eines gesunden Programms aus der Zeit vor der Erkrankung finden.

Praxis

THERAPEUT Jetzt bitte einmal das Männchen, auf dem Monitor (einer Leinwand) einen Film zu zeigen, wie es in der Schulter aussah, als sie noch gesund war …

Ein Bild des Körpers – so, wie er im Innern symbolisiert wird – erscheint. Nun sollten Sie die Aufmerksamkeit zum Arbeitsplatz in der Schaltzentrale lenken.

> THERAPEUT Und nun bitte das Männchen zu schauen, wie sein Arbeitsprogramm aussah, als alles so schön glatt lief ... es wird irgendwo abgespeichert sein ... das System vergisst nichts ... vielleicht ist es auf einer Festplatte ... vielleicht gibt es auch irgendwo Aufzeichnungen ... was braucht das Männchen, um wieder so arbeiten zu können?

Ich glaube tatsächlich, dass der Körper nichts vergisst und dieses Wissen irgendwo abgespeichert ist. Leider ist der Zugang nicht in allen Fällen möglich. Versuchen Sie aber, das Spiegelbild danach fahnden zu lassen.

Sobald das gesunde Programm wieder im Zugriff ist, kann es das alte ersetzen. Nachdem das pathologische Programm überschrieben wurde, lassen Sie auf dem Monitor einen *Probelauf* starten:

»Wie soll es in Zukunft aussehen, wenn das gesunde Programm läuft und der Körper wieder symptomfrei reagiert?«

Wenn dieser Probelauf gut verläuft, können Sie davon ausgehen, dass der Organismus wieder weiß, wie es funktioniert.

IBRAHIM, 11 JAHRE

Der Klient kommt wegen multipler Allergien. Am meisten belasten ihn Pollenallergien. Er hat das Ziel, wieder frei durchzuatmen und mit anderen Kindern im Wald spielen zu können. Das Spiegelbild soll in die Schaltzentrale reisen.

> KLIENT Ich fahre mit einer Rolltreppe ins Gehirn ... da sind in der Mitte Monitore und außen riesengroße Tablets ... alles funktioniert über Touchscreen ...

> THERAPEUTIN Schau mal, ob du auch einen Chef oder eine Chefin finden kannst ... wer da so arbeitet ...

> KLIENT Da sind so Typen, die aussehen wie Gehirnzellen ... mit einem Knubbel in der Mitte ... und sie haben verschiedene Kappen auf ... so ähnlich, wie sie Polizisten tragen ... und einer ist der Chef ... er hat eine Krawatte ...

THERAPEUTIN Kannst du erkennen, wie die Männchen arbeiten? … Frag dich doch mal durch, wer für dich und deine Allergie zuständig ist … vielleicht jemand, der für das Immunsystem arbeitet … oder für die Lunge …

KLIENT Ich soll zuerst zum Immunsystem … da sitzt einer mit einer roten Kappe … er hat auch ein Tablet … und auch ein paar Knöpfe …

THERAPEUTIN Frag ihn bitte mal, wie lange er schon dort arbeitet …

KLIENT Schon immer.

THERAPEUTIN Dann frag ihn, ob er noch Infos hat, wie es vor deinen Allergien ausgesehen hat … wie hat das Immunsystem gearbeitet, als du noch ganz klein warst … als du im Kinderwagen spazieren gefahren wurdest und frei atmen konntest …

KLIENT Da war noch alles okay …

THERAPEUTIN Dann bitte einmal den Typen mit der roten Kappe dir auf seinem Tablet zu zeigen: Was ist jetzt wichtig anzuschauen? … Was hat sich geändert, als er anfing, so stark zu reagieren …?

KLIENT Er zeigt mir einen Film … da war ich ein Jahr alt … und hatte ganz lange Fieber … da waren ganz viele Viren … und er hatte ganz viel zu tun … musste in der Lunge alles zumachen, damit nicht noch mehr kommen … und in der Nase auch …

Sobald klar wird, dass eine heute pathologische Reaktion in der Vergangenheit gut gemeint und sinnvoll war, ist eine Wertschätzung durch den Klienten wünschenswert.

THERAPEUTIN Dann lob ihn einmal für den guten Job, den er da gemacht hat … das war sicher total gut und wichtig …

KLIENT Darüber freut er sich … war wohl auch anstrengend …

THERAPEUTIN Nun lass dir mal zeigen, wie er reagiert, wenn du heute im Wald bist … was macht er in deinen Atemwegen, wenn die Pollen kommen …

KLIENT Genau das gleiche …

THERAPEUTIN Dann kläre ihn mal darüber auf, dass die Pollen harmlos sind … dass sie sich nicht vermehren … zum Vergleich kann er noch einmal nachschauen, wie es vorher war … als du ein Baby warst und spazieren gefahren wurdest … und er soll mal das alte Programm wieder anschauen … das gesunde für die Pollen … mit dem du im Wald frei durchatmen kannst …

KLIENT Er erkennt jetzt den Unterschied ... der Lungentyp kommt auch dazu ... der hat eine weiße Kappe auf ... der ist auch ganz erstaunt ...

THERAPEUTIN Und beide können bezüglich der Pollen wieder das gesunde Programm installieren ... und vielleicht eine Art Scanner aktivieren, der Viren von Pollen unterscheiden kann ... und die Bronchien dürfen immer offen bleiben ... damit sie die Viren oder Pollen immer wieder rausatmen oder -husten können ...

KLIENT Sie haben das jetzt verstanden ... und löschen das falsche Programm ... aktivieren da wieder das ganz alte ... das ist noch auf der Festplatte ... dauert einen Moment, bis alle Arbeitsplätze die Datei überspielt bekommen ...

THERAPEUTIN Dann lass sie mal einen Probelauf machen, wie das in Zukunft mit dem gesunden Programm aussehen kann ...

KLIENT Die Polizisten gucken als Erstes, ob sich die Teile vermehren können ... wenn ja, sind es Viren, und die Polizisten kümmern sich darum ... und der Lungentyp bleibt ganz ruhig ... er lässt jetzt die Bronchien offen ... schickt nur ein bisschen Schleim, damit alles wieder besser nach oben kann ... und wenn sich die Teile nicht vermehren, werden sie einfach wieder raustransportiert ... alles bleibt gechillt ...

THERAPEUTIN Dann kannst du dich bei allen Typen bedanken und dich darauf freuen, dass du demnächst wieder frei durchatmen kannst ... und im Wald mit deinen Freunden spielen ...

Der Klient berichtete bereits nach dieser einen Sitzung, dass seine Allergie von Stärke 7–9 auf Stärke 1 gesunken ist. Er hat nur noch geniest und brauchte keinerlei Medikamente mehr.

Konferenz- oder Begegnungsraum

Eine Möglichkeit, das Unbewusste in einigen Fragen um Rat zu bitten, ist, dass man die inneren Anteile an einen Tisch setzt. Gemeinsam lassen sich dann die nächsten Lösungsschritte erarbeiten. Durch eine offene Einladung ermöglichen Sie, dass auch völlig neue Aspekte mit eingebracht werden können. Ein Konferenzraum wird häufig in der Schaltzentrale eingerichtet. Außerhalb der Schaltzentrale ist es eher ein Begegnungsraum, der auch in einer Landschaft liegen kann. Sie können dazu anregen, weitere Helfer mit einzubeziehen. Ebenso sollten skeptische innere Anteile, die gegen eine Weiterentwicklung sind, ins Team geholt werden. Viele Klienten übernehmen gerne den Begriff von einem »Ja-aber-Teil«.

Auf einem großen Monitor in diesem Konferenzraum kann das Team ein Bild vom Geschehen im Körper betrachten. Das kann eine aktuelle Momentaufnahme sein, aber auch ein analytischer Blick zur Entstehung der Symptome oder ein lösungsorientierter Blick in die Zukunft. Die Dissoziation durch den Monitor kann die Wahrnehmung des Problems wieder erleichtern. Diese Technik wird genauer im Kapitel 11 (»Archiv des Lebens«) erläutert.

Praxis

> THERAPEUT Damit du einen besseren Überblick bekommst, was als nächster Schritt hilfreich ist, kannst du für deine Helfer eine Art Konferenz oder Treffen einberufen ... vielleicht gibt es schon einen Raum dafür ... oder er kann jetzt entstehen ... und alle wichtigen Männchen aus dem Team der Schaltzentrale und des gesamten Körpers können sich an einen Tisch setzen ... oder sich irgendwie anders treffen ... vielleicht auch in einer Art Begegnungsraum oder -ort ... so, wie es für dich passend ist ...

Je mehr von den wesentlichen inneren Anteilen sichtbar und beteiligt werden, umso effektiver lässt es sich arbeiten.

> THERAPEUT Wenn es für dich passt, können auch andere innere Anteile eingeladen werden ... alle, die etwas zu diesem Thema beitragen können, sind herzlich willkommen ... vielleicht kommt deine weise Instanz oder deine innere Heilerin ... manchmal begegnet man auch neuen Gesichtern ... alle sollen willkommen sein ...

Je nach Thema und Ambivalenzen des Klienten kann auch die Veto-Stimme wichtig sein.

> THERAPEUT Sollte es in dir einen Teil, eine Stimme geben, die etwas gegen die geplanten nächsten Schritte hat ... so ist auch dieser »Ja-aber-Teil« herzlich willkommen und darf sich mit an den Tisch setzen ...

JANA, 37 JAHRE

Die Klientin, eine Bürofachangestellte, kommt wegen ihres Übergewichts. Ihr Ziel ist, die Ernährung umzustellen und abzunehmen, damit sie sich besser bewegen kann. Vor allem beim Spielen mit der dreijährigen Tochter möchte sie freier herumtoben können.

Das Spiegelbild reist selbst, hat einen Labrador als Begleiter, eine Lampe und einen Zauberstab dabei. Sie soll laut Unbewusstem zur Schaltzentrale gehen, die sie bereits kennt.

> THERAPEUTIN Wenn du in der Schaltzentrale angekommen bist … dann frag bitte deine Chefin dort, was heute dran ist … es kann sein, sie schickt dich zu einer Mitarbeiterin … einer Expertin in einem Bereich … es kann aber auch sein, du sollst heute eine Art Konferenz deines inneren Teams einberufen … manchmal gibt es einen besonderen Raum oder Bereich dafür … er kann auch außerhalb der Schaltzentrale sein … … damit ihr gemeinsam planen könnt, was als Nächstes dran ist … … oder sie empfiehlt dir etwas ganz anderes …

> KLIENTIN Die Chefin ist heute nicht da, aber ihre Vertretung … das ist auch okay … sie sagt, dass ich einen Meeting-Point für mein Team neben der Schaltzentrale habe … ich gehe mal hin … … der ist hochmodern mit Stehtischen … jeder kann sich auf einem integrierten Tablet in seinen PC einwählen … da ist ein großer zentraler Monitor … und noch ein Whiteboard …

> THERAPEUTIN Wow, das klingt nach Hightech … dann lade bitte alle Mitglieder deines inneren Teams ein, die an dem Projekt »Ich möchte meine Ernährung umstellen und leichter werden« beteiligt sind … dazu gehören alle, die mitwirken … auch jene, die eher ein Veto einlegen …

> KLIENTIN Also, nun kommt doch die Chefin selbst … dann die Ernährungsexpertin, die alle Diätbücher gelesen hat … und diejenige, die früher mal im Fitnessstudio war … die weiß wenigstens, wie es mal ging – allerdings mit minus 20 kg … und die Kauffrau ist auch da, die kann gut planen und organisieren …

Meist kommen zuerst die motivierten Anteile; die blockierenden werden gerne verdrängt und halten sich entsprechend im Hintergrund.

> THERAPEUTIN Gibt es auch Teammitglieder, die gerne Schokolade essen … oder auf dem Sofa sitzen …?

> KLIENTIN Ja, da kommt eine übergewichtige gemütliche Frau … eher zaghaft … die sich erst einmal einen Stuhl herbeiholt …

> THERAPEUTIN Sind jetzt alle komplett …?

> KLIENTIN Ich glaube schon …

Sie können jederzeit weitere Anteile einladen lassen, wenn Sie das Gefühl haben, dass noch jemand fehlt. Das Spiegelbild kann sich natürlich als Stellvertreter des Ichs dazu gesellen. Das Unbewusste soll auf dem Monitor passende Bilder zeigen. Es wird durch den inneren Filmvorführer angesprochen.

> Therapeutin Dann bitte jetzt einmal dein Team ... zu dem auch der innere Filmvorführer im Hintergrund gehört ... auf dem Monitor zu zeigen, wie die Jana der Zukunft aussieht ... wenn sie ihr Zielgewicht erreicht hat ... die Ernährung hat sie umgestellt ... und mit der kleinen Tochter ganz frei spielt ... sich so bewegt, wie sie es mag ... vielleicht möchte der Filmvorführer aber auch etwas anderes zeigen ...
>
> Klientin Oh ja, das sieht gut aus ... wir toben im Garten herum ... spielen mit einem Ball ... das gefällt mir ...
>
> Therapeutin Dann frage jetzt dein Team: »Was muss in dir passieren, damit dieses Ziel erreicht wird? ... Wer aus deinem Team wird aktiv werden?« ... und ich weiß nicht, ob es noch etwas braucht ... damit dieses Bild erreicht wird ...
>
> Klientin Die Ernährungsberaterin holt sofort ein Programm raus, das am besten zu mir passt ... sie klickt auf ihr Tablet, und auf dem Monitor erscheint ein kompletter Essensplan ... kaum Kohlenhydrate ... viel Eiweiß ... wenig Fett ... das passt zu mir ... und die Fitnesstante punktet mit ihrem Plan ... Radfahren draußen ... Workout nach Youtube ... ja, das weiß ich ja auch schon alles ...
>
> Therapeutin Das klingt einerseits einfach, andererseits nehme ich da ein Veto wahr ...?
>
> Klientin Die Gemütliche findet das anstrengend ... und ätzend ...
>
> Therapeutin Dann sag ihr bitte mal, dass du sie wahrnimmst ... dass du siehst, dass sie das anstrengend und ätzend findet ...
>
> Klientin Wenn ich mich aber nach ihr richte, wird das nie etwas ...
>
> Therapeutin Wenn du sie übergehst, wird es langfristig auch nichts ...

Diese inneren Anteile sind üblicherweise für den sogenannten Jojo-Effekt verantwortlich. Sie werden kurzfristig überlistet und durch die motivierten Anteile zurückgedrängt. Wenn sie aber langfristig konstruktiv mitwirken sollen, brauchen Sie Aufmerksamkeit.

> Therapeutin Frage sie doch bitte einmal: »Wer oder was bist du für mich?«

KLIENTIN Ich bin deine Selbstfürsorge … (Die Klientin ist erbost über diese Antwort) … das ist aber eine komische Selbstfürsorge … am Ende sehe ich aus wie eine Tonne … mein Mann läuft weg und ich kriege einen Herzinfarkt … toll! …

Da es sich um einen Widerstand handelt, der die Genesung boykottiert, lasse ich nach dessen Ursprung fragen. Ausführlicheres dazu finden Sie in Kapitel 12.

THERAPEUTIN Frage sie bitte mal: »Kommst du von innen … oder außen … oder beides …?«

KLIENTIN Von innen …

THERAPEUTIN Zu 100 Prozent?

KLIENTIN Ja …

Somit handelt es sich tatsächlich um einen inneren Anteil, offensichtlich die Selbstfürsorge. Sie wird nicht ohne Grund so agieren.

THERAPEUTIN Dann bitte jetzt einmal alle Teammitglieder, sich anzusehen … sich gegenseitig zu erklären, warum sie genau so agieren, wie sie es tun … und sie sollen einander gut zuhören … einander verstehen lernen … damit auch du besser verstehen kannst …

Das Team diskutiert sehr intensiv und tauscht sich konstruktiv aus. Die Selbstfürsorge kann immer besser verdeutlichen, dass bisher Jana in ihrem Leben durch Essen wichtige Bedürfnisse befriedigen konnte. Gemeinsam erarbeiten sich die inneren Anteile eine Strategie, wie die Bedürfnisbefriedigung stattdessen erfolgen kann. Es dauert mehrere Sitzungen, in denen die einzelnen Versuche nachbesprochen und korrigiert werden müssen. Alternativen zum Essen sind tatsächlich schwierig, da der Alltag wenig ermöglicht. Erst, als sich die Klientin bei ihrem Mann Freizeit für sich ganz alleine erkämpft, ist die Selbstfürsorge zufrieden. Auf dem Weg dahin müssen noch ein paar Introjekte (s. Kap. 12) verabschiedet werden. Am intensivsten wirkt der Glaubenssatz der Mutter der Klientin: »Das ist doch alles gar nicht so schlimm!«

Die Klientin nimmt schließlich 15 kg ab, ist anschließend sehr mobil und vor allem mit sich zufrieden.

Das Fallbeispiel zeigt sehr gut, dass der Mensch viele Bedürfnisse hat, die gestillt werden wollen. Wenn dem Klienten durch die Therapie eine unerwünschte Bedürfnisbefriedigung »weggenommen« wird, entsteht ein neues Defizit. Daher ist es sehr wichtig, gemeinsam an einem gesunden Ersatz zu arbeiten, damit die Lücke gefüllt wird. Nur so lässt sich ein Gleichgewicht herstellen.

9.3 Indirekte Arbeit aus sicherer Distanz

Aus der Distanz kann auf dem Monitor oder einer Leinwand am *Ort des Geschehens* (s. Kap. 15.1) tatsächlich etwas verändert werden. Dieser Weg ist naheliegend, wenn das Unbewusste das Spiegelbild in die Schaltzentrale und nicht zum Ort des Geschehens geschickt hat. Hilfreich ist weiterhin, dass sich hier sofort andere Arbeitsplätze einbeziehen lassen. Häufig betrifft ein Problem parallel mehrere Bereiche des Organismus. So kann man zum Beispiel bei Schulterschmerzen nach der Betrachtung der Schulter direkt mit dem Schmerzzentrum arbeiten.

Das Unbewusste entscheidet, ob im nächsten Schritt eine Reise zum Ort des Geschehens erfolgen soll. Nach der geschützten Betrachtung aus der Distanz ist das Spiegelbild manchmal mutiger.

Praxis

THERAPEUT Bitte nun die Chefin der Zentrale, dir das Männchen zu zeigen, das für den Bewegungsapparat zuständig ist ... Jetzt bitte diesen Mitarbeiter, dir auf seinem Monitor zu zeigen, wie deine schmerzende Schulter von innen betrachtet aussieht – wie auch immer sie dargestellt wird ...

Der betroffene Bereich kann nun auf dem Monitor symbolisch dargestellt werden. Der Mitarbeiter kann in diesem Fall bei der Betrachtung gleich als Helferwesen genutzt werden.

KLIENT Er hat mich zu einem bestimmten Schreibtisch geschickt ... da sitzt eine Frau und tippt was in den PC ...

THERAPEUT Frag bitte diese Frau, ob sie für deine Schulter zuständig ist ...

KLIENT Ja, sie macht alles mit Knochen und Muskeln ...

THERAPEUT Nun bitte sie, dir auf dem Monitor zu zeigen, wie es in deiner kranken Schulter aussieht ... und zwar an der Stelle, die wichtig ist ...

KLIENT Ich sehe auf dem Monitor eine Baustelle ... da sind lauter kleine Männchen, die ziemlich chaotisch unterwegs sind ...

Da Sie nicht wissen, was der Normalzustand ist, ist es hilfreich, Informationen einholen zu lassen.

THERAPEUT Frag bitte die Mitarbeiterin in der Schaltzentrale, ob das Treiben dort in der Schulter normal ist ... sieht es dort immer so aus? ...

KLIENT ... Sie sagt: »Nein.«

In der Schaltzentrale kann, wie im »Archiv des Lebens« (s. Kap. 11), der Blick auf die gesunde Seite genutzt werden.

THERAPEUT Bitte die Frau einmal, dir auf dem Monitor ... oder vielleicht einem zweiten ... parallel die andere Schulter zu zeigen ... wie sieht es denn aus, wenn es gesund ist? ...

KLIENT ... Dort sind die Männchen gut organisiert ... sie arbeiten koordiniert ...

Nun kann das Spiegelbild in der Schaltzentrale über den Monitor mit den Strukturen am Ort des Geschehens Kontakt aufnehmen. Wie dort gearbeitet wird, beschreibt Kapitel 15. Es lässt sich einerseits analytisch erfragen, wie es zum Chaos kam. Andererseits kann lösungsorientiert geklärt werden, was die Männchen brauchen, um wieder koordiniert zu arbeiten. Vielleicht ist aber auch etwas anderes dran.

Sie können den distanzierten Blick aus der Schaltzentrale auch nutzen, wenn es um starke Emotionen geht. In einigen Fällen traut sich das Spiegelbild nicht, direkt zum *Zentrum der Emotionen* (s. Kap. 13) zu reisen. Es erwartet dort eine zu starke Reaktion. Dieser Blick erfolgt häufig vom zentralen Chefarbeitsplatz.

Praxis

Ermöglichen Sie dem Spiegelbild ausreichend Kontrolle zur geschützten Ansicht schwieriger Bilder. So kann es auch jederzeit eine Darstellung auf dem Monitor oder einer Leinwand stoppen oder verkleinern.

THERAPEUT Wenn es für das Unbewusste in Ordnung ist, könntest du den Chef bitten, dir auf seinem Monitor mal einen Blick in das Zentrum der Emotionen zu erlauben ... wie sieht es dort aus? ... vielleicht wohnt dort deine Angst in einem Bereich ... vielleicht ist sie auch gut versteckt ... während du hier in der Zentrale ganz sicher bist ... den Monitor jederzeit wieder ausschalten kannst ... das Bild kann auch verkleinert werden ... du bist der Oberchef und kannst es so einstellen, wie du es brauchst ...

Klienten, die an einer Tumorerkrankung leiden, vermeiden meist einen direkten Kontakt mit dem Ort des Geschehens (s. Kap. 15). In diesen Fällen ist die indirekte Betrachtung aus der Schaltzentrale ein wichtiges Hilfsmittel. Die Arbeit mit Krebspatienten beinhaltet sehr viele Besonderheiten, die ein eigenes Buch füllen könnten. Es erscheint mir unangemessen, dieses wichtige Thema in eine Kurzfassung zu pressen.

Karin, 51 Jahre

Karin hat seit Jahren eine Zyste am rechten Eierstock, die stetig größer wird. Nun wird vom Gynäkologen empfohlen, diese operativ zu entfernen. Die Klientin kommt mit dem Wunsch, Klarheit für das weitere Vorgehen zu bekommen. Das zweite Spiegelbild reist auf einem Panther durch eine Landschaft. Es hat zum Schutz einen Zauberstab dabei, und ein Habicht zeigt den Weg. Es soll zur Schaltzentrale reisen, die bereits aus früheren Körperreisen zu einem anderen Thema bekannt ist.

Therapeutin Dann lass dich von dem Panther dorthin bringen und sag Bescheid, wenn du angekommen bist ... vielleicht ist es wieder die Höhle, die du schon kennst ... oder heute sieht es ganz anders aus ...

Klientin Ich bin da ... sieht noch genauso aus wie früher ... ich muss durch den Höhleneingang ... dann kommt nach dem kleinen Vorraum, der nur bekannte Gesichter durchlässt ... die Haupthöhle ... das ist noch immer eine Mischung aus uriger Bergwelt und NASA ...

Therapeutin Nun bitte die Chefin, dir zu zeigen, an wen du dich wenden musst ... sag ihr dein Anliegen ... dass du dich mit der Zyste beschäftigen willst ...

Klientin Sie schickt mich zu einer Frau rechts ... sie ist für Frauenthemen im Körper zuständig ... steht rechts an einem Tower ...

Therapeutin Frag bitte diese Frau, ob du auf einem Monitor einmal deine Zyste am Eierstock ansehen darfst ... um herauszufinden, was jetzt ansteht … vielleicht mit einer Fernbedienung in der Hand, wenn es dir zu viel wird … kannst du jederzeit das Bild stoppen …

KLIENTIN Das ist okay … sie zeigt mir den Unterbauch … sieht irgendwie aus wie eine Mischung aus Ultraschallbild und wie bei Avatar …

THERAPEUTIN Bitte die Frau in der Höhle, dir deine Zyste zu zeigen, wie auch immer sie hier dargestellt wird …

KLIENTIN Da ist so eine Art Knäuel aus Schlingpflanzen … die sind ganz fest verwachsen mit etwas Hartem … sieht krass aus …

THERAPEUTIN Sag bitte sofort Bescheid, wenn es zu belastend ist …

KLIENTIN Nein, das geht … ist irgendwie auch faszinierend …

THERAPEUTIN Kannst du dir auf dem Monitor mal die gesunde linke Seite zeigen lassen … damit du siehst, wie ein gesunder Eierstock aussieht …

KLIENTIN Da ist diese harte Kugel, die hier aber weich ist … das ist scheinbar der gesunde Eierstock … die Schlingpflanzen sind da nicht …

THERAPEUTIN Weiß denn die Frau am Tower in der Höhle, was da los ist …?

KLIENTIN Sie sagt, dass sie die Schlingpflanzen nicht wegbekommt … sie hat schon alles versucht … sie werden immer hartnäckiger …

THERAPEUTIN Nun sprich bitte mal die Schlingpflanzen auf dem Monitor direkt an und sag ihnen: »Ich sehe euch … und ich sehe, dass ihr mit meinem Eierstock fest verwachsen seid« …

KLIENTIN Sie sagen: »Schön, dass du uns endlich mal siehst!«

Das Spiegelbild beginnt nun, in den direkten Dialog mit den Schlingpflanzen zu gehen. Es wird erkennbar, dass sich diese Pflanze aus einem inneren Anteil entwickelt hat. In drei Sitzungen erarbeitet Karin, dass sie die Pflanzen nicht durch körpereigene Kräfte abbauen kann. Sie stimmt einer Operation zu, die wir mit den Körperreisen begleiten. Dazu gehören eine Verabschiedungszeremonie des Eierstocks, die begleitenden Maßnahmen für Narkose, Operation und Wundheilung sowie eine vorbeugende Programmänderung in der Schaltzentrale. Dadurch soll eine neue Entstehung der Schlingpflanzen verhindert werden. Es handelte sich um einen gutartigen Tumor.

9.4 Zieldefinitionen

Die Zentrale bietet sich dazu an, eine Vision des Therapieziels zu erarbeiten. Sie haben mit dem Klienten auf bewusster Ebene im Vorgespräch dieses Ziel besprochen. Jetzt können Sie dazu einladen, das Ziel auf die unbewusste Ebene zu übertragen. Dabei entscheidet das innere Team, ob ein Zustand der möglichen Genesung eher im Außen oder im Innern dargestellt werden soll.

Praxis

THERAPEUT Du kannst nun dein Team in der Schaltzentrale einladen, auf einer zentralen Projektionsfläche, wie auch immer die aussehen mag, zu zeigen, wie es aussehen wird, wenn Susanne ihre Schulterschmerzen verbessert haben wird ... irgendwann in der Zukunft ... ich weiß nicht, ob dort zu sehen ist, wie Susanne im Außen dann unterwegs sein wird ... oder ob das Bild der Schulter im Innern dargestellt wird ... so, wie es sich dann verändert haben wird ... ... lass dich überraschen, ob solch ein Zielbild für dich jetzt schon passend ist ... oder erst zu einem späteren Zeitpunkt ...

Mit diesem Angebot suggerieren Sie, dass eine Verbesserung möglich ist. Damit werden automatisch auf unbewusster Ebene lösungsorientierte Suchprozesse initiiert. Die letzte Formulierung erlaubt es dem Unbewussten aber auch, ohne Leistungsdruck die Entwicklung des Bildes noch zu vertagen.

Wenn es sich um eine Darstellung des Klienten im Außen handelt, kann eine Assoziation mit diesem Bild die Wahrnehmung verstärken.

Praxis

THERAPEUT Ich lade dich nun ein, in dieses Bild einzusteigen ... gedanklich in den Monitor zu gehen ... einfach so ... und mal für einen Moment die Susanne der Zukunft zu sein ... und nun kannst du die Veränderung spüren ... spüren, wie es sein wird, wenn es besser ist ...

Sie können die individuellen Bilder aufgreifen, sie mit den Worten der Klientin wiederholen und positiv verstärken.

Sobald ein Bild oder ein Video entstanden ist, lässt sich dieses in die posthypnotischen Suggestionen und die Selbsthypnose des Klienten mit einbeziehen. Beim Erstellen einer Tonaufnahme (s. Kap. 18) gehört das Bild auch dazu.

> **Praxis**
>
> THERAPEUT Und immer, wenn du an die Verbesserung deiner Schulterschmerzen in Zukunft denkst … ich weiß nicht, ob das bei einer eigenen Körperreise zur Entspannung ist … oder einfach mal ein Moment zwischendurch … kannst du dieses Bild (Video) wieder aufrufen … es wahrnehmen und einsteigen … fühlen, wie es sein wird, wenn eine Besserung eingetreten ist …
>
> Hier werden die wörtlichen Formulierungen des Klienten wieder paraphrasiert.

9.5 Die Zentrale hinter der Zentrale

Es gibt ein paar Klienten, die im Verlauf der Therapie ein besonderes Phänomen erleben: Ihre Schaltzentrale verändert sich maßgeblich. Hierbei handelt es sich aber nicht um eine schrittweise Verbesserung der vorhandenen Zentrale, sondern eine andere erscheint plötzlich anstelle der ersten.

In solchen Fällen ist diese zweite Zentrale zu Beginn der Arbeit mit den Körperreisen im Verborgenen. Erst durch die danach folgenden Therapieschritte darf die vorgeschaltete Funktionsebene irgendwann verschwinden. Meine persönliche Wahrnehmung ist, dass diese »echte« Zentrale ursprünglich aufgrund traumatischer Ereignisse massiv geschützt werden musste. Das beschreiben die Klienten ebenso. Sie fühlten sich mit der vorgeschalteten Funktionszentrale eher im Arbeitsmodus, sehr kontrolliert und maskenhaft. Nach Auflösung dieser Ebene und dem Hervortreten der »eigentlichen« Schaltzentrale fühlen sie sich verletzlicher, aber auch wesentlich natürlicher.

> **Praxis**
>
> Das Angebot dieser versteckten Zentrale ist nur dann sinnvoll, wenn der Klient entsprechende Signale sendet. Das ist erst im späteren Verlauf der Therapie zu erwarten. Zuvor muss der Klient Vertrauen in Therapie und Lotsen aufgebaut haben.
>
> Der Klient ist dauerhalft mit seiner Schaltzentrale unzufrieden, obwohl er nicht beschreiben kann, was unstimmig ist. Sie funktioniert eigentlich gut.

> THERAPEUT Wenn du dich in deiner Schaltzentrale unwohl fühlst … sie dir nicht richtig erscheint … kann das manchmal darin liegen, dass noch eine andere Zentrale dahinter liegt … wie auch immer das aussehen mag … meist gut geschützt … an einem ganz sicheren Ort … schau mal, ob das für dich stimmig erscheint.
>
> Meist erschien die neue Schaltzentrale bei meinen Klienten plötzlich und überraschend ohne Vorankündigung.

Parallel zu meinen Entdeckungen mit Schaltzentralen auf zwei Ebenen beobachteten Michael Antes und seine Frau Margret Alt-Antes ähnliche Phänomene. Sie unterscheiden in »Oberflächenperson« und »Tiefenperson« (Antes u. Alt-Antes 2012). In meiner Wahrnehmung würde die abgespaltene zweite Schaltzentrale dieser Tiefenperson entsprechen, die erst dann geweckt werden kann, wenn entsprechende Prozesse abgearbeitet wurden.

LAURA, 53 JAHRE

Die Klientin ist in ihrem Körper in unterschiedlichen Bildern unterwegs. Sie reist durch das Gefäßsystem und gelangt von dort in Räume oder Landschaften. Nachdem sie ursprünglich zur Behandlung von Allergien kam, können wir neben der Korrektur des Immunsystems etliche Introjekte verabschieden. Dabei werden immer wieder alte Filme aktiviert, sodass ein Trauma nach dem anderen bearbeitet wird. Etliche Helferwesen sind bereits bekannt.

Die Schaltzentrale der Klientin wirkt auf sie eher funktionstüchtig und praktisch. In der Folgesitzung nach einer intensiven Traumaauflösung reist sie wieder zu ihrer Schaltzentrale.

> THERAPEUTIN Wenn du dort angekommen bist, kannst du dein inneres Team fragen, was heute dran ist … und du kannst ganz gespannt sein, wohin die Reise führt …
>
> KLIENTIN Ach, du Schreck! … Die Schaltzentrale hat sich aufgelöst … sie verschwindet! …

Die Klientin wirkt irritiert, aber nicht panisch.

> THERAPEUTIN Beschreib bitte, was passiert … und du kannst jederzeit deine Helfer aktivieren … vielleicht die weise Instanz … oder wer auch immer jetzt hilfreich ist …
>
> KLIENTIN Das ist ganz komisch … so wie im Theater, wenn das Bühnenbild wechselt … das eine verschwindet und ein neues kommt …

da ist jetzt eine andere Zentrale ... das glaube ich zumindest ... kann das sein? ...

THERAPEUTIN Manchmal gibt eine versteckte Schaltzentrale hinter der ersten ... eine, die noch besser gesichert ist ... frag doch mal deinen weisen Mann, was da gerade passiert ist ...

KLIENTIN Er sagt, das ist die eigentliche Schaltzentrale ... sie war schon immer da ... aber im Hintergrund ... damit niemand sie entdecken kann ... und jetzt ist es so weit ... jetzt darf das Geheimnis gelüftet werden ...

THERAPEUTIN Dann schau dich mal um und orientiere dich ... gibt es hier auch Mitarbeiter? ...

KLIENTIN Hier ist eine Chefin ... sie sieht aus wie ich ... nur viel jünger ... und sie trägt eine Maske ... so halbseitig wie bei Phantom der Oper ... und es gibt einen zentralen Raum ... wie einen Schaltraum ähnlich einem Raumschiff ... aber dahinter geht es rechts und links noch viel weiter ... da scheinen noch ganz viele Räume zu sein ...

THERAPEUTIN Dann frag sie doch bitte, was jetzt für dich wichtig ist zu tun ...

KLIENTIN Ich soll das erst mal so hinnehmen ... es wäre ein gutes Zeichen ... die Zeit war reif ... und wir hätten noch viel Zeit, uns kennenzulernen ... sie kennt mich ja sowieso ...

Im Verlauf klärt sich, dass die Maske der Chefin ein symbolischer Hinweis auf seelische Verletzungen im linken Bereich des Kopfes ist. Die Klientin hatte seit ihrer Jugend linksseitig Migräne, die sich aber bereits fast vollständig aufgelöst hat. Im Bild der Schaltzentrale braucht es noch einige Sitzungen, in den Räumen der linken Seite Introjekte zu verabschieden. Die zuvor eher sehr kontrollierte Frau fühlt sich zunehmend »echter« und mehr und mehr »sie selbst«. Die Veränderungen sind im Verlauf auch äußerlich zu erkennen.

9.6 Klassische Stolpersteine

»Die Schaltzentrale ist leer!«

Das Spiegelbild reist erstmals in die Schaltzentrale. Es ist in einer Art Lore durch einen Hohlweg unterwegs »nach oben«.

THERAPEUT Dann lass dich überraschen, wie deine Schaltzentrale aussieht ... manchmal erinnert sie an ein Raumschiff ... manchmal sieht sie wie ein Büro aus ... vielleicht auch wie ein Software-Center ... es kann auch ein Ort in der Natur sein ... oder ganz anders ... sag bitte Bescheid, wenn du dort angekommen bist, und beschreib mir, was du siehst ...

KLIENT Ich komme auf eine Art Empore ... das ist eine Mischung aus Natur und Technik ... außen sieht man ganz viel Landschaft ... ganz viele raumhohe Fenster ... drinnen sind aber viele Schaltpulte mit Knöpfen und LEDs ... das leuchtet in verschiedenen Farben ...

THERAPEUT Prima ... dann schau bitte mal, wer dort arbeitet ... wie funktionieren diese Schaltpulte ...?

KLIENT Da ist niemand! ... das ist alles verwaist ... niemand da! ... oje, da arbeitet niemand ... und nun?

THERAPEUT Offensichtlich funktioniert die Zentrale im Automodus ... sieht es denn so aus, als würde dort jemand hingehören ...?

KLIENT Ja, auf jeden Fall ...

THERAPEUT Kannst du selbst etwas tun? ... Ein Schaltpult bedienen? ... Manchmal weiß man ganz intuitiv, wie es geht ... du bist schließlich die Oberchefin hier ... das ist deine Zentrale ... oder du gehst nachsehen, ob du irgendwo dein Team finden kannst ...

KLIENT Ich traue mich nicht, was zu bedienen ... ich gehe mal suchen ... ... da ist eine Art Aufenthaltsraum ... tatsächlich! ... da hängen alle rum!

THERAPEUT Dann begrüße sie mal und frage sie, was sie dort tun ...

KLIENT Sie jammern ... die sind völlig überlastet ... sehen, ehrlich gesagt, auch ganz schön fertig aus ... sie meckern gleich los ... ich würde andauernd alles auf Hochtouren fahren lassen und die Pausen vergessen ... oje, sie sind kurz vorm Kollaps ...

Diese inneren Bilder sind meist so stimmig, dass die Klienten sofort verstehen, was sie gespiegelt bekommen. Die Wirkung ist oft beeindruckend. Ein gut gemeinter Rat von außen kann dagegen weit weniger bewirken. Es ist eine ganz deutliche Form von Selbsterkenntnis.

In diesem Fall lässt sich mit dem inneren Team die notwendige Änderung schrittweise erarbeiten.

»Was willst du denn hier in der Schaltzentrale?«

Das Spiegelbild nimmt Kontakt zu den Arbeitenden in der Schaltzentrale auf. Es erfährt, wer hier Chefin ist.

THERAPEUT Begrüße bitte die Chefin und lass dir beschreiben, wie die Zentrale arbeitet.

KLIENT Hallo, kannst du mir erklären, wie diese Zentrale so funktioniert? ... Sie sagt: »Was willst du denn hier? Lass uns unsere Arbeit machen!«

THERAPEUT Teil ihr bitte mit, dass du gerade gehört hast, dass du unerwünscht bist.

KLIENT Ich habe gehört, was du gesagt hast ... du willst mich hier nicht ... sie sagt: »Du kommst ja sonst auch nicht.«

THERAPEUT Sag ihr bitte, dass du ja jetzt hier bist. Und frag nach, was ihre Laune verbessern könnte. Was kannst du jetzt tun, damit die Stimmung in der Zentrale steigt?

KLIENT Sie traut dem Braten nicht ... glaubt, dass es eine Eintagsfliege ist ... wünscht sich Beständigkeit ... dass ich mich mehr um sie kümmere ... es braucht eine grundsätzliche Änderung der Arbeitsbedingungen dort ... sie schaffen das nicht mehr alles ...

THERAPEUT Dann bitte die Chefin um konkrete Hinweise, was demnächst verbessert werden kann ... frag sie dazu bitte: »Was kann die Susanne im Außen als Erstes verändern, damit es euch hier besser geht?«

Wenn eine Cheffigur anhaltend übellaunig bleibt, ist eine Widerstandsanalyse (s. Kap. 12) angezeigt. Häufig sind aber die Arbeitenden der Schaltzentrale einfach überlastet. Sie fühlen sich vom Klienten überfordert. Diese Art des Spiegelns wirkt eindrücklich auf den Klienten.

»Da sitzt meine Mutter in der Schaltzentrale«

MARION, 59 JAHRE:

Die Klientin kommt wegen einer seltenen Polyneuropathie (Autoimmunerkrankung). Sie leidet unter anderem unter starken Schmerzen in den Beinen und Füßen. Sie beschreibt das Gefühl als »... ich laufe auf glühenden Kohlen und bekomme noch Chili auf die Wunden gerieben … In ihrer sechsten Sitzung reist sie erstmals zur Schaltzentrale, die unter der Schädeldecke liegt. Diese wirkt »… wie ein Riesenklärwerk … ein Kraftwerk … das meiste ist automatisiert … mit vielen Knöpfen … wovon die vorderste Reihe rot leuchtet.« Es sind keine arbeitenden Anteile zu sehen, was die Klientin zunächst verwirrt.

THERAPEUTIN Das ist oft so, dass man in seine Schaltzentrale kommt … und da ist keiner … das ist gar nicht ungewöhnlich …

KLIENTIN Ja, dafür ist es auch automatisch …

THERAPEUTIN Genau … aber manchmal möchte man auch nicht automatisch funktionieren … möchte individuell unter Berücksichtigung von vielen Dingen reagieren … … ich würde mal dem Spiegelbild empfehlen zu gucken … ob es irgendwo rausfinden kann … ob es da vielleicht ein Büro gibt oder Ähnliches … wo irgendeine Figur ist, die weiß, was da abläuft … wie man vom Automatismus wegkommen kann …

Die Klientin ist eine ganze Weile unterwegs, bevor sie beschreibt, was sie sieht.

KLIENTIN Ich weiß nicht, ob ich das sehen will, was ich da sehe …

THERAPEUTIN Im Zweifelsfall immer einen Schritt zurück – das geht immer!

Die Klientin atmet schwer und lange aus. In den Sprechpausen bestätige ich mein Verstehen durch möglichst neutrale Bestätigungslaute.

KLIENTIN Nee … ach du dicke Scheiße … kann doch nicht sein … … in dem Büro im Nebenraum sehe ich meine Mutter sitzen … fragen Sie mich nicht, wieso … die gehört da eigentlich nicht hin … … das erschreckt mich jetzt irgendwie … erst habe ich gedacht, ich sehe nicht richtig … oder vielleicht bilde ich mir das nur ein … oder vielleicht spinne ich auch … … aber sie sitzt da immer noch … … sie lächelt mich an und zuckt mit den Schultern … …

THERAPEUTIN Auch das habe ich schon erlebt … da sind Sie nicht die Erste …

KLIENTIN Echt?

Diese Bestätigung wird als entlastend wahrgenommen. Auch wenn ich vermutet habe, dass es sich um ein Introjekt handelt, habe ich zur langsamen Kontaktaufnahme aufgefordert. Eine direkte Widerstandsarbeit fühlte sich verfrüht an.

> THERAPEUTIN Jetzt fragen Sie mal die Mutter, was sie da macht … ob sie die Chefin ist …

> KLIENTIN Na ja, sie sagt mir, was ich sowieso schon weiß … dass sie das am Anfang ja machen musste … und mir sozusagen die Programmierungsmöglichkeiten anbieten musste … was wann wie wichtig ist … … und … dass mein System, meine Art zu denken … zu fühlen … zu handeln … ihr so ähnlich ist … sie sich in mir immer wiedergefunden hat … dass es für sie überhaupt keine Schwierigkeit war, von Anfang an zu sagen, was Priorität hat … und ich hab das auch sehr gerne und ungefragt angenommen … … aber irgendwie ist es passiert, dass sie … au weia weia weia … … dass sie den Raum nie wirklich verlassen hat … … es hat keine saubere Ablösung gegeben …

Die Klientin hatte ein sehr gutes Verhältnis zur Mutter. In dieser Sitzung belassen wir es bei einer ersten Kontaktaufnahme und dem Bewusstwerden der Fakten. Sie bittet die Mutter, nicht »an den Knöpfen zu spielen« und ihr Bescheid zu geben, wenn sie selbst aktiv werden muss.

In der nächsten Sitzung geht das Spiegelbild wieder zur Schaltzentrale. Die Mutter entschuldigt sich – sie habe es gut gemeint und nicht besser gewusst. Zum Abschied überreichen sich beide ein Geschenk fürs Leben. Die Klientin gibt der Mutter getöpferte Figuren der Herkunftsfamilie und erhält eine Art Kristall als Symbol für ihr neues Selbstvertrauen.

Nun darf die Mutter mit einer sauberen Trennung verabschiedet werden. Es dauert aber noch einige Zeit, bis die Klientin die Kontrolle in der Schaltzentrale übernehmen und die Knöpfe bedienen kann. Anfangs ist die Klientin unsicher, ob sie sich dies zutrauen kann.

10 Der Bereich des Wissens

Kinder, Jugendliche und junge Erwachsene besuchen meist einen Therapeuten, wenn sie unter Symptomen leiden, die der Kinder- oder Hausarzt nicht ausreichend behandeln konnte. Dies können körperliche Beschwerden sein, für die keine pathologische Ursache gefunden wurde. Vielleicht ist bereits der Verdacht aufgekommen, dass psychische Probleme Ursache der Beschwerden sein können. Das Thema Schule ist in vielen Familien ein täglicher Streitfaktor. Den Zusammenhang von Schulproblemen und körperlichen Symptomen vermuten einige Eltern durchaus. Allerdings ist es für Eltern und Ärzte teils schwierig, den Beschwerden beizukommen. Wenn auch Nachhilfe oder Lerninstitute unzureichend für Abhilfe sorgen, kommen die Betroffenen zu Ihnen. Während der Körperreisen erhalten Sie vom Ort des Geschehens (s. Kap. 15), wo die körperlichen Symptome entstehen, der Schaltzentrale (s. Kap. 9) oder dem Zentrum für Emotionen (s. Kap. 13) in bestimmten Fällen den Hinweis, dass der *Bereich des Wissens* von Bedeutung ist. Ein besseres Arbeiten hier, die Nutzbarmachung von Ressourcen und eine optimale Vernetzung mit anderen Zentren sind Voraussetzung für eine Heilung.

Für viele Schüler, Auszubildende und Studierende mit psychosomatischen Beschwerden kann die Arbeit im Bereich des Wissens entscheidend sein. Sie kommen zu Ihnen primär beispielsweise wegen Bauchschmerzen, Durchfällen oder chronischen Kopfschmerzen. Während Ihrer Körperreisen erfahren Sie, dass Lern- oder Prüfungsprobleme Auslöser der Symptome sind. Andere Lernende kommen direkt mit dem Auftrag zu Ihnen, am Lernverhalten oder an Prüfungssituationen etwas zu verbessern. Mit diesen Klienten können Sie alternativ sehr schön mit dem Verfahren *Das Haus des Wissens – Durch Imagination zum individuellen Lernerfolg* (Fruth u. Fruth 2020) arbeiten. Ich habe dieses alternative Vorgehen für solche Klienten entwickelt, die zielgerichtet an ihren Lern- oder Prüfungsproblemen arbeiten möchten. Sie sind meist organisch gesund und möchten auf den Weg durch den Körper verzichten.

Bei vielen Klienten ist während der Körperreisen der Bereich des Wissens in der Schaltzentrale zu finden. Er kann aber ebenso außerhalb lokalisiert werden. Dieser Bereich symbolisiert das abgespeicherte

Wissen des Menschen. Während einer Körperreise verknüpfen zahlreiche Klienten damit vor allem Schul- und Ausbildungswissen. Durch die Vernetzung mit allen anderen Strukturen erfahren sie im Verlauf, dass Wissen in den Imaginationen weit darüber hinausgeht.

Praxis

Das Spiegelbild der Schülerin wurde vom Unbewussten zur Analyse ihrer chronischen Bauchschmerzen in die Schaltzentrale geschickt. Dort hat sie bereits den Hinweis bekommen, dass es einen Zusammenhang mit den scheinbar zu schlechten Schulleistungen gibt. Sie möchte diese nun verbessern, da demnächst eine Matheklausur ansteht.

THERAPEUT Ich lade dich ein, deinen Bereich des Wissens zu finden ... den Bereich, der symbolisch für all das steht, was du bereits angesammelt hast ... vielleicht findest du ihn hier in der Schaltzentrale ... oder irgendwo anders ... lass dich überraschen ...

KLIENTIN Das ist ein separater Block am Rande der Schaltzentrale ... da kann ich hingehen ...

THERAPEUT Du kannst gespannt sein, wie dein Wissensbereich in diesem Block aussieht ... es kann dort verschiedene Räume geben, in denen die unterschiedlichen Themen abgespeichert sind ... so auch der Schulbereich mit den einzelnen Fächern ... aber auch dein Allgemeinwissen und vieles andere ist dort zu finden ...

10.1 Die Lernräume

Zunächst wird wieder eine Bestandsaufnahme des Ist-Zustands gemacht. Meist hat jedes Schulfach einen eigenen *Raum* oder einen bestimmten *Bereich* eines großen Raums. Nun gilt es, diesen Raum angenehm zu gestalten. Da es verschiedene Systeme gibt, nach denen ein Mensch sortiert, sollten die Angebote zunächst offen formuliert werden. Jüngere Kinder können manchmal wenig damit anfangen und wünschen sich gezielte Vorgaben, wie sie vorgehen könnten.

Für das jeweilige Schulfach gibt es häufig passende *Sortiersysteme* (Regale, Karteikarten, Wandkarten, am PC entsprechende Programme). Weiter kann es in jedem Raum einen schönen *Arbeitsplatz*, zum Beispiel einen Schreibtisch oder Leseplatz, geben. Es darf aber auch individuell eine ganz andere Struktur stimmig sein.

Praxis

KLIENTIN Da sind ganz viele Türen …

THERAPEUT Wenn du magst, kannst du eine Tür öffnen und hineinschauen …

KLIENTIN Ja, das ist okay … im ersten Raum sind lauter Mathesachen … da geh ich lieber schnell weiter … dann kommt Deutsch … hinter jeder Tür ist ein Fach …

THERAPEUT Nun bitte ich dich, mit einem Fach zu beginnen … wenn du wegen der Klausur zuerst den Matheraum gestalten möchtest, dann bitte ich dich nachzusehen, wie dein Mathewissen hier gelagert wurde … alles, was du bisher gelernt hast, ist irgendwie abgespeichert …

KLIENTIN Da gibt es Regale … die sind nach Schuljahren sortiert … und auf dem Boden liegen viele Hefte herum … es ist ziemlich muffig in dem Raum … der stinkt nach Mathe … irgendwie richtig düster …

THERAPEUT Du bist hier die Chefin und kannst das Klima und den Raum so verbessern, dass es für dich angenehmer ist …

KLIENTIN Ja, ich lüfte erst mal … und heller wird es jetzt auch …

Regen Sie die Klienten dazu an, selbst Einfluss auf diese Lernräume zu nehmen. Schüler fühlen sich häufig dem Lernstoff ausgeliefert und machtlos. Durch die Möglichkeit, selbst Kontrolle zu übernehmen und aktiv werden zu können, verbessert sich die Perspektive der Lernenden.

Im Lernraum können Sie eine Idee davon bekommen, welcher Wahrnehmungstyp Ihr Klient ist. Werden eher visuelle, akustische oder haptische Informationen genutzt? Im nächsten Schritt regen Sie dazu an, die Räume entsprechend den individuellen Bedürfnissen und Talenten umzugestalten.

Für einen leichteren Zugriff auf das Wissen bieten Sie Farben als Anker an. Jedes Schulfach bekommt eine eigene Farbe, die in den Alltag übernommen werden kann. Natürlich darf ein Lernender auch andere Anker für sich wählen, wenn eine Farbe unpassend erscheint.

Praxis

THERAPEUT Versuch bitte zu erkunden, wie dein Wissen dort abgespeichert ist … sind es eher Bücher oder Aufzeichnungen, die du ansehen möchtest? … Oder sind es Tonaufnahmen deiner Lehrer, die du anhören willst? … Sind es vielleicht auch Aufgaben, die du selbst aufschreiben musst, damit sie besser sitzen? … Was passt am ehesten zu dir …?

Nach der Bestandsaufnahme wird die Klientin dazu angeregt, den Raum nach ihren Vorstellungen zu verbessern. Entscheidend ist, dass sie selbst erkennt, was für sie hilfreich ist.

THERAPEUT Du kannst diesen Raum nun genau so einrichten, wie es für dich passend ist … vielleicht brauchst du einen Schreibtisch, an dem du gut arbeiten kannst … deine Mathebücher, -ordner und -hefte können den genau richtigen Platz in einem Regal oder Schrank finden … möchtest du eine Tafel oder Pinnwand aufhängen, auf der du die wichtigsten Dinge aufschreiben kannst? … Manchmal ist auch ein Monitor gut, auf dem du einen Film aus dem Unterricht laufen lassen kannst … oder du möchtest einen MP3-Player nutzen, auf dem du noch einmal die Stimme deiner Lehrerin hörst … wie sie die neuen Matheregeln erklärt. … alles, was für dich hilfreich ist, kannst du in diesem Raum einrichten …

KLIENTIN Als Erstes räume ich die Regale etwas um … das mit den Tonaufnahmen gefällt mir … wenn mein Lehrer bestimmte Sprüche macht, kann ich mir das besonders gut merken … manchmal sage ich mir sowas selbst vor, als müsste ich es noch mal hören …

Diese Aussage ist für den Therapeuten sehr informativ. In Zukunft gilt es anzuregen, dass wichtige Dinge von der Schülerin laut ausgesprochen werden. Da es offensichtlich um das Hören geht, könnte sie es sich auch selbst auf ihr Handy aufsprechen und immer wieder anhören.

KLIENTIN Vor das Fenster stelle ich den Schreibtisch, damit ich eine schöne Aussicht habe … und ich brauche einen bequemen Stuhl …

10.2 Farb-Anker

Die Räume können permanent verbessert und ausgebaut werden. Darüber hinaus erhält jeder Raum eine eigene *Farbe*, die sich in vielen Gegenständen wiederholen kann. In der Grund- und Mittelstufe übernehmen die Kinder meist die Farbe, die für die Hefte bereits vorgegeben wurde. In Einzelfällen ist es aber ganz wichtig, dass die Farbe davon abweichen darf. Dann ist beispielsweise für das Kind die Mathefarbe Blau, obwohl es in der Schule einen roten Hefteinband benutzen muss. Diese kleine »Rebellion« kann sehr befreiend wirken.

Praxis

> THERAPEUT Der Matheraum soll nun eine eigene Farbe bekommen. Bitte einmal dein Unbewusstes, dem Raum genau die Farbe zu geben, die am besten zu Mathe passt …
>
> KLIENTIN Das ist Blau.
>
> THERAPEUT Dann könnte z. B. ein Regal blau gestrichen werden oder eine Wand … vielleicht gibt es auch einen blauen Teppich oder blaue Ordner … manchmal sind es auch nur einzelne blaue Striche oder etwas ganz anderes … es ist dein Raum, und du kannst ganz allein entscheiden …

Ein gut geeigneter Anker in der späteren Anwendung ist ein Stift, mit dem geschrieben wird. Daher laden Sie dazu ein, einen blauen Stift in diesem Raum zu installieren.

> THERAPEUT Du kannst nun … wenn du magst … einen blauen Stift auf deinen Schreibtisch legen, mit dem du ab sofort in Mathe schreiben kannst …

Die Farben werden im Alltag von den Lernenden sehr gern genutzt. Leiten Sie auch auf der bewussten Ebene im Nachgespräch dazu an, Utensilien wie Hefte und Stifte in den jeweiligen Farben zu organisieren. Sowohl während der Trance als auch auf der jeweiligen Tonaufnahme (s. Kap. 18) wird der Anker in die posthypnotischen Suggestionen eingebaut. Ziel ist es, während des Unterrichts, der Hausaufgaben und vor allem der Klausuren Zugriff auf das vorhandene Wissen und die eigenen Kompetenzen zu haben.

Praxis

> THERAPEUT Und immer, wenn du in Zukunft in der Schule Mathe hast … gehst du gleichzeitig im Bereich des Wissens in deinen blauen Raum … kannst alles Neue direkt dort abspeichern … hast

bei einer Klausur direkten Zugriff auf deine Ordner und Hefte ... und wenn du deinen blauen Stift in die Hand nimmst ... fühlst du dich ganz sicher ... bist ganz im blauen Raum ... mit allem, was dir dort zur Verfügung steht ...

10.3 Helferwesen

Bei den meisten Klienten lassen sich in jedem Raum *Helfer* finden, die beim Sortieren und Ablegen behilflich sind. Sie stellen die innere Kompetenz für dieses Fach dar. Bei Klausuren haben sie Zugriff auf das abgespeicherte Wissen. Manche Klienten möchten lieber ohne Helfer ihr Wissen verwalten

Praxis

THERAPEUT Wenn du nun in deinem blauen Matheraum bist ... kann es hier einen oder mehrere Helferwesen geben ... das sind innere Matheexperten, die sich in deinen Räumen sehr gut auskennen ... es können Tiere oder Fabelwesen sein ... sie können auch menschlich aussehen oder ganz anders ... du kannst mit ihnen reden oder dich durch Gedankenübertragung verständigen ... lass dich überraschen, wer jetzt in deinem Matheraum erscheint ... manchmal muss man aber auch erst den Aufenthaltsraum der Helfer finden, um ihnen dort zu begegnen ...

KLIENTIN Da kommt so ein kleines Männchen ... das sieht irgendwie ganz schlau aus ...

THERAPEUT Frag bitte mal das Männchen, ob es dein Mathehelfer ist.

KLIENTIN Es sagt: »Na klar! Du hast mich doch gerufen.«

THERAPEUT Dieses Männchen kennt sich genau mit deinem Mathewissen aus ... es weiß, wo alles abgeheftet ist ... auf welcher Tonaufnahme deiner Lehrerin du es gehört hast ... ...

Und wenn du demnächst deine Matheklausur schreibst, dann gehst du zu Beginn der Stunde gleichzeitig in diesen blauen Raum ... und hast Zugriff auf all dein Wissen ... das Männchen wird dir helfen, wenn du etwas nicht gleich findest ...

Es hilft dir auch, am Abend zuvor alles auf dem Schreibtisch am Fenster bereitzulegen ... alles, was für die Klausur wichtig ist ... sodass du gut vorbereitet in Ruhe schlafen kannst ...

> Hier können Sie alle posthypnotischen Suggestionen zur Vorbereitung einbauen, die individuell sinnvoll erscheinen.

Der Klient kann auch außerhalb der einzelnen Lernräume Helfer finden. Je nach Alter und Problematik ist individuell möglicherweise eine Unterstützung nötig. Hier ein paar Beispiele:

- Pausenhelfer
- Planungshelfer
- Motivator/Coach
- Koordinator.

Besonders vor größeren Prüfungen und in länger dauernden Lernprozessen sind solche Helfer wichtig. Viele ältere Schüler, Auszubildende oder Studierende brauchen eine bessere Einteilung, da sie andauernd und ineffektiv lernen. Durch die Kommunikation mit diesen Helfern können Klienten erfahren, was sie besonders belastet. Anschließend werden ganz individuelle Lernpläne nach Maß angefertigt. Solch einen Plan können Sie im Bereich des Wissens aufhängen lassen, damit er jederzeit wahrgenommen wird.

10.4 Vernetzung

Im Bereich des Wissens sind nicht nur Lernräume vorhanden. Lassen Sie Ihre Klienten auch alle anderen Räume finden, die hinzugezogen werden sollten. So gibt es neben dem Allgemeinwissen auch viele Fähigkeiten aus dem Alltag, die wie das Fahrradfahren als »normal« angesehen werden. Vor allem Hobbys können sehr gut zur Stärkung des Selbstbewusstseins genutzt werden. Dazu zählen auch alle erlernten Eigenschaften aus dem Bereich der Computerspiele.

So lassen sich die Fähigkeiten aus diesen Bereichen gut mit den Lernräumen verknüpfen. Sie können einem Fußballspieler erklären, dass sein intensives Training auf dem Fußballplatz beispielhaft für schulische Übungen sein könnte. Wenn er seine Disziplin, eine bestimmte Schrittkombination immer wieder zu üben, auf sein Vokabellernen übertragen könnte, wäre dieses viel leichter.

Versuchen Sie, die Stärken Ihrer Klienten herauszuarbeiten. Sobald der Blick vom Defizitären auf das vorhandene Positive gelenkt werden kann, wächst das Selbstbewusstsein. Auch der Ressourcenraum und die -farbe können integriert werden (s. Abb. 10).

Praxis

> THERAPEUT Ich lade dich ein, nach weiteren Räumen in dem Bereich des Wissens zu schauen … und auch die Räume zu finden, in denen deine anderen Kompetenzen stecken … da sind auch all die Dinge des Alltags, die du schon weißt … so ganz normale Dinge … wie man die Schuhe bindet … ein Glas Wasser einschenkt … Fahrrad fährt (diese Beispiele sollten Sie dem Alter des Klienten anpassen) … und da sind auch Räume oder Bereiche, die zu deinen Hobbys gehören … da kann ein ganzer Fußballplatz zu finden sein … oder ein Hundeplatz, weil du so toll mit Hunden umgehen kannst … so viel über sie weißt … lass dich überraschen, was noch alles kommt …

Nutzen Sie hier die Informationen über den Klienten, die Sie schon gesammelt haben. Durch offene Angebote können neue Kompetenzen hinzukommen. Die Kinder und Jugendlichen trauen sich meist nicht, die Computerspiele zu erwähnen.

> THERAPEUT Da kann auch ein Raum sein, in dem dein ganzes Wissen aus Computerspielen zu finden ist …

> KLIENT Ja, da ist ein Spielzimmer.

> THERAPEUT Wie sieht es aus?

> KLIENT Da ist ein Schreibtisch mit einem Monitor … einer Tastatur … ich benutze lieber eine Tastatur … einem Gamingstuhl … Headset … was man halt so braucht …

> THERAPEUT Jetzt setz dich auf den Stuhl und beginne zu spielen … und nimm genau wahr, was du alles für Fähigkeiten hast … wie schnell deine Auffassungsgabe ist … wie konzentriert du dabei bist … achte auf deine Kondition … und die enorme Konzentration … spielst du alleine oder im Team …?

> KLIENT Ich habe ein Team … echte Leute online … ich bin der Leader, weil ich gut bin …

Beachten Sie die Fähigkeiten Ihres Klienten mit dem Ziel, diese auch für das Lernverhalten und andere Situationen zu nutzen. In einer Farbe können diese Kompetenzen wieder geankert werden.

> THERAPEUT Du bist der Leader … hast alles im Blick … kannst richtig dosieren … einteilen … bis zum Ende durchhalten … deine Finger

fliegen über die Tastatur ... kannst dein Team organisieren und führen ... dranbleiben und dich konzentrieren ... und nun bitte mal dein Unbewusstes, eine Farbe zu entwickeln, in der all das steckt, was dich zu einem so guten Spieler macht ... und diese Farbe kann den Raum füllen ...

KLIENT Das ist Grün.

THERAPEUT Nun bitte ich dich, den Raum zu verlassen und das Grün mal in den Matheraum strömen zu lassen ... und dort das Blau und das Grün zu kombinieren ... und stell dir vor, dass du bei deiner Klausur beides hast ... dein abgespeichertes Mathewissen und all die Kompetenzen, die in dem Grün stecken ... Ausdauer und Konzentration ... dranbleiben bis zum Ende der Aufgaben ... und was da noch alles drinsteckt ...

Bei älteren Lernenden fehlt häufig eine effiziente *Pauseneinteilung.* Je größer das Stoffvolumen, desto schlechter das Gewissen in den Lernpausen. Wenn sogar der Schlaf beeinträchtigt ist, besteht großer Leidensdruck.

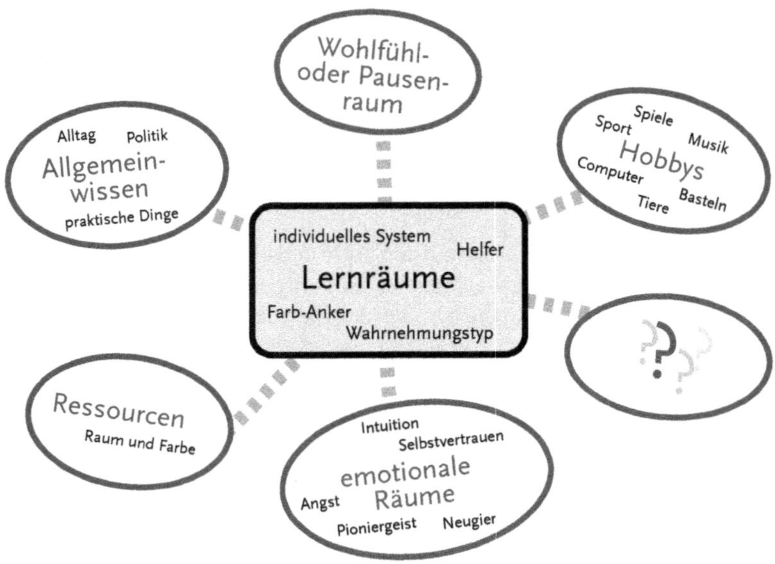

Abb. 10: Mögliche Verknüpfungen der Lernräume im Bereich des Wissens

Während der Körperreise lassen Sie den Klienten herausfinden, welcher Rhythmus ihm am besten liegt. So darf es individuell variieren, ob viele kleine Pausen angenehmer sind als wenige längere Unterbrechungen. Während der Pausen kann das Spiegelbild stellvertretend in den bekannten Wohlfühlraum gehen. Manchmal ist dieser zu weit vom Bereich des Wissens entfernt. Dann bietet sich für die kürzeren Pausen ein Pausenraum vor Ort an. Ob dieser eher zum Abhängen einlädt oder stattdessen mit Bewegung verbunden ist, entscheidet das Unbewusste des Klienten.

Zur Nachtruhe sind Rituale beliebt, die zeigen, dass nun wirklich Feierabend ist. Symbolisch kann dazu das Licht in den Lernräumen ausgeschaltet werden, und auch die Helfer begeben sich zur Ruhe.

Es ist für die Lernenden sehr hilfreich, den Bereich des Wissens mit allen anderen Bereichen des Körpers in Verbindung zu bringen. Sollte eine körperliche Reaktion durch ein Schulproblem ausgelöst worden sein, können die Klienten durch die Verknüpfung der Bereiche daran arbeiten und ihre Symptome lindern. Zum anderen schrumpfen die Lernräume zu einem kleineren Teil vom Ganzen. Oftmals wird das Thema Schule überdimensioniert als alleinherrschend wahrgenommen. Durch die Vernetzung in den Körperreisen betrachtet sich der Schüler wieder ganzheitlich. Er kann mit seinem Selbstvertrauen zu wachsen beginnen.

10.5 Widerstände

Einerseits finden sich bei einer Prüfungsangst sehr häufig *Introjekte*, die im Vordergrund stehen. Übernommene Glaubenssätze wie »Du bist zu dumm!« oder »Du lernst das nie!« stellen Klassiker dar. Zunächst erfolgt die Widerstandsarbeit (s. Kap. 12.3) und Verabschiedung dieser äußeren Widerstände (s. Kap. 12.5). Anschließend können Sie am Aufbau der unterstützenden Anteile wie dem Selbstwertgefühl arbeiten.

Andererseits erlebten einige Lernende *traumatische Situationen*. Durch Bloßstellung in der Klasse, heftige Reaktionen auf schlechte Zensuren oder andere Geschehnisse wächst die Angst vor Wiederholungen. Da eine misslungene Klausur oder ein mündlicher Vortrag Auslöser waren, fungieren diese Situationen nun als Trigger. In diesen Fällen können Sie den Film mit dem Trauma genauso bearbeiten wie in Kapitel 11.4 beschrieben.

Wenn bei Klausuren oder Referaten ein sogenannter *Blackout* oder eine andere Reaktion zum Scheitern führt, wird der Klient gebeten, diese in seinem Innern zu imaginieren. Entsprechend können Sie sich zeigen lassen, was passiert, wenn der Klient seine Hausaufgaben nicht hinbekommt oder an anderer Stelle blockiert.

Die passende Frage kann lauten:

»Was passiert im Innern – besonders im Bereich des Wissens ...

- ... wenn Niklas im Außen einen Blackout hat und nichts mehr sagen kann?«
- ... wenn Niklas bei der Klausur plötzlich einen Schweißausbruch bekommt und ›alles ist weg‹?«
- ... wenn sich Niklas bei den Hausaufgaben überhaupt nicht auf den Stoff konzentrieren kann?«

Die entsprechende Szene kann auf einer Leinwand in der Schaltzentrale oder auch im Bereich des Wissens betrachtet werden. Sie können dabei anregen, eine reale Situation aus der Vergangenheit zu betrachten. Schwerpunkt ist aber, was in diesem Moment *im* Bereich des Wissens passiert ist. Dabei wird sichtbar, warum der Zugriff auf den Lernstoff dort nicht funktioniert hat.

Praxis

a) THERAPEUT Nun bitte mal deinen inneren Filmvorführer, dir auf einer Leinwand zu zeigen, was hier in diesem Matheraum passiert ist, als du bei der letzten Klausur den Blackout hattest ...

KLIENT Da kam ein Windstoß und hat alle Zettel durcheinandergewirbelt ...

In diesem Fall können Sie anregen, mit dem Windstoß auf der Leinwand Kontakt aufzunehmen. Eine klassische Widerstandsarbeit (s. Kap. 12) würde folgen, beginnend mit der Kontaktaufnahme: »Hallo Windstoß, ich sehe dich ...«

b) THERAPEUT Nun bitte mal deinen inneren Filmvorführer, dir auf einer Leinwand zu zeigen, was hier in diesem Matheraum passiert ist, als Niklas bei der Klausur plötzlich einen Schweißausbruch bekam und alles weg war ...

> KLIENT Da dröhnte plötzlich eine ganz laute Stimme: »Du schaffst das nicht! Du schreibst wieder eine Fünf!« … und der Matheraum ist richtig verschwommen …
>
> Bei dieser Beschreibung gilt es, mit der Stimme Kontakt aufzunehmen. Sie stellt den Widerstand dar und wird direkt angesprochen: »Hallo Stimme, ich höre dich …« Auch hier folgt die Widerstandsarbeit wie in Kapitel 12 beschrieben.
>
> c) THERAPEUT Nun bitte mal deinen inneren Filmvorführer, dir auf einer Leinwand zu zeigen, was hier in diesem Matheraum passiert, wenn Niklas bei den Hausaufgaben Konzentrationsprobleme hat …
>
> KLIENT Das Männchen an dem Schreibtisch ist abgelenkt …
>
> THERAPEUT Kannst du erkennen, was es ablenkt?
>
> KLIENT Ja, es muss auf den Handytext schauen … da passiert hier gar nichts … das Männchen ist eigentlich genervt …
>
> THERAPEUT Kannst du erfahren, was da hilfreich wäre?
>
> KLIENT Na ja, das Handy müsste eigentlich weg von dem Matheschreibtisch … wenn es aufleuchtet oder vibriert, muss das Männchen draufgucken … stummgeschaltet ist es ja …
>
> THERAPEUT Was wäre denn ein vertretbarer Deal? … Womit könnte sich das Mathemännchen anfreunden … und du auch …?
>
> KLIENT Das Handy muss außer Hör- und Sichtweite …
>
> Wenn diese Botschaft vom eigenen Unbewussten des Klienten kommt, ist sie wesentlich wirksamer als jeglicher Hinweis der Eltern. Trotzdem braucht es eine Weile, bis das Vorhaben auch in die Tat umgesetzt werden kann. Besprechen Sie mit dem Klienten eine Umstellung in kleinen, realistischen Schritten. Jeder Erfolg, zum Beispiel fünf bis zehn Minuten ohne Handy arbeiten zu können, kann gefeiert werden. Die Messlatte sollte auf eine erreichbare Höhe gesetzt werden.

Ich kann an dieser Stelle die Arbeit mit dem Wissensbereich nur grob umreißen. Sollten Sie intensiver mit Lernenden arbeiten wollen, so empfehle ich das Buch *Das Haus des Wissens* (Fruth u. Fruth 2020). Darin sind noch viel mehr Möglichkeiten beschrieben, die sich auch auf die Arbeit mit den Körperreisen übertragen lassen. Ergänzt werden die Beschreibungen der Technik durch die ausführlichen und lebendigen Berichte meiner Tochter Daniela – es sind ihre Selbsterfahrungen auf dem Weg zum Abitur mit ganz persönlichen Bildern.

11 Das Archiv des Lebens

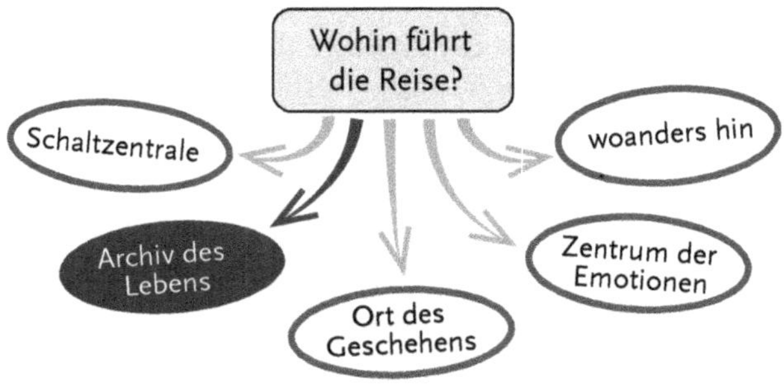

Abb. 11: Die Reise führt zum Archiv des Lebens

Das Archiv des Lebens ist symbolisch der Bereich, in dem alles abgespeichert ist, was dieser Mensch bisher erlebt hat. Dieses innere Wissen bezieht sich nicht auf Erlerntes und Fähigkeiten wie im »Bereich des Wissens« (s. Kap. 10), sondern auf das Erlebte inklusive der dazugehörigen Wahrnehmungen und Gefühle.

Therapeutisch ist genau das interessant, was heute in Ihrem Klienten noch Auswirkungen hat (s. Abb. 11). Das sind einerseits Traumatisierungen, die bei einem Trigger ihre Wirkung zeigen. Andererseits können auch positive Erfahrungen aus der Vergangenheit betrachtet werden, die sich in Zukunft nutzen lassen. Sehr häufig können Ursachen der heutigen Beschwerden sichtbar gemacht werden.

Dabei geht es um die Darstellung von Reaktionen, die in der Vergangenheit im Körper stattgefunden haben. Das jüngere Ich hatte ein Problem, für das es scheinbar keine gesunde Lösung kannte. So entwickelte sich ein Symptom, das heute noch immer spürbar ist. Die Reaktion war zum damaligen Zeitpunkt meist die bestmögliche Lösung. Die ehemals sinnvollen Reaktionsmuster können aber im Heute zu Unstimmigkeiten und Symptomen führen. Auch wenn der Organismus inzwischen andere Möglichkeiten zur Verfügung hat, kann er diese noch nicht umsetzen. Dann ist es hilfreich, die alten Muster aufzulösen und eine neue, sinnvolle Lösung zu entwickeln.

Um die Prozesse zu verstehen, sind manchmal Erinnerungen wichtig, die weder der Therapeut noch der Klient in Erwägung ziehen würde. Wenn Sie dem Unbewussten des Klienten die Entscheidung überlassen, welche Erfahrung hilfreich ist anzuschauen, können teils erstaunliche Informationen zutage kommen.

Das Archiv des Lebens sieht bei vielen Klienten wie ein tatsächliches Archiv aus. Das alte Wissen kann in Filmen, Bildern oder auch Büchern abgespeichert sein. Seltener und eher bei jungen Klienten ist es auch mal ein Computer mit einer riesigen Festplatte. Natürlich ist auch alles andere denkbar.

Ein Helferwesen kann im Archiv anzutreffen sein. Dadurch muss sich das Spiegelbild nicht selbst zurechtfinden. Archivare und Bibliothekare sind am häufigsten vertreten.

Praxis

THERAPEUT Wenn es für dein Unbewusstes passend ist, könntest du nun das Archiv des Lebens aufsuchen ... den Ort, an dem alles, was bisher in deinem Leben passiert ist, irgendwie abgespeichert ist ... ... das kann aussehen wie in einem Archiv ... einer Bibliothek ... oder ganz anders ... und manchmal gibt es dort einen inneren Helfer, der sich gut auskennt ...

11.1 Betrachtung relevanter Filme

Eine wesentliche therapeutische Arbeit im Archiv des Lebens ist die Betrachtung von Filmen oder Bildern aus der Vergangenheit. Alternativ werden Filme mit Zukunftsvisionen angesehen. Lassen Sie das Unbewusste des Klienten entscheiden, welchen Film er ansehen soll. Für viele Klienten ist es hilfreich, auf der Symbolebene zu bleiben und auch im Film das Körperinnere zu betrachten. Das Unbewusste kann ebenso entscheiden, Ausschnitte zu zeigen, die den Klienten im Außen zeigen.

Dazu erfolgt wieder ein offenes Angebot mit verschiedenen Optionen (s. Abb. 12). Es kommt die Betrachtung eines Films infrage ...

- ... aus der Vergangenheit (= analytische Arbeit)
- ... aus der Zukunft (= lösungsorientierte Arbeit)
- ... vom Körperinnern (= Symbolarbeit)
- ... vom Klienten im Außen (= aufdeckende Arbeit).

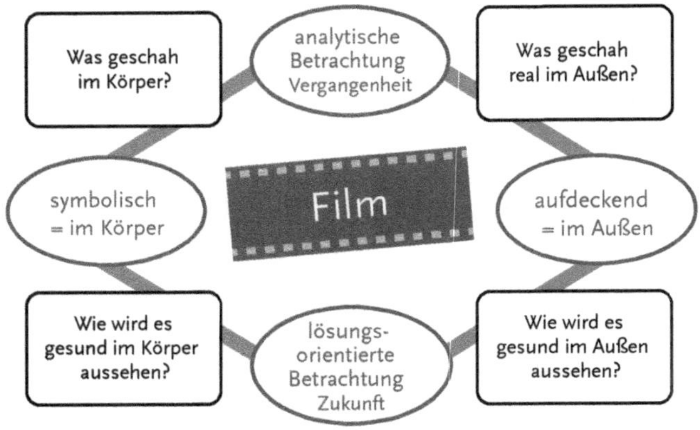

Abb. 12: Die verschiedenen Möglichkeiten einer Filmbetrachtung

Wenn Sie bereits vorher vom Klienten erfahren haben, dass er an einer aufdeckenden Arbeit keinerlei Interesse hat, sollten Sie das berücksichtigen. In diesem Fall beschränken sich Ihre Angebote auf die symbolische Ebene und somit auf die Betrachtung im Körper.

Sobald ein entsprechender Film gefunden wurde, sucht sich das Spiegelbild einen guten Platz zur Betrachtung. Meist gibt es einen kleinen Vorführraum im Archiv. Machen Sie dem Spiegelbild verschiedene Angebote bezüglich *zusätzlicher Schutzmaßnahmen:*

- zweites Spiegelbild, wenn bisher das erste gereist ist
- Notfallknopf, wenn noch nicht vorhanden
- zusätzliche Helfer, die den Film mit ansehen
- Fernbedienung, um den Film zu stoppen.

Das Spiegelbild entscheidet, welche Schutzmaßnahmen es braucht.

Praxis

Das zweite Spiegelbild ist mit einem Tiger als Krafttier und Begleiter im Archiv angekommen. Es ist wegen unklarer Bauchschmerzen der Klientin unterwegs. Im Archiv des Lebens wird es von einer Bibliothekarin begrüßt.

Therapeut Ich lade dich ein, die Bibliothekarin um einen Film zu bitten ... und das Unbewusste kann entscheiden, welcher Film nun angesehen werden soll, wenn es für dich passend ist ... es kann ein

Film aus der Vergangenheit sein, der ursächlich mit deinen Bauchschmerzen von heute zu tun hat ... es kann aber auch ein Film der Zukunft sein, der die Susanne von morgen oder übermorgen zeigt ... wann auch immer das sein mag ... die beschwerdefrei sein wird ... ... oder es ist ein ganz anderer Film dran ...

Dabei kann dein Unbewusstes entscheiden, ob du einen Film vom Körper im Innern siehst – so, wie du jetzt auch unterwegs bist ... oder von der Susanne im Außen ... wie auch immer das aussehen mag ... dein Unbewusstes weiß, welchen Film die Bibliothekarin jetzt finden soll ...

Das teils verwirrende Aneinanderreihen von Varianten ist Absicht. So können Sie das bewusste Denken des Klienten beschäftigen. Während es die Aussagen analysiert, kann das Unbewusste längst seine Wahl treffen. Selbst eine Zwischenfrage des Klienten wie »Moment, das habe ich nicht verstanden ... was für einen Film?« sollten Sie gelassen beantworten.

THERAPEUT Du kannst deinem Unbewussten vertrauen, dass es längst verstanden hat ... und einen Moment warten, bis deine Bibliothekarin einen Film gefunden hat ...

Nur selten müssen Sie tatsächlich die Einladung auch für das Unbewusste wiederholen.

Wenn ein Film geholt wurde, geht es um die Art der Betrachtung.

THERAPEUT Lass dir bitte zeigen, wo du den Film ansehen darfst ... und du kannst hinspüren, ob die Bibliothekarin und der Tiger als Unterstützung reichen ... du kannst auch noch einen Notfallknopf aktivieren ... oder weitere Unterstützung erbitten ... vielleicht eine weise Instanz ... auf jeden Fall solltest du eine Fernbedienung in die Hand nehmen, mit der du den Film jederzeit stoppen kannst ...

11.2 Analytische Arbeit

In den meisten Fällen wird ein Film der Vergangenheit gezeigt. Bei der symbolischen Arbeit wird das Geschehen im Innern des Körpers dargestellt. Bei der aufdeckenden Arbeit sieht sich der Klient in einer stattgehabten Situation im Außen. Die Wahl, welche Betrachtungsweise richtig ist, hat das Unbewusste des Klienten getroffen. Somit haben Sie als Therapeut dem Klienten überlassen, was für ihn aushaltbar und zielführend ist.

Symbolische analytische Arbeit

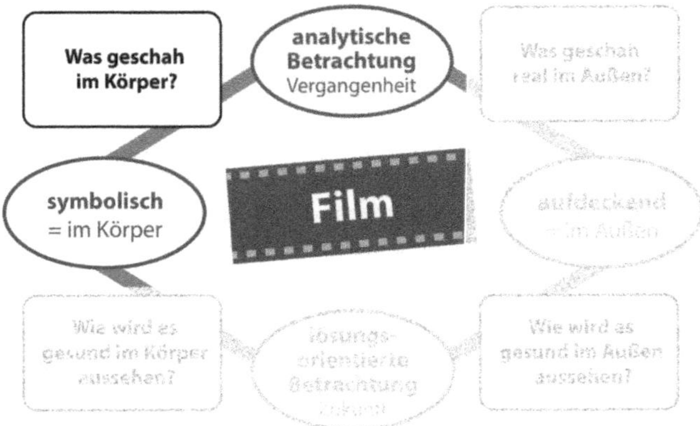

Abb. 13: Film mit analytischer Betrachtung bei symbolischer Darstellung

Der Film zeigt, was an der entsprechenden Stelle im Körper passiert ist (s. Abb. 13). Sie wissen aufgrund der Symptome, an welcher Stelle der Körper reagiert. Jetzt gilt es, die scheinbar pathologische Entwicklung zu betrachten:

- »Wie sah es an dieser Stelle im Körper aus, als er noch gesund war?«
- »Was ist passiert, als es sich verändert hat?«

Das Spiegelbild sitzt nun geschützt vor einer Leinwand und betrachtet den Körper von innen zu einer früheren Zeit. Der Film kann vor- und zurückgespult werden. So lässt sich die Veränderung vom gesunden zum pathologischen Zustand auf symbolischer Ebene im Körperinnern anschauen.

Im nächsten Schritt laden Sie das Spiegelbild dazu ein, mit den inneren Teilen von damals im Film zu kommunizieren. Ein wichtiges Ziel ist zu verstehen, was passiert ist. Es handelt sich an dieser Stelle wieder um eine geschützte dissoziierte Betrachtungsweise vom Ort des Geschehens (s. Kap. 15.1) in der Vergangenheit. Häufig werden die Konsequenzen aus den neuen Erkenntnissen anschließend in der Schaltzentrale, am Ort des Geschehens oder im Zentrum der Emotionen (s. Kap. 13) in die Tat umgesetzt. Diese Veränderungen geschehen in der Regel nicht im Archiv des Lebens, sondern das Spiegelbild muss dafür weiterreisen.

Praxis

Das Spiegelbild sieht auf der Leinwand einen Film vom Körperinnern. Der Körper wird in der Regel symbolisch genau so dargestellt, wie er heute bei der Körperreise aussieht.

> THERAPEUT Ich bitte dich nun, den Film laufen zu lassen und jederzeit zu stoppen, wenn es für dich passend ist ... wenn du etwas erkennen kannst, beschreibe bitte, was du siehst.
>
> KLIENT Da ist ein großer Raum ... und viele Männchen ... sie rennen ziemlich chaotisch durch die Gegend ... und machen irgendetwas ... sie sehen sehr beschäftigt aus ...

Bei den Geschehnissen im Innern können Sie ganz pragmatisch auf das reagieren, was dort passiert. Es ist immer wieder erstrebenswert, wenn das Spiegelbild mit seinen inneren Teilen kommuniziert. Das gilt auch für die Männchen aus der Vergangenheit. In diesem Film steckt das alte Wissen, und der Klient hat nun vielleicht einen Zugang.

> THERAPEUT Kannst du eins der Männchen fragen: »Wer seid ihr und was macht ihr da?«
>
> KLIENT Das sind Männchen, die im Bauch unterwegs sind ... sie sind für die Verdauung zuständig ... und müssen ganz viel arbeiten ...

Oft wissen weder Therapeut noch Klient, ob der Normalzustand gezeigt wird. Auch hier kann eine pragmatische Frage oft helfen:

> THERAPEUT Frag bitte das Männchen, ob sie das schon immer so machen ... oder ob das auch für sie ungewohnt ist ...
>
> KLIENT Nein, sie waren früher ruhiger ... hatten weniger zu tun ... es war geordneter ...

Um besser zu verstehen, was geschehen ist, kann der Film zurückgespult werden. Durch verschiedene Betrachtungen werden Informationen gesammelt. Am Ende soll der Klient verstehen, wie sein Körper in der Vergangenheit reagiert hat.

> THERAPEUT Kannst du den Film an die Stelle spulen, die zeigt, wie aus dem geordneten ruhigen Zustand das Chaos entstand?

Ihre Vorgehensweise sollte durch spontane Reaktionen auf die individuellen Bilder geleitet werden. Im Film kann unter Umständen auch ein Blick auf andere Orte im Körper gezeigt werden.

> THERAPEUT Gibt es im Film vielleicht auch eine Szene, die zeigt, was zeitgleich an einer anderen Stelle im Körper passiert ist … etwas, das wichtig war für die Männchen im Bauch?

Durch den Blick in die Vergangenheit kann der Klient verstehen, was in seinem Körper geschah. Häufig gibt es wichtige parallele Szenen in der Schaltzentrale oder dem Zentrum der Emotionen zu sehen, die sehr informativ sind.

Der Klient kann mit Ihrer Hilfe einige Fragen durch eine entsprechende Szene im Film beantworten. Entscheiden Sie aus der Situation heraus, welche Fragen Ihnen hilfreich erscheinen:

- »Was passierte in dem Bereich, wo heute die Symptome sind?«
- »Gab es Auslöser oder Reaktionen in anderen Bereichen des Organismus, z. B. der Schaltzentrale oder dem Zentrum der Emotionen?«
- »Hat das innere System auf etwas im Außen reagiert?«
- »Wie hat das gesamte Netzwerk funktioniert, damit es zu der Reaktion am Ort des Geschehens kam?«

Ob das Unbewusste diese Fragen beantwortet und entsprechende Filmsequenzen zeigt, ist von Fall zu Fall unterschiedlich. Wichtig ist, dass Sie als Therapeut immer nur Anregungen geben, welche Informationen hilfreich sein könnten. Auf eigene Lösungsvorschläge, wie die *Inhalte* eines Films verändert werden können, sollten Therapeuten in meinen Augen prinzipiell verzichten. Hilfreicher erscheinen mir während der Arbeit des Klienten mit seinen Filmen rein strategische Hinweise zur Art der therapeutischen Arbeit – nicht zum Inhalt.

Nach den gesammelten Erkenntnissen aus der Vergangenheit ist der nächste Therapieschritt, an der gleichen Körperstelle nachzusehen, wie es dort heute aussieht. Die entscheidende Frage ist jetzt:

Was braucht der Klient im Innern, damit er etwas verändern kann?

Um die entsprechenden Veränderungen zu veranlassen, reist das Spiegelbild weiter. Eine Variante ist, die zuvor gezeigte Region aus der Distanz in der Schaltzentrale zu betrachten. Vielleicht möchte der Klient aber auch direkt an die Stelle reisen, die er eben im Film kennengelernt hat.

Praxis

THERAPEUT Du kannst, wenn es für dich passend ist, jetzt mal nachschauen, wie dieser große Raum mit den Männchen heute aussieht ... vielleicht kann dir der Tiger behilflich sein zu entscheiden, wohin die Reise nun geht ... das kann direkt der Weg zum Bauch sein ... du kannst aber auch in die Schaltzentrale reisen, und dir den Raum dort auf einem Monitor aus der Distanz anschauen ... oder dein Unbewusstes möchte woanders hin ...

Das Unbewusste entscheidet dann, ob die Arbeit am Ort des Geschehens (s. Kap. 15.1) oder in der Schaltzentrale (s. Kap. 9) fortgesetzt wird. Wünschenswert ist der Kontakt zu den Männchen von heute, die vermutlich noch immer chaotisch arbeiten. Mit ihnen sollte das Spiegelbild möglichst kommunizieren. So findet es heraus, was jetzt nötig ist, um wieder zur Ruhe zu kommen.

OLIVER, 48 JAHRE

Der Klient kommt wegen einer Pollenallergie seit seiner Jugend. Er leidet inzwischen auch unter asthmatischen Beschwerden und hatte eine Operation im HNO-Bereich ohne nachhaltige Besserung.

Im Körper fliegt er mit einem Drachen durch die Landschaft. Er landet im Archiv des Lebens, wo eine große Unordnung herrscht. Dies sei für ihn typisch.

THERAPEUTIN Frag bitte dein Unbewusstes, ob es hier einen Helfer gibt ... eine Art Archivar ... jemanden, der sich auskennt ... und dir zeigt, welchen Film es jetzt anzuschauen gilt ... vielleicht einen Film aus der Vergangenheit, der zeigt, wie die Allergie im Körper angefangen hat ... oder einen aus der Zukunft, wie es sein wird, wenn Oliver beschwerdefrei sein wird ... oder einen ganz anderen Film, der ursächlich etwas mit der Allergie von heute zu tun hat ...

KLIENT Das verwalte ich selbst ... ich schreibe einen Zettel ... an den Leuchtturm, das ist die Zentrale ... da dreht sich ein Licht ...

und jetzt kann ich einen Film ansehen ... der ist vom Immunsystem ...

Den zwischengeschalteten Leuchtturm haben wir nicht weiter thematisiert. Er war hilfreich, und eine Unterbrechung hätte den Prozess eher gestört.

THERAPEUTIN Möchtest du noch eine Unterstützung bei der Betrachtung des Films ... Schutzmaßnahmen ...?

KLIENT Nein, das ist völlig okay so ... da ist eine Insel mit Apfelbäumen ... die Insel stellt die Atemorgane dar ... ist aber auch irgendwie das Immunsystem ... keine Ahnung, was das bedeutet ...

THERAPEUTIN Vielleicht kann der Film ja mal an eine Stelle gespult werden, die zeigt, was auf der Insel passiert, wenn der große Oliver durch Viren angehustet wird ... und das Immunsystem reagiert ganz gesund ...

KLIENT Dann kommen Meisen aus ihren Meisenkästen und fressen die Viren.

THERAPEUTIN Super! ... Und nun kann der Film mal an eine Stelle gespult werden, die zeigt, was passiert, wenn Pollen eingeatmet werden ...

KLIENT Dann fallen von den Apfelbäumen die Blätter ab ... es müssen neue Bäume gepflanzt werden ... das ist stressig!

THERAPEUTIN Frag doch bitte mal die Bäume, warum sie die Blätter verlieren ...

KLIENT Sie vertragen die Pollen irgendwie nicht ...

Mit dieser Information ist das Spiegelbild zum Leuchtturm gereist. Es hat dort aus der Zentrale mit der Insel Kontakt aufgenommen.

THERAPEUTIN Nun schau mal, was hilfreich ist ... was brauchen deine inneren Mitarbeiter, um wahrzunehmen, dass Pollen keine Feinde sind ... dass sie harmlos sind und die Bäume ganz entspannt bleiben können (positive Formulierung) ... ist es sinnvoll, nach einem alten gesunden Programm zu schauen ... brauchen sie noch mehr Infos ... oder was ist jetzt hilfreich? ...

KLIENT Ich brauch denen das eigentlich nur zu sagen ... die sind ganz erstaunt ... eigentlich wollen sie den Stress gar nicht ...

THERAPEUTIN Dann gib mal allen Mitarbeitern, allen Apfelbäumen ... und wer auch immer noch beteiligt ist ... bekannt, dass die

Pollen harmlos sind ... sie einfach fliegen dürfen ... und alle Bäume ganz entspannt bleiben dürfen ...

KLIENT Das ist für die jetzt wie Public Viewing ... sie sehen einen Film ... und ein Foto, wie die harmlosen Pollen aussehen ... sie staunen alle ... ist ja eigentlich viel einfacher ...

THERAPEUTIN Und dieses Foto darf wie ein Plakat überall aufgehängt werden ... damit sie sich immer erinnern ... und in Zukunft alle Pollen als harmlos einstufen ... den Unterschied wieder kennen ... bei Viren und Bakterien weiter auf der Hut sind ... aber die Pollen gelassen hinnehmen ... und die Info weitersagen ... sodass am Ende alle Bescheid wissen ... und der große Oliver in Zukunft wieder ganz frei atmen kann ...

Der Klient bekam eine Tonaufnahme, auf der die positiv formulierten Ergebnisse dieser einen Sitzung mit den posthypnotischen Suggestionen zusammengefasst wurden. Er war anschließend nachhaltig beschwerdefrei.

PAULINE, 14 JAHRE

Das Spiegelbild hat in der Schaltzentrale erfahren, dass der Arbeitsplatz für die Haut, mit der die Klientin Probleme hat, nicht besetzt ist. Die anderen Mitarbeiter dort wissen nicht, was geschehen ist, und halten nur ein Minimalprogramm für die Haut aufrecht. Das kleine Ich reist zum Archiv des Lebens, das in der Nähe der Schaltzentrale liegt.

Ich hatte zuvor schon erfahren, dass die Klientin auf jeden Fall rein symbolisch und möglichst analytisch arbeiten möchte.

KLIENTIN Das sieht aus wie eine riesige Bibliothek ... mit 14 riesigen Schränken – für jedes Lebensjahr einer ... und viele Bücher für jeden Monat ... und jede Woche ...

THERAPEUTIN Gibt es auch eine Helferfigur?«

KLIENTIN Da ist ein alter Mann mit grauen Haaren, einem langen Bart und einer Brille.

THERAPEUTIN Frag doch bitte einmal den Mann, ob es einen Hinweis gibt ... vielleicht einen Bericht oder einen alten Film, der zeigt, wie der Mitarbeiter in der Schaltzentrale verschwunden ist ... falls es jetzt okay ist, diesen Film anzuschauen ... einen Film, der die Geschehnisse in der Schaltzentrale zeigt ...

Dieser Hinweis ist wichtig. Es geht nicht um parallele Ereignisse im Außen. Die Arbeit auf der Symbolebene entlastet die Klienten enorm.

Die Symbolik wird nur aufgedeckt, wenn es das Unbewusste der Klienten möchte. Das ist für die Neugierde des Therapeuten manchmal eine große Herausforderung.

KLIENTIN Ja, da ist ein Film aus der Zeit.

THERAPEUTIN Dann kannst du jetzt entscheiden, ob du den Film anschauen magst ... und wenn ja, ob du jemanden oder etwas brauchst, damit du dich noch besser fühlst ... es gibt sicher auch eine Fernbedienung, mit der du jederzeit den Film anhalten kannst ... oder ihn langsamer laufen lassen kannst ...

KLIENTIN Der Mann reicht. Ich nehme eine Fernbedienung, dann kann ich den Film ja stoppen.

Im Film ist das Männchen zu sehen, das am Arbeitsplatz für die Haut arbeitet. Es rutscht plötzlich weg. Der Chef dieser Abteilung will helfen und rutscht ebenfalls weg.

THERAPEUTIN Kannst du den Film noch etwas zurückspulen, um zu sehen, was zu diesem Wegrutschen geführt hat?

Auslöser war ein Erdbeben, das seinen Ursprung außerhalb des Körpers hatte. Die Auswirkung innen war aber gewaltig.

Pauline entwickelte im Verlauf mit ihren Helfern ein Erdbeben-Warnsystem und einen riesigen Schutzschild. Offenbar passierten von Zeit zu Zeit im Außen so heftige Dinge, dass es im Innern zu einem Erdbeben kommen konnte. Diese Erdbeben beschäftigten uns noch länger, da ihre Energie gewaltig war. Pauline hat aber nie aufgedeckt, worum es sich handelte.

Pauline konnte einiges verändern: Ihr Selbstbewusstsein stieg, die Akzeptanz der Krankheit nahm zu, und sie konnte sich besser abgrenzen. Die Symptomatik der Haut verbesserte sich, heilte aber vorerst nicht aus. Sie war mit dem Ergebnis erst einmal zufrieden.

So können systemische Auswirkungen im Außen symbolisch im Körper dargestellt werden. Sie erleben in diesen Fällen, dass Ihr Klient nur eine Schadensbegrenzung seiner Symptome erreichen kann. Nicht immer ist es möglich, auf externe Auslöser einzuwirken. Oft sind die Klienten aber erleichtert, wenn sie die Zusammenhänge erkennen. Die Konzentration liegt in der Folge meist auf Schutzmaßnahmen im Innen und Außen, sodass Gegenübertragungen vermieden werden.

Aufdeckende analytische Arbeit

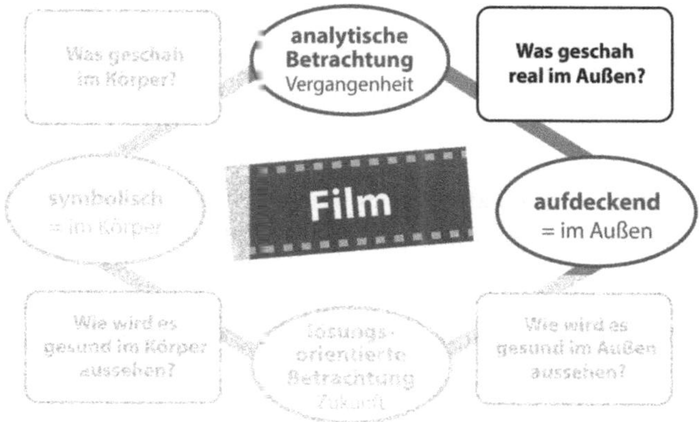

Abb. 14: Film mit analytischer Betrachtung bei Darstellung einer realen Szene der Vergangenheit

Bei der aufdeckenden analytischen Arbeit zeigt der Film eine reale Situation in der Vergangenheit des Klienten. Er sieht sich in einer Szene im Außen wie bei der Betrachtung eines Videos, das aufgezeichnet wurde (s. Abb. 14).

Bei allen Filmen, die aus der Vergangenheit gezeigt werden, sollten Sie beachten, dass diese eine Darstellung aus Sicht des Klienten sind. Es steht uns nicht zu, gezeigte »Fakten« aus der Vergangenheit zu werten. Ob diese »richtig« oder »falsch« sind, spielt für das Unbewusste des Klienten meist keine Rolle. Er nimmt sie in jedem Fall so wahr, wie sie abgespeichert wurden. Somit sind sie für den Klienten reale Vergangenheit. Der innere Kritiker und das bewusste Denken wollen oftmals über die Inhalte urteilen. Als Therapeut gilt es, sich vor einer Gegenübertragung zu schützen.

Es muss sich in einem gezeigten Film nicht zwangsläufig um ein Trauma gehandelt haben. In der damaligen Situation ist es *im* Klienten zu einer Reaktion gekommen, die ein Symptom hervorgerufen hat. Er betrachtet bisher in diesem Film nur, was ihm damals im Außen widerfahren ist. Jetzt geht es darum zu erfahren, was gleichzeitig in seinem Körper passierte. Laden Sie daher den Klienten ein, bei dem jüngeren Ich im Film gedanklich auch eine Körperreise zu machen. Der innere Filmvorführer ist dabei behilflich. Somit übertragen Sie den Filminhalt, der eine Szene im Außen zeigt, auf die symbolische Ebene im Körperinnern.

Praxis

Die Klientin sieht einen alten Film aus der Zeit, in der bei Susanne die Bauchschmerzen begannen.

> THERAPEUT Bitte jetzt deinen inneren Filmvorführer ... dir auf der Leinwand zu zeigen, was gleichzeitig in deinem Körper passiert ist ... an welcher Stelle wurde damals reagiert? ... Ist es der Bauch? ... Vielleicht die Schaltzentrale? ... Das Zentrum der Emotionen ... oder woanders? ... Wer oder was in der Susanne von damals hat reagiert? ...

Hier können Sie die Bilder des Films und die bekannten Symptome einbeziehen.

Anschließend kann das Spiegelbild mit den inneren Teilen von damals kommunizieren, wie bei der symbolischen Arbeit bereits beschrieben (s. o.).

QUENDOLINE, 20 JAHRE

Die Klientin leidet unter einer Angststörung und hat immer wieder akute Schwindelattacken, die bereits zweimal zu einer Ohnmacht führten. Sie studiert, wohnt im Elternhaus, und ihre Eltern sind sehr zerstritten. Der Auftrag lautet herauszufinden, was die Ursache für die Schwindelattacken ist. Die Klientin hat Angst vor einer schlimmen Erkrankung.

Bei dieser Klientin erfolgte die Induktion über den äußeren sicheren Ort. Sie ist auf der Leinwand zum Archiv des Lebens gereist und betrachtet dort eine weitere Leinwand mit ihrem Krafttier, einem Hasen.

> THERAPEUTIN Nun bitte deinen Archivar, einen Film einzulegen, der dir zeigt, was bei der letzten Schwindelattacke passiert ist ... und dein Unbewusstes weiß, was jetzt wichtig ist anzuschauen ... das kann ein Film über die Quendoline im Außen sein ... das kann aber auch das Geschehen *in* dir zeigen ... er hilft zu erkennen, welche Stelle in dir reagiert hat ... und du kannst mit der Fernbedienung jederzeit den Film stoppen ... du entscheidest, wann der Film starten soll ...

KLIENTIN Okay, ich bin bereit ... ich sehe die Schaltzentrale ... da ist erst einmal alles normal ... jetzt sehe ich auf dem zentralen Monitor in der Schaltzentrale, dass mein Vater meine Mutter anbrüllt ... das scheint live in der Küche zu passieren ... sofort beginnt mein Captain Kirk, auf ganz viele Knöpfe zu drücken ... der wird ganz hektisch ... wirbelt herum ... schreit den anderen alle möglichen Aufträge zu ... jetzt rennen alle wie verrückt durcheinander ... das ist ganz chaotisch ... ach du liebe Güte ... ... und dann pufft es ... als würde eine Sicherung durchbrennen ... es geht aber um den Streit meiner Eltern ... wie mein Vater meine Mutter anschreit ... ätzend! ... und es wird dunkel ... ... kein Wunder ... das tut richtig gut nach der Hektik ... endlich Ruhe ...

In diesem Fall betrachtet das Spiegelbild gleichzeitig das Geschehen im Außen und Innen.

THERAPEUTIN Wie hat das jetzt auf dich aus der Beobachterposition gewirkt?

Es ist hilfreich, der Klientin die eigene Beobachterposition bewusst zu machen. Somit kann sie das Geschehene distanziert beurteilen. Im nächsten Schritt kann sie aktiv werden und damit Kontrolle über das eigene Reaktionsmuster erlangen.

KLIENTIN Captain Kirk war viel zu hektisch ... der ist wie ich ... ich will auch immer alles richtig machen und übernehme mich dabei ... das war eindeutig übereifrig ...

THERAPEUTIN Ich lade dich ein, mit diesem neuen Wissen in die Schaltzentrale zu Captain Kirk zu reisen ... wenn das für dich in Ordnung ist, dann sag Bescheid, wenn du dort bist ...

KLIENTIN Bin schon da.

THERAPEUTIN Jetzt bitte einmal deinen inneren Filmvorführer, den Film von eben noch einmal hier auf einem Monitor ablaufen zu lassen ... und Captain Kirk soll ihn bitte mit ansehen ...

KLIENTIN Okay ... läuft ...

THERAPEUTIN Was möchtest du ihm nun sagen? ... Du kannst dich direkt an ihn und sein Team wenden ...

Die eigenen Schlussfolgerungen sind einem Ratschlag von außen immer vorzuziehen. Gerade bei Angststörungen möchten Klienten selbst die Kontrolle erlangen.

KLIENTIN Du warst viel zu hektisch ... ich weiß, du wolltest es ganz richtig machen ... aber so geht das nicht ... guck doch mal, wie chaotisch das war ... kannst du nicht in Ruhe und mit Bedacht agieren? ...

THERAPEUTIN Wie reagiert der Captain darauf?

KLIENTIN Er ist irgendwie sprachlos ... vielleicht auch eingeschnappt ...

THERAPEUTIN Nun könnt ihr gemeinsam den Film noch einmal in langsamen Schritten ablaufen lassen und parallel überlegen, welche Reaktion in Zukunft anders sein soll ... ihr könnt gemeinsam eine Strategie entwickeln, was besser ist ...

Zusammen erarbeiten die Klientin und ihr Team ein neues Reaktionsmuster. Dabei bemerkt sie »so ganz nebenbei«, dass sie ja gar nicht für den Streit ihrer Eltern verantwortlich ist. Ihr wird aus der Beobachterposition deutlich, dass sie indirekt den Streit verhindern oder schlichten möchte.

Durch die Nähe zu den Eltern und die Abhängigkeit war hier mittelfristig der entscheidende Schritt, aus dem Elternhaus auszuziehen. Durch die Reflexion der eigenen Reaktionen gelang dies der Klientin zunehmend leichter.

11.3 Lösungsorientierte Arbeit

Es kann sein, dass die Helferfigur im Archiv des Lebens einen Film der Zukunft bringt, der angesehen werden soll (s. Abb. 15). Fragen Sie auch hier, ob zur Betrachtung weitere Schutzmaßnahmen notwendig sind (s. Kap. 8 und 11.1). In der Regel sind die Zukunftsvisionen positiv, und das Spiegelbild möchte auf Schutzmaßnahmen verzichten.

Bisher habe ich es nicht erlebt, dass ein negativer Zukunftsfilm gezeigt wurde. Wenn das Unbewusste eine Lösung für möglich hält, wird ein entsprechender Film der Genesung oder einer Besserung gezeigt. Andernfalls erscheint gar keine Zukunftsvision.

Symbolische lösungsorientierte Arbeit

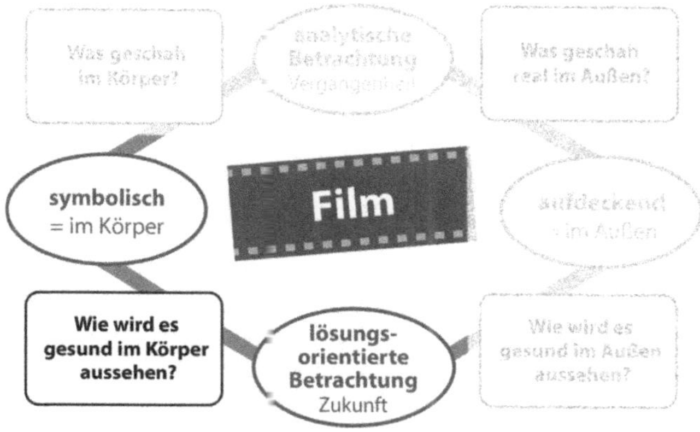

Abb. 15: Film mit Zukunftsvision bei symbolischer Darstellung

Der Film zeigt die Stelle im Körper, die heute symptombehaftet oder für die Symptome ursächlich verantwortlich ist. Sie haben vorher mit dem Klienten eruiert, wo etwas im Argen liegt. Da aber nicht zu erkennen war, was hier geändert werden muss, haben Sie sich für eine Leinwandarbeit entschieden. Der innere Filmvorführer zeigt nun ein Bild aus der Zukunft vom Körperinnern.

Im Film können zum Beispiel die Männchen im Bauch zu sehen sein, die wieder in aller Ruhe und gut koordiniert arbeiten. Vielleicht auch eine Schaltzentrale, in der jetzt alle Mitarbeiter an ihren Plätzen sitzen und ihren PC bedienen. Der Klient erkennt in der Regel sofort die Verbesserung gegenüber dem aktuellen Zustand an derselben Stelle heute. Laden Sie ihn nun dazu ein, mit den inneren Anteilen im Film der Zukunft zu kommunizieren.

Praxis

Das Spiegelbild startet den Film und sieht den großen Raum im Bauch, in dem ganz viele Männchen arbeiten.

THERAPEUT Beobachte einen Moment die Männchen und beschreib mir bitte, was du siehst ...

KLIENTIN Das ist ein Bild aus der Zukunft ... wie es sein wird ... die Männchen sind alle ganz zufrieden ... und sie arbeiten nicht mehr so chaotisch ... die wissen genau, was sie machen müssen ...

> THERAPEUT Kannst du so etwas wie einen Vorarbeiter erkennen? … Jemanden, den du mal fragen kannst, was anders ist? …
>
> KLIENTIN Sie sind alle gleichberechtigt …
>
> Die Männchen auf der Leinwand zeigen ein Bild aus der Zukunft, in dem bereits eine Lösung aus heutiger Sicht gefunden wurde. Das Spiegelbild wird eingeladen zu klären, wie die Klientin zu dieser Lösung kommen kann.
>
> THERAPEUT Dann frag mal ein Männchen, was sie gemacht haben … um wieder so sortiert zu arbeiten … wie sind sie dahin gekommen … mussten sie selbst etwas ändern … oder war es eine andere Stelle im Körper … was war aus heutiger Sicht der entscheidende erste Schritt, um dort hinzukommen?
>
> Die Antwort wird zunächst auf der symbolischen Ebene erfolgen. Die Übertragung des ersten Lösungsschrittes auf das reale Erleben im Außen kann in einem zweiten Schritt für die Klientin hilfreich sein. Sie wünscht sich eine Anleitung für ihr Tun. Wenn diese von ihrem Unbewussten kommt, ist sie besonders wirksam.
>
> KLIENTIN Sie sagen: »Wir hatten endlich mal Pausen … in den Pausen konnten wir uns sortieren … und auch erholen … endlich mal strukturiert arbeiten und aufräumen« … das hat scheinbar Ruhe reingebracht …
>
> THERAPEUT Bitte frag mal: »Was kann Susanne im Außen tun, damit ihr diesen ersten Schritt machen könnt?«
>
> KLIENTIN Das ist eigentlich ganz klar … sie bekommen nur Pausen, wenn ich mal runterschalte und sich der Magen beruhigen kann …

Aufdeckende lösungsorientierte Arbeit

Bei dieser Variante zeigt der Film im Außen den Klienten der Zukunft, der sein Ziel erreicht hat (s. Abb. 16). Lassen Sie das Spiegelbild zunächst genau beobachten, wie der Klient der Zukunft aussieht. Welche Gefühle strahlt er aus, wie bewegt er sich und wie geht es ihm? Sie betrachten mit dem Klienten die klassische Zukunftsvision eines Lösungsbildes. Sehr hilfreich ist diese Vorgehensweise zum Beispiel bei Übergewichtigen oder Lern- und Prüfungsproblemen. Sie haben eine entsprechende Arbeit bei der Fallbeschreibung im Kapitel 9.2 (s. S. 100) kennengelernt, bei der die Betrachtung im Konferenzraum auf dem Monitor stattgefunden hat. In dem Fallbeispiel konnte die

Zukunftsvision, die eine Klientin im Außen gezeigt hat, sofort auf die notwendigen Prozesse im Innern übertragen werden. Das innere Team saß bereits im Konferenzraum zusammen und konnte mit der Arbeit beginnen.

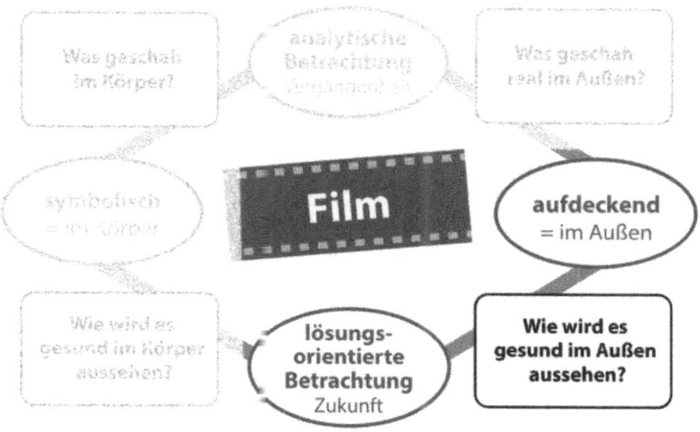

Abb. 16: Film mit Zukunftsvision bei realer Darstellung

Wenn das Spiegelbild zunächst ausschließlich den Film mit der Zukunftsvision ansieht, müssen die Schritte zum inneren Prozess noch gemacht werden. Sobald die positiven Szenen der Zukunft geschildert werden, laden Sie das Spiegelbild ein, in den Film einzusteigen. Es sitzt zunächst vor der Leinwand und sieht das Ich der Zukunft. Nun soll es gedanklich in den Film eintauchen und sich vorstellen, es wäre für einen Moment das Ich auf der Leinwand. Die *Assoziation mit diesem Erfolgsbild* verstärkt das Erleben. Fragen Sie als Therapeut über VAKOG (s. S. 20 f.) ab, welche Wahrnehmungen vorhanden sind. Notieren Sie sich diese Beschreibungen wieder wörtlich, um sie zu wiederholen und das gute Gefühl im Bild zu verstärken. Sie können die Worte des Klienten dann später in Ihre Tonaufnahme übernehmen (s. Kap. 18).

Nachdem das Spiegelbild wieder aus dem Film ausgestiegen ist, lassen sie es mit dem Ich auf der Leinwand kommunizieren. Die zielführende Frage ist wieder:

> »Was war aus heutiger Sicht der entscheidende erste Schritt, um dort hinzukommen?«

Die Frage nach dem *ersten Lösungsschritt* suggeriert, dass weitere Schritte folgen werden. Das dargestellte Bild zeigt dem Klienten, dass sein Unbewusstes dieses Ziel für erreichbar hält.

Praxis

Das Spiegelbild möchte den Film aus der Zukunft ohne weitere Schutzmaßnahmen ansehen. Es nimmt eine Fernbedienung in die Hand und startet den Film. Darin ist die Susanne der Zukunft zu sehen. Erfragen Sie vor allem die positiven Dinge, statt den Fokus auf die Bauchschmerzen zu legen.

THERAPEUT Sieh jetzt genau hin, wie die Susanne von morgen oder übermorgen aussieht ... wann auch immer das sein wird ... wie bewegt sie sich? ... Gibt es besondere Gesten? ... Kannst du erkennen, ob sie gesund ist ...?

KLIENTIN Sie sieht gut aus ... irgendwie erleichtert ... die Mimik ist ganz entspannt ... sie lacht und läuft ganz beschwingt ... als wäre alles okay ...

THERAPEUT Frag sie doch einmal, ob sie ihre Beschwerden überwunden hat (positive Formulierung) ... und jetzt gesund ist ...

KLIENTIN Sie sagt ja ... das ist vorbei ... es geht ihr gut ...

THERAPEUT Nun lade ich dich, kleines Spiegelbild, ein, für kurze Zeit gedanklich in die Leinwand einzusteigen ... sei mal einen Moment lang die Susanne der Zukunft ... und fühl dich ganz in sie hinein ... ... geht das? ...

KLIENTIN Ja ...

THERAPEUT Kannst du spüren, wie es sich anfühlt ... diese Leichtigkeit ... die entspannte Mimik ... du lachst und läufst ganz beschwingt ... es ist alles okay ... ... und darfst dieses Gefühl tief in dir abspeichern ... dieses tolle Ziel ... ... wie fühlt sich das an?

KLIENTIN Es ist super ... so leicht ...

THERAPEUT Und wenn du es eine Weile genossen hast, kannst du wieder aus dem Film heraustreten und die Leinwand ansehen ... gib Bescheid, wenn du wieder draußen bist ...

KLIENTIN Ja, ich stehe wieder davor.

THERAPEUT Dann frag bitte die Susanne der Zukunft, was aus heutiger Sicht der entscheidende erste Schritt war, die Bauchschmerzen zu verabschieden.

> KLIENTIN Sie hat mehr Pausen gemacht ... weniger Hektik ... und nach der Arbeit war Feierabend ... als Erstes hat sie ihr Diensthandy nach Feierabend ausgemacht! ... ja, damit hat es angefangen ...
>
> Das können Sie direkt für eine posthypnotische Suggestion nutzen.
>
> THERAPEUT Du kannst schon ganz gespannt sein, wie es in Zukunft sein wird, wenn Susanne das Diensthandy nach Feierabend ausmachen wird ... wie es sich anfühlt, wenn sie mehr Pausen macht ... weniger Hektik hat ... den Feierabend genießen kann ... und ich weiß nicht, wann das Handy das erste Mal aus sein wird ... gleich nach dem nächsten Dienst ... oder etwas später ...
>
> Diese Aussage wird auch nach der Trance auf bewusster Ebene mit der Klientin besprochen. Der Ratschlag, den man sich selbst gibt, ist erstaunlicherweise viel wirkungsvoller, als wenn es ein lieber Mitmensch geäußert hätte.
>
> In den nächsten Sitzungen werden Sie erfahren, ob die geplanten Schritte auch umgesetzt wurden. Wenn die Klientin frustriert von Misserfolgen berichtet, kann ein Widerstand vorliegen. Sobald sie das Ziel verfolgt, die geplanten Schritte zu gehen, sollten Sie mit ihr nach einem Widerstand forschen. Bei der nächsten Körperreise können Sie nach der Induktion unter anderem (Schaltzentrale, Zentrum der Emotionen, Ort des Geschehens, oder etwas ganz anderes ...) eine Einladung zur Ursachenforschung benennen.
>
> THERAPEUT Wenn es für das Unbewusste heute passend ist ... kannst du dorthin reisen ... wo du mehr darüber erfährst, wer oder was in Susanne verhindert, dass sie das Diensthandy beiseitelegt ...

11.4 Filme von Traumatisierungen

Bei der Betrachtung von Filmen aus der Vergangenheit können auch traumatische Ereignisse zum Vorschein kommen (s. Abb. 17). Die jeweiligen Ereignisse können dem Klienten bereits bewusst sein oder eine neue Information darstellen. Manchmal wird auch erst bei der Betrachtung einer Szene deutlich, dass das jüngere Ich damals traumatisiert wurde. Es geht in diesen Fällen um weniger offensichtliche Traumatisierungen ohne sichtbare Verletzungen oder Missbrauch. Es handelt sich eher um Filme, in denen das jüngere Ich zum Beispiel gezwungen war, Familiengeheimnisse zu wahren, tapfer zu sein, Demütigungen zu ertragen oder eigene Wünsche zu ignorieren. Diese Auflistung könnte noch viel länger sein.

In meiner traumatherapeutischen Arbeitsweise wurde ich nach der hypno- und psychotherapeutischen Ausbildung besonders von Prof. Luise Reddemanns Ausbildung in PITT[5] (Reddemann 2017) geprägt. Ich kann in diesem Buch meine Vorgehensweise der Traumatherapie in den *Imaginären Körperreisen* nur komprimiert ausführen, sonst würde es den Rahmen sprengen.

Ich möchte Ihnen meine Vorgehensweise, wenn sich im Archiv des Lebens ein Film aus der Vergangenheit als traumatisch erweist, in sieben Schritten darstellen:

1. Schutzmaßnahmen ergreifen und Film stoppen
2. das jüngere Ich aus dem Film holen
3. das jüngere Ich trösten
4. das jüngere Ich informieren
5. den Film wegpacken
6. dem jüngeren Ich einen sicheren Platz im Heute geben
7. die Konditionierung.

Schritt 1: Schutzmaßnahmen ergreifen und Film stoppen

Bei der Betrachtung eines Films aus der Vergangenheit kann plötzlich deutlich werden, dass es sich um einen traumatischen Inhalt handelt. In diesem Moment sollten Sie das Spiegelbild den Film stoppen lassen und die Schutzmaßnahmen überprüfen:

- zweites Spiegelbild, wenn bisher das erste gereist ist
- Notfallknopf, wenn noch nicht vorhanden
- zusätzliche Helfer, die den Film mit ansehen
- Fernbedienung.

Erst, wenn sich der Klient sicher fühlt, lässt er den Film weiterlaufen. Geben Sie ihm die Gewissheit, dass er jederzeit die Kontrolle über den Film behalten darf. Fragen Sie den Klienten, ob er den Inhalt überhaupt ansehen möchte. Manchmal ist der Inhalt bekannt und braucht nicht noch einmal betrachtet zu werden. Ein anderes Mal ist es ganz wichtig, ihn anzuschauen.

5 Psychodynamisch Imaginative Traumatherapie.

Praxis

Sie haben bereits die Schutzmaßnahmen abgefragt, eventuell verstärkt, und das Spiegelbild hält eine Fernbedienung in der Hand. Übergeben Sie dem Klienten die Kontrolle über das, was geschieht.

> THERAPEUT Du kannst jederzeit den Film stoppen ... ihn ganz ausmachen ... den Ton ausschalten ... was immer du willst ... du bist hier der Chef der Fernbedienung und entscheidest, was du ansehen willst ... oder nicht ... kannst dir jederzeit noch weitere Unterstützung holen ...
>
> Und du allein entscheidest, wie viel du von dem Film ansehen möchtest ... manchmal reicht ein Standbild ... ein kurzer Ausschnitt ... gib mir Bescheid, wie du dich entscheidest und was passiert ... den Inhalt des Films kannst du gerne für dich behalten, wenn das stimmiger ist ... oder davon erzählen ... du entscheidest allein und ich begleite dich ...
>
> Nun lade ich dich ein, den Film mit der Fernbedienung zu stoppen ... die Pausentaste zu drücken, damit ein Standbild entsteht ...

Schritt 2: Das jüngere Ich aus dem Film holen

Gezeigt wird ein traumatischer Film, der ursächlich etwas mit den Beschwerden von heute zu tun hat. So kann es zum Beispiel sein, dass Symptome ausgelöst werden, weil dieser Film immer wieder unbemerkt im Hintergrund anspringt. Statt im Archiv des Lebens gut weggepackt im Regal zu liegen, spielt er auch heute noch eine Rolle. Das jüngere Ich hängt symbolisch gesehen noch in diesem Film fest. So wie von Reddemann beschrieben sollten Sie das jüngere Ich aus dem Film in die Gegenwart holen lassen. In den Körperreisen wird das Spiegelbild für den Klienten tätig, nachdem der Film genauso lange angesehen wurde, wie es der Klient für nötig hielt.

Praxis

> THERAPEUT Jetzt bitte ich dich, die Susanne von damals aus dem Film herauszuholen ... sie steckt da noch fest ... lass sie einfach heraustreten, sodass sie neben dir steht ... dort im Archiv des Lebens ... vor der Leinwand ...

Schritt 3: Das jüngere Ich trösten

Im nächsten Schritt laden Sie das Spiegelbild dazu ein, das jüngere Ich zu trösten. Es wurde traumatisiert und verletzt. In der Regel fühlte es sich auch allein und unverstanden, meist wehrlos. Niemand kann mehr Verständnis für das Leid des inneren Anteils aufbringen als der Klient von heute. Lassen Sie das Spiegelbild das jüngere Ich mit den eigenen, genau richtigen Worten und Gesten trösten.

Sie brauchen als Therapeut den Inhalt des Films nicht zu kennen. Überlassen Sie es dem Klienten, ob er davon berichten möchte. Mit allgemeingültigen Formulierungen können Sie das Spiegelbild anregen, sehr persönliche tröstende Worte zu finden. Wichtig ist auch die Botschaft, dass das jüngere Ich – egal, was passierte – unschuldig ist. Es war offensichtlich ein Opfer und konnte sich nicht anders wehren. Es braucht auch Informationen darüber, dass die Zeit vorangeschritten ist, viele Dinge seitdem passiert sind und sich das Ich von heute weiterentwickelt hat.

Praxis

THERAPEUT Nun kannst du dich in Ruhe um die jüngere Susanne kümmern … sie trösten … du verstehst sie am allerbesten … weißt, wie es ihr ergangen ist … und kannst ihr mitteilen, dass es vorbei ist … es war ganz schlimm, aber es ist vorbei … und sie kann dir gegenüber jetzt alles mitteilen, was sie zurückhalten musste … manchmal braucht das noch ein wenig Zeit … sie darf ab jetzt fluchen, schimpfen, schreien, weinen, schweigen oder was auch immer sie möchte …… und sag ihr: Sie ist genau richtig – so, wie sie ist! ……

Die Nachversorgung des jüngeren Ichs hat gerade erst begonnen. Sie wird von der Klientin noch eine Weile in Selbsthypnose praktiziert werden müssen. Das Ankommen in der Gegenwart gelingt meist erst mit der Zeit.

Nach Reddemann[6] brauchen neue Konditionierungen 30–50 Wiederholungen, damit es zu einer nachhaltigen positiven Veränderung kommt. Neurophysiologisch bestehen im bisherigen Reaktionsmuster ganz bestimmte Innervationskaskaden, die zur bekannten Reaktion führen (Reddemann 2017). So folgt beispielsweise einem bestimmten Trigger ein Muskelzittern mit Angstgefühl (Anspringen des Projektors mit dem traumatischen Film). Ziel ist nun, eine Weiche zu stellen, damit derselbe Trigger eine gesunde Reaktion auslöst. Neue Innervationskaskaden sollen verstärkt werden, sodass die Synapsen des

6 persönl. Mitteilung.

gesunden Reaktionsmustern wachsen können. Durch die Information »Der Projektor ist unwirksam, der Film ist weggepackt, das jüngere Ich ist raus und versorgt« wird ab jetzt immer wieder die gewünschte Kaskade bedient.

Schritt 4: Das jüngere Ich informieren

Das traumatisierte jüngere Ich hing bis eben noch in einem Film der Vergangenheit fest. Ihm fehlen ganz viele Informationen über den Ist-Zustand. Oft sind diese verängstigten Anteile ganz erstaunt, dass das heutige Ich schon erwachsen und unabhängig ist. Es braucht Zeit, den Unterschied zu erfassen, und darf nachreifen. Meist bleiben die jüngeren Anteile im Alter des Traumas, manche reifen auch nach und werden mit der Zeit älter.

> **Praxis**
>
> THERAPEUT Du kannst ihr mitteilen, dass der Film aus dem Jahre 1979 ist … und wir heute im Jahr 2021 leben … und, dass du das Spiegelbild der großen Susanne von heute bist … manchmal hilft eine kleine Diashow auf einer Leinwand, die zeigt, was danach noch alles passiert ist …

Schritt 5: Den Film wegpacken

Im nächsten Schritt laden Sie das Spiegelbild ein, mit dem jüngeren Ich zusammen den Film wegzupacken. Es hat sich bewährt, wenn das jüngere Ich und das Spiegelbild diese Handlung gemeinsam vollziehen. Beide gemeinsam sollen entscheiden, was mit dem Film geschieht. Er ist ein Teil der Vergangenheit und kann nicht ungeschehen gemacht werden. Daher empfehle ich auch, von einer völligen Zerstörung oder Entsorgung abzusehen. Manchmal ist der Klient aber sehr schnell und will den Film zerstören. Dann sollten wenigstens die Reste gut weggepackt werden (Asche oder Schnipsel …).

Der Film gehört aber zur vollendeten Vergangenheit. Diese grammatikalische Formulierung beschreibt es sehr schön: Anfang und Ende des Films liegen in der Vergangenheit. Entscheidend ist dafür zu sorgen, dass dieser Film heute nicht mehr im Hintergrund läuft und von alleine anspringen kann. Der Klient sollte darüber die Kontrolle bekommen. Wohin Spiegelbild und jüngeres Ich den Film zur Verwahrung packen, können Sie ihnen überlassen. Machen Sie ein paar Angebote, aus denen die beiden wählen können.

Praxis

THERAPEUT Nun lade ich dich ein, zusammen mit der Susanne von damals den Film gut wegzupacken ... ihr könnt gemeinsam entscheiden, wohin er gehört ... das kann ein Platz in diesem Archiv sein ... dort, wo die Filme der Vergangenheit sind ... es kann aber auch ein Tresor sein oder ein anderer sicherer Ort ...

Wenn die beiden einen guten Platz für den Film gefunden haben, ist die Kontrolle über den Film in der Zukunft für die Klientin wichtig. Durch das Wegpacken wird ein zukünftiges Anspringen des Films verhindert.

THERAPEUT Jetzt ist der Film an einem sicheren Ort ... und nur die Susanne im Heute und Morgen kann entscheiden, was damit geschieht ... wann und ob er noch mal angeschaut werden soll ...

Schritt 6: Dem jüngeren Ich einen sicheren Platz geben

Wie auch bei Luise Reddemann beschrieben bekommt das jüngere Ich nach Trost und Fürsorge einen guten und sicheren Platz. Da Sie mit dem Klienten in dessen Körper unterwegs sind, lassen Sie das Spiegelbild auch im Körper diesen Platz finden. Der Platz sollte dem Alter des jüngeren Ichs entsprechen, ganz viel Sicherheit bieten und möglichst auch eine innere Helferfigur haben. Im Verlauf der Therapie können mehrere jüngere Ichs aus alten Filmen herausgeholt werden. Oftmals sind es Kinder und Jugendliche, manchmal auch Babys oder ungeborene Kinder. So haben einige Klienten Orte gefunden, an denen viele jüngere Ichs unterschiedlichen Alters in Sicherheit sind. Andere wählen für jedes Ich einen separaten Ort. Wenn Sie alle Orte und Anteile in der Übersicht (s. Kap. 19) notieren, können Sie das Spiegelbild immer wieder dorthin führen.

Praxis

THERAPEUT Jetzt kannst du für die Susanne von damals einen guten Platz finden ... einen Ort, an dem sie ab jetzt sein möchte ... der in der großen Susanne von heute ganz sicher ist ... an dem sie sich wohlfühlen kann ... dort kannst du sie jederzeit besuchen ... ihr immer wieder sagen, dass der Film gut weggepackt ist ... und wir jetzt 2021 haben ... dass sie alles überstanden hat ... ...

Und gerne kann dort auch ein Helferwesen sein ... jemand, der immer bei ihr ist ... vielleicht ein Tier oder ein Fabelwesen, manchmal

> ist es auch ein Engel oder etwas ganz anderes ... schau mal, wo ihr hinwollt und wer dort noch sein wird ...

Wenn sich ein Kind an seinem neuen sicheren Ort als Helferfigur seine reale Mutter, Großmutter oder ein anderes Familienmitglied wünscht, ist es sinnvoll, einfühlsam zu intervenieren. Bei vielen Kindern ist das Bedürfnis nach der fürsorglichen Mutter sehr verständlich. Es ist manchmal als Kompensation erwünscht, wenn die Mutter dieser Rolle real gar nicht gerecht wurde. Lassen Sie dann die mütterliche Fürsorge, um die es geht, auf eine neutrale Figur übertragen. Die Frage »Wofür steht die Mutter?« kann sehr hilfreich dabei sein, eine entsprechende Figur entstehen zu lassen.

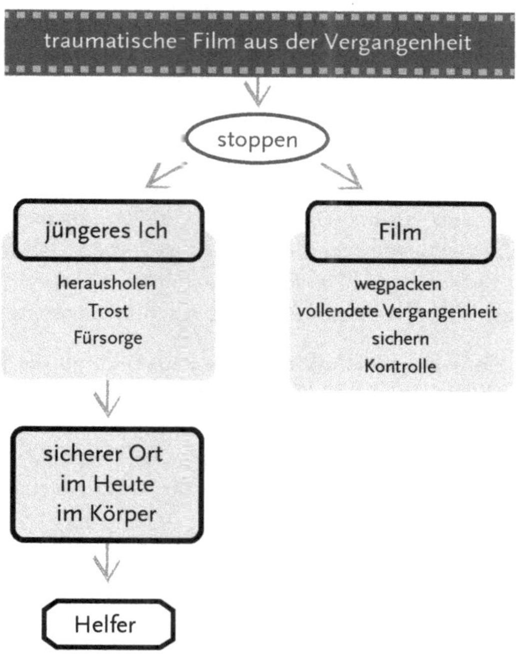

Abb. 17: Arbeit mit einem traumatischen Film aus der Vergangenheit

Schritt 7: Die Konditionierung

Die Nachversorgung des jüngeren Ichs sollte ebenfalls 30- bis 50-mal wiederholt werden, damit sie konditioniert wird. Dazu reist der Klient immer wieder zu seinen jüngeren Ichs und teilt ihnen mit, dass der alte Film Vergangenheit ist. Unterstützend wirkt die Zusammenfassung auf Ihrer Tonaufnahme (s. Kap. 18).

Praxis

Die Arbeit mit dem alten Film erfolgte bereits in einer früheren Sitzung. Bei einer späteren Körperreise möchte das Unbewusste am inneren sicheren Ort des versorgten achtjährigen Kindes vorbeischauen. Das Kind sitzt in einer Hütte an einem Mittelmeerstrand und hat als Helferfigur den Bären Balu dabei.

THERAPEUT Wenn das Unbewusste möchte, dass du die Achtjährige am Strand besuchst, dann führt die Reise jetzt dorthin …

KLIENTIN Ja, ich soll bei ihr vorbeischauen.

THERAPEUT Frag bitte einmal das Kind, wie es ihm geht … ob es alles hat, was es braucht …

KLIENTIN Sie beschwert sich, dass ich mich nicht um sie kümmere … zu selten vorbeischaue …

THERAPEUT Dann gehe jetzt zu ihr hin … setz dich zu ihr … oder spiel mit ihr … und sag ihr: »Du hast es geschafft! … Du hast es überstanden! … Es war ganz schlimm, aber es ist vorbei! … Und jetzt bist du in mir ganz sicher! … Der Film ist in der Metallschachtel im Safe … Wir haben das Jahr 2021, und ich bin schon lange erwachsen« …

Machen Sie nach jeder Aussage eine Pause, damit die Klientin dies selbst zu ihrem inneren Kind sagen kann. Am Ende der Sitzung können Sie diese Formulierungen in Ihre Zusammenfassung übernehmen (s. S. 276). Während das Spiegelbild an seinem Wohlfühlort sitzt, wird dieser Besuch beim Kind in die Trance für zu Hause eingebaut:

THERAPEUT … und ich weiß nicht, ob du gedanklich an den Mittelmeerstrand reist … dort, wo die Achtjährige mit Balu ist … die sich über deinen Besuch freut … setz dich zu ihr … oder spiel mit ihr … und sag ihr: »Du hast es geschafft! … Du hast es überstanden! … Es war ganz schlimm, aber es ist vorbei! … Und jetzt bist du in mir ganz sicher! … Der Film ist in der Metallschachtel im Safe … Wir haben das Jahr 2021, und ich bin schon lange erwachsen … und du kannst immer sehen, was ich schon alles mache … und wenn Gefahr im Verzug ist, kannst du in die Hütte gehen … Balu beschützt dich … du bist in mir ganz sicher … und genau richtig so, wie du bist!« …

Indirekte Arbeit mit traumatischen Filmen

Die Vorgehensweise der indirekten Arbeit mit traumatischen Filmen möchte ich hier nur ganz kurz anreißen. Der Ansatz ist aber so hilfreich, dass ich ihn wenigstens skizzieren werde.

Während der Körperreisen begegnen Ihnen immer wieder *Traumata*, die plötzlich getriggert werden. Symbolisch bedeutet dies, dass irgendwo im Klienten ein alter Film anspringt. Der Klient muss den Inhalt weder wahrnehmen noch kennen. Das damit verbundene Gefühl ist dagegen meist sehr deutlich spürbar.

Wenn das Spiegelbild im Archiv des Lebens einen alten Film betrachten möchte, ist es bereits sehr viel dichter am Inhalt. Häufig ist das Spiegelbild aber irgendwo auf seiner Reise unabhängig vom Archiv des Lebens oder einer Leinwandarbeit unterwegs, und der Trigger kommt überraschend. Ein ungutes Gefühl, der Kloß im Hals, Schwindel oder ein Hitzegefühl, das durchaus bekannt sein kann, blockiert die weitere Reise.

Wenn Sie vermuten, dass solch ein alter Film »angesprungen« ist, können Sie dem Klienten ein entsprechendes Angebot machen. Wichtig ist der Hinweis, dass er den alten Film *nicht* betrachten *muss*.

Praxis

> THERAPEUT Manchmal kommt es vor … dass solch ein Schwindel dadurch ausgelöst wird … dass in dir ein alter Film anspringt … den du gar nicht kennen musst … nur das Gefühl ist bekannt … wenn das so ist … könntest du einmal den Projektor finden … auf dem dieser Film läuft … manchmal ist es auch ein DVD-Player oder etwas anderes … du brauchst den Film nicht anzusehen … er läuft im Nebenraum …

Der Klient wird zum Projektor begleitet. Die Betrachtung des Films ist nur dann sinnvoll, wenn er es gerne möchte. Betonen Sie eher, dass es nicht notwendig ist. Die Entlastung ist für Traumatisierte enorm. Sie müssen den Film weder selbst betrachten, noch davon berichten.

> THERAPEUT Jetzt kannst du als Erstes den Film im Projektor stoppen … die Pausetaste drücken … ihn anhalten …

Meist kommt es sofort zu einer Beruhigung des Symptoms, das der Film getriggert hat. Nun arbeiten Sie entsprechend dem Vorgehen, das zu Beginn dieses Kapitels in sieben Schritten beschrieben wurde (s. S. 148). Das jüngere Ich wird aber in diesem Fall aus dem Nebenraum geholt. Auch dabei braucht der Klient den Film nicht zu betrachten.

> THERAPEUT Jetzt bitte mal dein jüngeres Ich, das noch in dem Film festhängt … aus dem Nebenraum zu kommen … da ist ein Standbild

> auf der Leinwand ... das du nicht anschauen musst ... die jüngere Susanne kann einfach so kommen ... manchmal sind es auch mehrere jüngere Ichs ... und wenn jemand hier beim Projektor und dir angekommen ist, dann sag Bescheid ...
>
> Jetzt arbeiten Sie genauso wie bereits beschrieben. Gemeinsam mit dem jüngeren Ich wird der alte Film weggepackt. Anschließend bekommt das jüngere Ich Trost und einen sicheren Ort im heutigen Ich.

Bei dieser Vorgehensweise sehen die Schritte folgendermaßen aus:

1. *Projektor* finden und stoppen
2. das jüngere Ich (oder mehrere) aus dem *Nebenraum* holen
3. das jüngere Ich trösten
4. das jüngere Ich informieren
5. den Film wegpacken
6. dem jüngeren Ich einen sicheren Platz im Heute geben
7. die Konditionierung.

In etlichen Fällen ist statt einer Widerstandsarbeit zunächst die Arbeit mit dem Projektor denkbar. Lassen Sie sich durchaus von Ihrem Unbewussten führen, wenn es zu entscheiden gilt, welches Tool aus Ihrem Handwerkskoffer gerade erfolgversprechend ist. Das Unbewusste des Klienten sendet ausreichend Signale, für die Sie empfangsbereit sein sollten.

11.5 Die Leinwandarbeit

Der innere Filmvorführer

Bei der Arbeit im Archiv des Lebens geht es vor allem um den Zugriff auf altes und unbewusstes Wissen, das im Klienten vorhanden ist. Während der Körperreisen kommt es immer wieder zu Situationen, in denen Ihnen als Therapeut ein Zugriff auf dieses Wissen hilfreich erscheinen wird. Die Reise zum Archiv kann den Therapiefluss aber manchmal unterbrechen. Durch die Leinwandarbeit gelingt es vielerorts, eine direkte Schaltung zum Archiv des Lebens aufzubauen. So können Sie spontan überall im Körper dem Klienten einen Zugriff auf dieses Wissen ermöglichen.

Statt einen Verwalter zu bemühen, der dem Spiegelbild einen Film bringt, wird dies im Körper auf einer Leinwand über den *inneren Filmvorführer* symbolisiert. Egal, wo das Spiegelbild im Körper unterwegs ist, kann eine solche Leinwand aufgebaut werden. Es kann sich auch um einen Monitor oder eine andere Projektionsfläche handeln.

Auf dieser Leinwand lässt sich eine Fragestellung genauso bearbeiten wie im Archiv des Lebens. Beachten Sie bitte auch hier das Angebot von Schutzmaßnahmen bei der Betrachtung eines Films.

Praxis

Das Spiegelbild ist im Körper unterwegs und möchte seine Schaltzentrale (es ist übertragbar auf viele Orte) kennenlernen. Dort angekommen befindet es sich in einem Raum, der vollautomatisiert läuft, da niemand anwesend ist.

> THERAPEUT Wie fühlt sich das für dich an? ... Sieht es stimmig aus, dass niemand dort ist? ...
>
> KLIENT Nein ... das ist komisch ... fühlt sich nicht stimmig an ...
>
> THERAPEUT Dann lade ich dich ein, dort eine Leinwand aufzubauen ... geht das?
>
> KLIENT Ja.
>
> THERAPEUT Dann bitte nun deinen inneren Filmvorführer, auf der Leinwand diesen Raum zu zeigen, als es noch stimmig war ... wie auch immer das aussehen mag ...
>
> KLIENT Es ist derselbe Raum ... aber da sind viele Männchen, die an den PCs sitzen ...

Nun kann das Spiegelbild wieder mit den inneren Anteilen, die auf der Leinwand auftauchen, in Kontakt treten. Auch dieser Film kann an die Stelle gespult werden, die zeigt, was geschah, bevor die Männchen verschwanden. So gilt es, wieder zu erkunden, was die Schaltzentrale braucht, damit sie wie gewünscht arbeiten kann.

Sie können überall im Körper eine Leinwand oder eine andere Projektionsfläche aufbauen lassen. Manchmal werden es auch *zwei Leinwände* nebeneinander: zunächst eine mit dem analytischen Blick in die Vergangenheit und eine zweite daneben mit dem Blick in die Zukunft, der die Lösung zeigt.

Vergleichende Betrachtung auf der Leinwand

In einigen Situationen können Sie die Leinwand zum Abgleich mit dem gesunden Zustand nutzen. So ist bei allen paarigen Organen und den Extremitäten der Blick auf die beschwerdefreie andere Seite hilfreich. Wenn das Spiegelbild im Körper unterwegs ist, reist es bei Beschwerden zum Beispiel in eine Extremität zum Ort des Geschehens. Dort betrachtet es den Befund vor Ort. Manchmal ist unklar, ob dieser Befund den Normalzustand zeigt oder nicht. Ein Vergleich mit der beschwerdefreien anderen Körperhälfte kann schnell helfen. Hierzu lassen Sie im kranken Knie eine Leinwand aufbauen und bitten den inneren Filmvorführer, darauf die gesunde Gegenseite zu zeigen.

Praxis

Sie sind mit dem Spiegelbild im schmerzhaften rechten Knie des Klienten. Dort sind arbeitende Männchen zu erkennen. Außerdem gibt es Hinweise auf Unregelmäßigkeiten. Ob es sich hierbei um den Normalzustand handelt, ist unklar.

> THERAPEUT Ich lade dich ein, hier eine Leinwand aufzubauen ... nun bitte deinen inneren Filmvorführer, auf dieser Leinwand das gesunde linke Knie zu zeigen ... wie sieht dort dieser Bereich aus? ...

Im nächsten Schritt wird durch die Kommunikation mit den Männchen im kranken Knie erarbeitet, was hilfreich ist.

> THERAPEUT Frag bitte deine Männchen vor Ort, was sie brauchen, damit es wieder so aussehen kann wie in dem Knie auf der Leinwand ...

Natürlich ist eine komplette Heilung nicht immer möglich. Es gilt, ein realistisches Endziel zu erarbeiten.

Anschließend kann das gesunde Bild als Zielbild übernommen werden. Über den Kontakt mit den Männchen im Knie, eventuell der Schaltzentrale und anderen inneren Helfern (z. B. ein innerer Heiler) wird das mögliche Ziel definiert. So lässt sich klären, welcher nächste Schritt hilfreich ist, um den Befund zu verbessern. Gerade bei Gelenkbildern ist es auch möglich, dass die Männchen vor Ort mitteilen, sie bräuchten nun Hilfe von außen. In einzelnen Fällen kommen deutliche Hinweise auf eine notwendige Operation. In diesem Fall helfen die inneren Bilder dem Klienten, sich klarer zu positionieren.

Die Betrachtung auf einer *Leinwand am äußeren sicheren Ort* (s. S. 40) ist anders. Hierbei geht es nicht darum, einen Film aus dem Archiv des Lebens anzusehen. Diese Leinwand dient vor allem der Dissoziation – der Körper im Innern wird in der Gegenwart betrachtet.

12 Widerstände

Je häufiger Sie hypnotherapeutische Einblicke in die Innenwelten der Klienten bekommen, desto faszinierter werden vielleicht auch Sie von den Funktionsweisen des Menschen sein. Die symbolischen Reisen ins Körperinnere eröffnen immer mehr Erkenntnisse, wie der Organismus »funktioniert«. Die Widerstandsarbeit ist hierfür ein ganz wichtiger Baustein.

In der Literatur findet man viele verschiedene Definitionen des Begriffs »Widerstand«. So, wie er zu Freuds Zeiten in der Psychoanalyse verwendet und eingeteilt wurde, habe ich ihn in der heutigen Hypnotherapie nicht wiedergefunden. In meiner Wahrnehmung bezieht sich ein Widerstand sowohl auf die Symptome eines Klienten als auch auf die gemeinsame therapeutische Arbeit. Ich verstehe einen Widerstand als *Blockade* entweder

a) eines Genesungsprozesses im Klienten oder
b) des Prozesses während einer therapeutischen Sitzung.

Unter a) fallen sämtliche Krankheitssymptome des Klienten. Ein Widerstand dieser Art blockiert eine Heilung beziehungsweise ein gesundes Verhalten. Im Alltag zählt dazu auch die Vermeidung von unterstützenden Maßnahmen wie Ernährungsumstellung, Physiotherapie oder Fitness.

Unter Widerständen der Kategorie b) finden sich alle Reaktionen, die eine Therapie blockieren. Das beginnt mit dem Vergessen eines Termins. Es bezieht sich auch auf alle körperlichen oder symbolischen Reaktionen, die das Erreichen eines gewünschten Ziels während einer Trancearbeit behindern. Sie können während einer Sitzung beispielsweise in Form von plötzlichem Schwindel in Erscheinung treten. Außerdem zählen dazu aber auch scheinbar unüberwindliche Hürden, die das Anhören einer Tonaufnahme verhindern.

Zu Beginn meiner hypnotherapeutischen Arbeit habe ich mich oft erschreckt, wenn während der Trance plötzlich eine unvorhergesehene Blockade auftrat. Der Widerstand schien mein Konzept und den friedlichen Ablauf der Sitzung zu stören. Wenn körperliche Reaktionen wie Engegefühl, Herzdruck oder Beklemmungen auftraten, saß auch ich manchmal schwitzend in einer Sitzung und hatte ebenfalls Herzklopfen. Inzwischen habe ich gelernt, solche Reaktionen beim Klienten als gute Gelegenheit zu begrüßen, da er durch die Widerstandsarbeit schneller zu seinem Ziel kommen kann.

Der Begriff Widerstand ist meist negativ besetzt. Leider gibt es für diese Phänomene noch keine bessere Formulierung. Ich habe fest verinnerlicht, dass jeder Widerstand einmal die bestmögliche Lösung war: entweder im Klienten oder in seinem System. Daher war er primär »gut gemeint«, auch wenn er im Heute sehr negativ wirken kann. Ich lade Sie ein, diese positive Grundeinstellung zu überprüfen.

> Je freundlicher oder neutraler der Therapeut einem Widerstand gegenübertritt, desto leichter fällt es dem Klienten, diesen aufzulösen.

Einen Widerstand aufzulösen bedeutet für Sie als Therapeuten, dass Sie den Widerstand zunächst neutral wahrnehmen. Dann unterstützen Sie den Klienten bei der Betrachtung und Kontaktaufnahme. Im nächsten entscheidenden Schritt wird erarbeitet, ob dieser Widerstand aus eigenen inneren Anteilen entstand oder von außen als Introjekt übertragen wurde (s. Abb. 18). Innere Anteile werden darin unterstützt, wieder eine gesunde Funktion zu übernehmen, Introjekte werden verabschiedet.

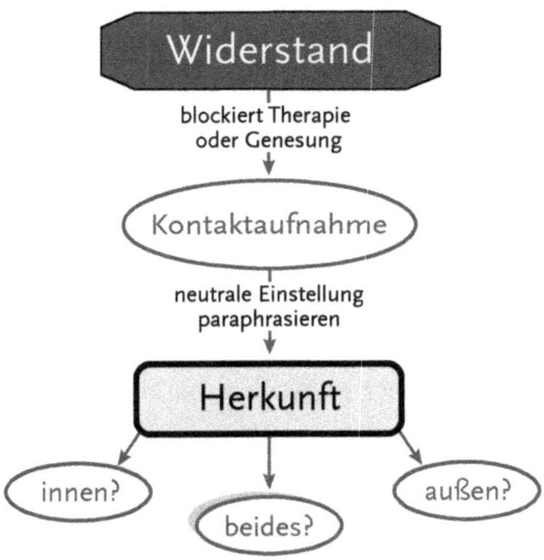

Abb. 18: Widerstand – Übersicht zur Herkunft

Wie Sie Ihren Klienten darin unterstützen können, seine Widerstände aufzulösen, erfahren Sie in diesem Kapitel. Da ich davon überzeugt bin, dass die Widerstandsarbeit sowohl für Sie als auch Ihre Klienten elementar ist, nimmt sie in diesem Buch den entsprechenden Raum ein. So, wie in der Therapie an dieser Stelle kleinschrittige Prozesse ganz wesentlich sind, möchte ich auch hier Ihre Aufmerksamkeit auf viele Details lenken. Ich erhoffe mir, dass Sie in Ihrer täglichen Arbeit davon profitieren werden.

12.1 Kontaktaufnahme

Sobald ein Widerstand auftritt – egal, ob symbolisch im Körper oder als Reaktion des Klienten im realen Außen –, ist es sinnvoll, diesen anzusprechen. Dank der Vorarbeit und einem guten Rapport sollte der Klient alles erwähnen, was er wahrnimmt.

Ein Widerstand kann sich auf unterschiedliche Weise in einer imaginären Körperreise zeigen.

Hier einige Beispiele:

körperliche Reaktionen beim Klienten:	**symbolische Wahrnehmungen:**
• Kloß im Hals	• die Schwärze
• Herzklopfen	• das Nichts
• Engegefühl	• eine Stimme
• Druck auf der Brust	• ein Nebel
• Schwindel	• verschlossene Räume
• Angstgefühl	• Hindernisse

Als ersten wichtigen Schritt laden Sie das Spiegelbild dazu ein, das, was gerade gekommen ist, direkt anzusprechen. Der Klient wird angeregt, direkt mit dem Symbol oder der Reaktion in Kontakt zu gehen. Dabei beschreibt er zunächst neutral:

> »Hallo Mauer, ich sehe dich ...«
> »Hallo Stimme, ich höre dich ...«
> »Kloß im Hals, ich spüre dich ...«
> »Hallo Gestank, ich rieche dich ...«
> »Bitterkeit, ich schmecke dich ...«
> »Schwindel, ich nehme dich wahr ...«

Bitten Sie den Klienten, keine Wertungen und Änderungswünsche anzusprechen. Die Formulierung

> »Kloß, ich spüre dich und will, dass du weggehst!«

ist als Reaktion auf den Kloß nicht hilfreich. An dieser Stelle ist Ihre therapeutische Begleitung sehr wichtig. Sie können sich immer bewusst machen, dass jeder Widerstand im Klienten ein Lösungsversuch ist. Noch kennt das innere System keine bessere Alternative. Unterstützen Sie den Klienten, diese Phase der Betrachtung ohne wertende Kommentare auszuhalten.

Bei massiven Reaktionen oder sehr beängstigenden Widerständen erinnern Sie den Klienten zunächst daran, dass er die Kontrolle hat. Folgende Interventionen zum Spiegelbild können schnell die Bedrohlichkeit reduzieren:

> »Du kannst jederzeit einen Schritt zurückgehen …«
>
> »Du kannst jederzeit deinen Notfallknopf drücken und zum Wohlfühlraum springen … dorthin, wo du ganz sicher bist …«

Ebenso können Sie die Schutzmaßnahmen, die bisher nicht genutzt wurden, erneut anbieten. So geben Sie dem Klienten das Gefühl, dass er aktiv sein kann.

> »Vielleicht möchtest du noch einen Helfer dazubitten …?«
>
> »Du kannst dir jederzeit einen Zauberstab oder etwas ganz anderes wünschen, was hilfreich sein könnte …«

Im zweiten Schritt bitten Sie um eine Rückmeldung, wie der Widerstand auf die Kontaktaufnahme reagiert. An dieser Stelle ist eine kleinschrittige und langsame Vorgehensweise sehr wichtig. Ein Widerstand ist eher gewohnt, dass er übergangen wird oder man ihn »weghaben« will. Nun ist es aber an der Zeit, ihn genauer zu betrachten und seine Veränderungen wahrzunehmen.

Bitten Sie das Spiegelbild, Ihnen die Reaktionen des Widerstands zu beschreiben. Anschließend soll das Spiegelbild neutral *paraphrasieren* und damit dem Widerstand mitteilen, dass es die Reaktion wahrgenommen hat. Diese Wiederholungen haben eine enorme Wirkung. Dabei ist nicht relevant, ob die Reaktion positiv oder negativ war.

»Mauer, ich sehe, dass du etwas kleiner wirst ...«

»Hallo Stimme, ich höre, dass du noch lauter schreist ...«

»Kloß, ich spüre, dass du etwas nachlässt ... ...«

Auch, wenn sich keinerlei Veränderung zeigt, wird diese Tatsache dem Widerstand rückgemeldet. Es geht um eine erste Kontaktaufnahme.

»Hallo Gestank, ich rieche dich unverändert ...«

Die meisten Widerstände reagieren auf irgendeine Art. Die Klienten haben oft das Gefühl, dass der Widerstand misstrauisch ist. Dieser kann nicht glauben, dass es der Klient ernst meint. Je mehr das Spiegelbild auf den Widerstand eingeht, umso eher lässt er sich im Verlauf verändern.

Praxis

Das Spiegelbild ist im Körper angekommen, und dort ist eine Landschaft. Es beginnt mit der Reise, und eine Mauer erscheint. Der Weg ist versperrt.

THERAPEUT Sag bitte der Mauer: »Ich sehe dich!«

KLIENT Mauer, ich sehe dich ... da tut sich nichts ...

THERAPEUT Dann sag bitte der Mauer: »Ich sehe dich und sehe auch, dass du unverändert bist.«

KLIENT Jetzt wird sie ein bisschen heller ... wirkt irgendwie nicht mehr so dick ...

THERAPEUT Dann sag ihr bitte: »Ich sehe, dass du ein bisschen heller wirst ... und irgendwie nicht mehr so dick wirkst ...«

Bitte bleiben Sie wieder, soweit es geht, bei den Formulierungen des Klienten.

KLIENT Die Mauer wird jetzt kleiner ... ich kann schon drüberschauen ...

> THERAPEUT Dann sage ihr nun: »Ich sehe, dass du kleiner geworden bist … und ich schon drüberschauen kann …«
>
> Diese Art des Paraphrasierens sollten Sie so lange wiederholen, bis entweder der Widerstand verschwindet oder er gefragt wird: Kommst du von innen … oder außen … oder beides? Dieser entscheidende Schritt wird in der Folge im Detail beschrieben.

12.2 Was steckt hinter einem Widerstand?

Wiederholt blockiert etwas im Klienten den reibungslosen Verlauf Ihrer gemeinsamen Reise. Dieser Widerstand kann schon ganz alt sein, manchmal älter als der Klient selbst. Er kann aber auch akut entstehen, wie der Kloß im Hals, da die Therapie in diesem Moment bedrohlich wirkt. Ob die nächsten Schritte bedrohlich sind oder die Therapie an sich, ist zunächst unklar. Machen Sie sich stets bewusst, dass für einen Widerstand die Auflösung des Symptoms oder die Aufdeckung von Erkenntnissen eine Bedrohung darstellen kann. Noch ist die momentane Reaktion die bestmögliche Lösung. Erarbeiten Sie zunächst gemeinsam eine andere bessere Variante, bevor sie die altbekannte verabschieden lassen.

Während der *Imaginären Körperreise* begegnen Ihnen die Widerstände als innere Anteile. Bezüglich der Entstehung ist es am wichtigsten zu unterscheiden, ob ein Widerstand ursprünglich von innen oder außen kam. So kann er einerseits die Entwicklung aus einem eigenen inneren Anteil sein. Als bestmögliche Lösung hat sich dieser Anteil derart verändert, dass daraus ein pathologischer Teil wurde. Als Beispiel sei eine Phobie genannt, die aus einer gesunden Angst entstanden ist. Betrachten wir eine Spinnenphobie, so kann diese aus einer gesunden Angst vor gefährlichen Tieren entstanden sein.

Andererseits kann der widerständige Anteil auch von außen übernommen worden sein. Bei der Übertragung eines sogenannten Introjekts (Reddemann 2017) stammt dieser Teil von jemand oder etwas anderem. Das kann ein Mensch sein – wie Eltern oder Großeltern – oder auch eine Institution, wie zum Beispiel Kirche oder Schule. Beim Beispiel Spinnenphobie wird diese häufig von der Mutter auf das Kind übertragen.

12.3 Arbeit mit den Widerständen

Nachdem Ihr Klient mit dem Widerstand Kontakt aufgenommen hat, können Sie zur entscheidenden Frage übergehen (s. S. Abb. 19):

»Kommst du von innen ... oder außen ... oder beides?«

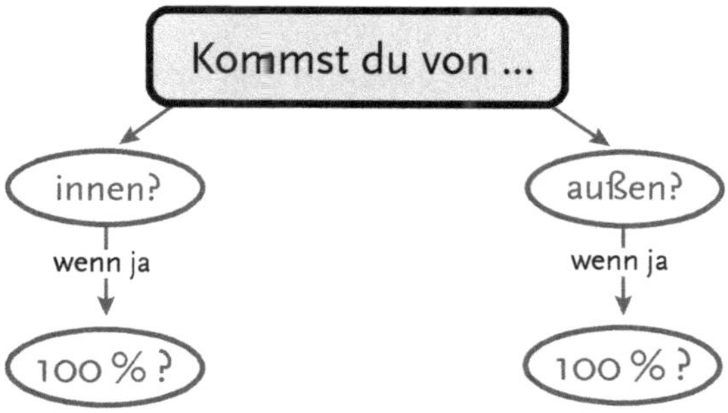

Abb. 19: Herkunft und Ausmaß des Widerstands

Diese Frage stellt einen elementaren Teil Ihrer therapeutischen Arbeit dar. Darauf folgt die Trennung einerseits in innere, widerständige Anteile und andererseits in Introjekte, die von außen kommen und verabschiedet werden können. Wichtig ist die saubere Differenzierung der inneren Anteile von den Introjekten. Diese Arbeit muss oftmals geduldig und kleinschrittig verlaufen. Sollte der Klient ein vermeintliches Introjekt verabschieden, das noch innere Anteile in sich trägt, käme es wie ein Bumerang früher oder später zurück. Ebenso lässt sich mit inneren Anteilen schlechter arbeiten, wenn sie noch kleine Teile eines Introjekts beinhalten.

Eine einfache Frage hat sich als hilfreich erwiesen:

»Kommst du zu 100 Prozent von innen (bzw. außen)?«

Erst, wenn diese Frage mit *Ja* beantwortet wird, können Sie die nächsten Schritte gehen.

Sollte die Antwort Nein lauten, muss der Klient diesen Widerstand noch weiter in seine inneren und äußeren Bestandteile aufspalten. Dann handelt es sich um einen kombinierten Widerstand, wie er in Kapitel 12.6 beschrieben wird.

Achten Sie darauf, dass das Spiegelbild direkt mit dem Widerstand in den Dialog geht. Auch wenn eine ständige Wiederholung von »Sag bitte der Mauer ...« mühsam wirkt, so ist es immens wichtig. Nur der Klient selbst kann diese Arbeitsschritte wirkungsvoll gehen. So bestimmt er auch selbst das Tempo für diesen entscheidenden Prozess.

Praxis

Die Mauer ist etwas kleiner geworden. Das Spiegelbild steht mit ihr in Kontakt.

> THERAPEUT Frag bitte einmal die Mauer: »Kommst du von innen ... oder außen ... oder beides?«

> KLIENT Was heißt das: innen oder außen?

Diese Frage des inneren Kritikers kommt immer wieder einmal. Sie können das Spiegelbild bitten, trotzdem Ihrer Einladung zu folgen.

> THERAPEUT Das Unbewusste versteht diese Frage ... somit auch die Mauer ... und ich bitte dich, wörtlich zu fragen: »Kommst du von innen ... oder außen ... oder beides?«

Lassen Sie den Klienten diese Frage laut aussprechen. Nur so können Sie hören, ob er bei Ihren Formulierungen bleibt.

> KLIENT Mauer, kommst du von innen ... oder außen ... oder beides? ... ... sie sagt: »Von innen.«

> THERAPEUT Die Mauer kommt von innen ... dann frag sie bitte: »Kommst du zu 100 Prozent von innen?«

> KLIENT Kommst du zu 100 Prozent von innen? ... sie sagt: »Ja.«

Somit handelt es sich um einen inneren Anteil, der auf keinen Fall verabschiedet werden darf.

12.4 Innere Widerstände

Als inneren Widerstand bezeichne ich einen jetzt aktiven inneren widerständigen Anteil. Dieser hat sich zu 100 Prozent aus einem ehemals physiologischen inneren Persönlichkeitsanteil entwickelt (s. Abb. 20).

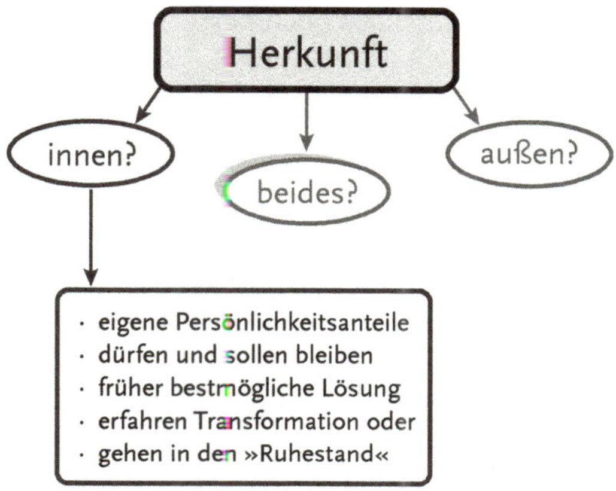
Herkunft
innen?
beides?
außen?
· eigene Persönlichkeitsanteile
· dürfen und sollen bleiben
· früher bestmögliche Lösung
· erfahren Transformation oder
· gehen in den »Ruhestand«

Abb. 20: Widerstand – Übersicht zur Herkunft des inneren Widerstands

Es ist wichtig, diesem Anteil als Therapeut neutral oder sogar positiv gegenüberzutreten. Lassen Sie sich nicht vom Klienten beeinflussen, wenn er gegenüber diesem Teil Groll empfindet. Die Reaktion im Klienten, die damals hervorgerufen wurde und einen Widerstand entstehen ließ, war einst die bestmögliche Lösung. So gab es in der Vergangenheit eine Belastung, die der Klient mit seinen physiologischen Anteilen nicht meistern konnte. Er musste etwas Neues entwickeln. Gerade Kinder sind äußeren Bedingungen ausgesetzt, ohne etwas daran ändern zu können. Daher entwickeln sie eine Strategie in sich, um eine Antwort auf die äußere Belastung zu haben.

In den meisten Fällen ist diese Reaktion heute keine gute Lösung mehr, sondern führt zu einem pathologischen Symptom. Teils hilft alleine schon die Information, dass der Klient heute viel älter und die Zeit vorangeschritten ist. Der widerständige Teil ist sozusagen in der Vergangenheit hängengeblieben und hält an seiner Funktion von damals fest. Hier sind Wertschätzung und Informationen hilfreich:

> »Ich sehe, dass du mich schützen willst ... das war damals eine gute Lösung ... jetzt bin ich erwachsen ... und kann prima auf mich selbst aufpassen ... bin unabhängig ... wir schreiben das Jahr 2021 ...«

Wenn der Klient den Widerstand noch besser verstehen möchte, hilft die Frage:

> »Was war deine ursprüngliche Aufgabe in mir?«

Es gibt aber auch Fälle, in denen erst andere Schritte gegangen werden müssen, damit der Widerstand seine »Arbeit« aufgeben darf. Hier hilft die Frage:

> »Was brauchst du, damit du damit aufhören kannst?«

Sie können nun mit dem Klienten Strategien entwickeln, die in der Gegenwart hilfreich sind.

> »Welche inneren Anteile, die heute zur Verfügung stehen, können dem Widerstand helfen?«
>
> »Kannst du dem Widerstand zeigen, was du heute alles zur Verfügung hast, damit er sich gut und sicher fühlt?«

An dieser Stelle sollten Sie pragmatisch auf die individuellen Bedürfnisse des Widerstands eingehen.

Transformation der inneren Widerstände

Der Klient hat die Bestätigung erhalten, dass es sich um einen reinen inneren Widerstand handelt, der zu 100 Prozent von innen kommt. Er hat ihm Wertschätzung entgegengebracht und ist mit ihm in Kontakt getreten. Nun gibt es verschiedene Möglichkeiten der weiteren Veränderung.

Der Widerstand ...

- ... kehrt zu seiner ursprünglichen gesunden Funktion zurück.
- ... übernimmt eine neue gesunde Funktion.
- ... wird alleine durch seine Betrachtung überflüssig.
- ... setzt sich im übertragenen Sinn zur Ruhe.

Welcher Verlauf passend ist, entscheidet wieder das Unbewusste des Klienten. Im Dialog mit dem Widerstand kann dieser seine Form verändern. Manchmal erscheint plötzlich ein jüngerer Anteil, und ein analytischer Blick in die Vergangenheit wird ermöglicht. Ein anderes

Mal wählt der Klient einen lösungsorientierten Blick in die Zukunft. Dadurch bleibt die Entstehung des Widerstands unerkannt.

Praxis

Der Widerstand braucht etwas Ausgleichendes

Die Mauer kommt zu 100 Prozent von innen und ist etwas kleiner geworden.

THERAPEUT Frag bitte die Mauer, was sie braucht, damit sie dir den Weg freigeben kann …

KLIENT Was brauchst du, damit ich weitergehen darf? … … Sie sagt, ich brauche mehr Mut …

THERAPEUT Kannst du dann einmal deinen Mut einladen, dazuzukommen? … Du kannst das einfach mit einem Gedanken tun … wie auch immer der Mut aussieht, so kann er hier erscheinen …

KLIENT Hallo Mut, kannst du bitte mal kommen? … Da kommt ein Zwerg …

THERAPEUT Frag bitte den Zwerg: »Wer oder was bist du für mich?«

KLIENT Wer oder was bist du für mich? … Na, ich bin dein Mut … du hast mich doch gerufen …

THERAPEUT Kannst du ihn bitten, dich bei deiner Reise zu begleiten?

KLIENT Kommst du bitte mit, ich brauche dich … die Mauer geht sonst nicht weg … Er sagt: »Du brauchst mich nur zu rufen, dann bin ich für dich da … das machst du viel zu selten!«

THERAPEUT Was sagt die Mauer dazu?

KLIENT Sie ist verschwunden …

Der Zwerg kann ab jetzt während der Trance als Helfer genutzt werden. Sie können auch ihn in die Aufnahme zur Selbsthypnose mit einbeziehen (s. Kap. 18).

Es gibt Fälle, in denen solch eine Mauer nicht so einfach verschwinden kann. Vor allem, wenn ein innerer Widerstand schon in der Kindheit entstand, kann er in der Trance einen sehr hartnäckigen Eindruck vermitteln. Sie sollten sich bewusst machen, dass dies ein Zeichen dafür ist, dass er bei Entstehung besonders wichtig war.

Bei sehr alt erscheinenden Widerständen ist es hilfreich, den Widerstand nach dem Alter des Klienten zu fragen. Der Widerstand wurde in der Kindheit aufgebaut und hängt dort noch fest. Für ihn ist die Zeit quasi stehen geblieben. Lassen Sie aber nicht den Widerstand fragen, wie alt er selber ist. Das führt gerne zu Verwirrungen. Es hat sich als zielführender herausgestellt, wenn man ihn fragt, für wie alt er den Klienten hält. Bei Entstehung vor dem Bewusstwerden des eigenen Alters können Antworten wie »Du bist ganz klein« einen Hinweis geben.

Praxis

Der Widerstand hängt in der Vergangenheit fest

Die Mauer ist dem Spiegelbild begegnet, als es das Zentrum der Emotionen aufsuchen wollte. Der Klient hat sich sofort darin wiedergefunden, dass er keinen guten Zugang zu allen Emotionen hat. Die Mauer kommt zu 100 Prozent von innen und ist ein wenig kleiner geworden.

THERAPEUT Frag bitte einmal die Mauer, was sie braucht, damit sie dir den Weg freigeben kann …

KLIENT Was brauchst du, damit ich weitergehen darf? … … Sie sagt, sie kann nicht einfach verschwinden …

Diese Tatsache sollten Sie erst einmal wirken lassen. An dieser Stelle hat die Mauer eine wichtige Funktion.

THERAPEUT Sag bitte der Mauer, dass du hörst, dass sie nicht einfach verschwinden kann … und, dass sie dir den Weg zum Zentrum der Emotionen verschließt …

KLIENT Ich höre, dass du nicht einfach verschwinden kannst … und sehe, dass du mir den Weg zu meinen Gefühlen verschließt … … sie sagt, das sei besser so …

THERAPEUT Dann sag, dass du hörst … sie glaubt, das sei besser so …

KLIENT Ich höre, dass du denkst, das ist besser so … … sie sagt »Genau!« …

THERAPEUT Nun frag bitte mal die Mauer, was sie denkt, wie alt du bist …

KLIENT Was denkst du, wie alt ich bin? … … Sie sagt: »Fünf Jahre« …

Dieser Widerstand wurde mit der Sinnhaftigkeit des Fünfjährigen und seinen Bedingungen im Außen errichtet. Das war damals sicher die bestmögliche Lösung. Es ist schön, wenn der Klient dafür eine Wertschätzung und eventuell sogar Dank empfinden kann. Bei aggressiveren Widerständen dauert dies allerdings manchmal länger oder ist nicht möglich. Auch ohne die damaligen Geschehnisse im Außen aufdecken zu müssen, können Sie mit dem Widerstand arbeiten.

THERAPEUT Sag ihr bitte, dass sie bei dem Fünfjährigen bestimmt eine ganz wichtige Funktion hatte ... und deine Gefühle gut geschützt hat ...

KLIENT Du warst bestimmt mal ganz wichtig ... und hast mich gut geschützt ... sie sagt: »Das ging doch gar nicht anders!« ...

THERAPEUT Meinst du, es passt, der Mauer dafür zu danken, dass sie so gut für dich standgehalten hat?

KLIENT Ja, das passt ... Ich danke dir! Das hast du gut gemacht ... ich weiß ja, wie es mir ging ... damals war das genau richtig ...

Im nächsten Schritt ist die Aufklärung über den weiteren Verlauf im Leben des Klienten dran. Der in der Vergangenheit hängen gebliebene Anteil soll in die Gegenwart mitgenommen werden. Welche Funktion er dann übernehmen möchte, bleibt dem Unbewussten überlassen. Die bekannten Fakten aus dem Alltag des Klienten können einbezogen werden.

THERAPEUT Nun teile der Mauer bitte mit, dass du inzwischen 53 Jahre alt bist ... und wir im Jahr 2021 leben ... dass du erwachsen bist ... einen Beruf hast ... eine Tochter, die auch schon erwachsen ist ... und unabhängig von deinen Eltern bist ...

Der Klient wiederholt die Informationen.

KLIENT Die Mauer ist ganz erstaunt ... kann das kaum glauben ... sie hat inzwischen ein Gesicht und schaut nun mit großen Augen ...

THERAPEUT Vielleicht kannst du ihr ja mal auf einer Leinwand eine Art Diashow zeigen, wie es seit deinem sechsten Lebensjahr weiterging ... was aus dir geworden ist ...

Die Leinwand erscheint meist ohne großen Aufwand. Lassen Sie der Mauer etwas Zeit, diese Informationen zu verkraften. Anschließend können Sie erarbeiten, was aus der Mauer werden kann, wenn sie realisiert, dass diese Funktion heute nicht mehr gebraucht wird.

THERAPEUT Wenn die Mauer das alles gesehen hat, dann sag ihr bitte, dass du jetzt gerne einen Zugang zu deinen Gefühlen hättest ... dass du die Mauer so nicht mehr brauchst ... vielleicht kann sie dir auch sagen, was sie vorher für eine gesunde Funktion hatte ... woraus sie entstanden ist ... oder was sie stattdessen in Zukunft machen möchte ... sie ist ein Teil von dir ...

KLIENT ... ... sie war mal ein Teil meiner Stärke ... das war an dieser Stelle auch nötig ... es brauchte viel Stärke, den Raum zu schützen ...

THERAPEUT Möchte sie denn wieder zur Stärke im Heute zurückkehren ... an anderer Stelle dem 53-Jährigen helfen ... oder eine ganz andere Rolle einnehmen ... vielleicht ist sie auch so erschöpft, dass sie sich zur Ruhe setzen möchte ...

Die Reaktionen sind sehr individuell. Jede Art von Transformation ist möglich. Bereits während des Dialogs mit dem Symbol kann sich dessen Aussehen verändern. So könnte die Mauer auch eine andere Gestalt annehmen und plötzlich wie ein Wesen aussehen.

Häufig übernimmt der innere Teil seine ursprüngliche physiologische Aufgabe. Manchmal ist er so erschöpft, dass er sich nur noch ausruhen möchte. Das passiert gerne, wenn er als ein lebendiges Wesen symbolisiert wird. Er sollte aber als innerer Anteil im Körper bleiben.

ROMAN, 46 JAHRE

Der Klient kommt in größeren Abständen zur Besserung seiner rheumatischen Beschwerden. Das Spiegelbild reist in einer Landschaft, in der auch der Wohlfühl- und Ressourcenraum sowie die Schaltzentrale zu finden sind.

Das Unbewusste möchte ihn heute zum Zentrum der Emotionen schicken, da er Liebeskummer hat. Er reitet auf einem Pferd, das den Weg kennt. Mehr möchte das Spiegelbild nicht mitnehmen.

THERAPEUTIN Lass dich von deinem Pferd zum Zentrum der Emotionen führen ... wenn du etwas erkennst, das so aussieht, als wärst du angekommen ... oder wenn etwas ganz anderes erscheint, dann sag Bescheid ...

KLIENT Wir laufen gegen die Sonne ... das blendet ... oh, mein Pferd scheut und steigt ... ich falle fast runter ... das hatten wir aber auch noch nicht ...

THERAPEUTIN Bitte steig im Zweifelsfall ab, wenn dir das sicherer erscheint … und frage das Pferd, wovor es gescheut hat …

KLIENT Da steht plötzlich so ein Teil im Weg … das guckt ganz grimmig … und gleichzeitig hämisch … da hätte ich mich auch erschreckt …

THERAPEUTIN Ist das eine Figur … oder ein Gegenstand …?

KLIENT Also, wie eine Riesenknolle mit Armen und Beinen … ungefähr so groß wie ich … sieht grotesk aus …

THERAPEUTIN Sag bitte der Knolle: »Ich sehe dich …«

KLIENT Das freut die Knolle …

THERAPEUTIN Nun frag die Knolle: »Wer oder was bist du für mich?« …

KLIENT Ich bin dein Zweifel … und ich will nicht, dass du da hingehst …

Das klingt nach einem Widerstand, sodass ich entsprechend weitermache.

THERAPEUTIN Frag bitte mal die Knolle wörtlich: »Kommst du von innen … oder außen … oder beides …?«

KLIENT Sie grinst … und sagt: »Du stellst aber komische Fragen …« die ist mir unsympathisch …

THERAPEUTIN Bitte bestehe auf einer Antwort … du bist der Chef …

KLIENT Das wirkt … sie ist von innen …

THERAPEUTIN Frage sie bitte: »Kommst du zu 100 Prozent von innen?«

KLIENT Ja … das kam auch spontan und klingt ehrlich … kann ich die nicht einfach wegjagen und weiterreiten …?

Die Knolle ist aus irgendeinem Grund gekommen. Sie zu ignorieren oder wegzujagen bringt langfristig nichts. Sie würde als Zweifel immer wieder auftauchen. Jetzt ist die Gelegenheit, mit ihr zu kommunizieren.

THERAPEUTIN Ich glaube, das ist keine gute Idee … die Knolle als dein Zweifel gehört zu dir … du könntest mit ihr ins Gespräch kommen ... sag ihr bitte mal: »Ich sehe dich und habe gehört, dass du mich am Weiterreiten hindern möchtest ...

KLIENT Sie sagt: »Das ist gut ... freut mich ...«

THERAPEUTIN Frag sie bitte: »Was befürchtest du denn, was passiert ... wenn ich dorthin reite?« ...

KLIENT Sie sagt: »Das könnte schmerzhaft werden ...« Was meint sie damit?

THERAPEUTIN Frag die Knolle ...

KLIENT Jetzt ändert sie sich ... wird weinerlich ... ganz unruhig ... irgendwie weich ... sie druckst herum ... sie sagt, dass ich die Gefühle dort wahrscheinlich nicht aushalte ...

Die beiden unterhalten sich einen Moment, ohne dass der Klient in Erfahrung bringen kann, was den Zweifel antreibt.

THERAPEUTIN Bitte frag mal die Knolle: »Was denkst du, wie alt ich bin?« ...

KLIENT Sie sagt: »Du bist fünf!«

Somit wurde dieser Zweifel schon vor langer Zeit entwickelt und hängt in dem Alter von fünf Jahren fest. Ich lasse den Klienten einige Informationen über den Ist-Zustand mitteilen. Er zeigt auch eine Diashow der letzten 41 Jahre, worüber die Knolle sehr erstaunt ist. Der Klient bedankt sich, ohne zu wissen, was damals emotional belastend war, für die Fürsorge der Knolle. Sie ist nun sehr zugänglich.

THERAPEUTIN Frag bitte die Knolle, was sie braucht, damit sie dir den Weg freigeben kann ... jetzt, wo sie weiß, dass du ein erwachsener Mann bist ...

KLIENT Sie möchte mein Selbstbewusstsein kennenlernen ... das soll mich begleiten ...

Das Selbstbewusstsein wird gerufen und erscheint in Form eines Falken. Dieser hat alles schon aus weiter Ferne im Blick. Die Knolle will sich als Berater nützlich machen und von dem Falken immer Bericht erstatten lassen.

In den beiden Folgesitzungen bekommt der Klient eine recht gute Beziehung zu seinen Emotionen. Er bevorzugt aber die Betrachtung aus der Schaltzentrale.

12.5 Äußere Widerstände – Introjekte

Als äußere Widerstände bezeichne ich solche, die ursprünglich von außen übernommen worden sind (s. Abb. 21). Sie sehen im Körper aus wie innere Anteile, obwohl sie fremden Ursprungs sind. Dabei handelt es sich häufig um Glaubenssätze wie beispielsweise »Das macht man nicht!«, die dem Menschen durch stete Wiederholung »injiziert« wurden. Die äußeren Widerstände stellen daher Introjekte dar (Reddemann 2017). Die Überträger können einzelne Menschen sein, häufig Elternteile, aber auch Institutionen wie Kirche, Staat, Schule oder andere Systeme.

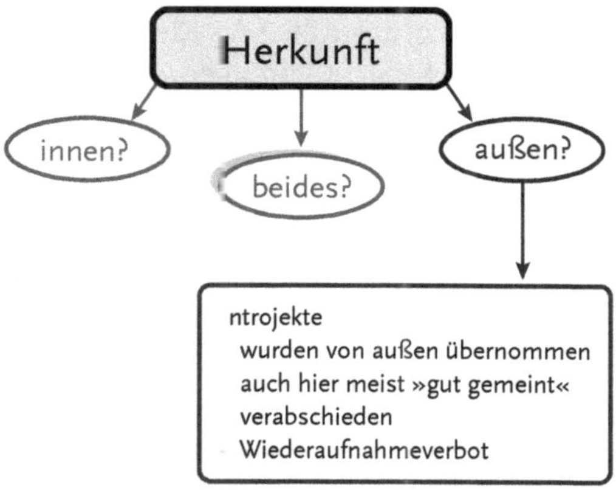

Abb. 21: Widerstand – Übersicht zur Herkunft des äußeren Widerstands

Auch die Introjekte wurden ursprünglich aus irgendeinem triftigen Grund auf den Klienten übertragen. Meist passiert dies im Kindesalter. In vielen Fällen wollen Eltern oder Großeltern das Kind schützen. So können sich auch entsprechende Negativsuggestionen im Kind einnisten: *»Wenn du das laut sagst, dann bekommst du Probleme ... das macht man nicht!«*

Ebenso kann die ursprüngliche Funktion darin bestanden haben, Systeme zu schützen, zu denen das Kind gehört. Die Überträger der Introjekte machen das meist aus eigener unbewusster Überzeugung. So sagt ein Vater, dem seine eigene Ausbildung durch äußere Zwänge verwehrt blieb, zu seinem Sohn: *»Du schaffst das nie!«* Dieser Satz kann, wenn er oft genug wiederholt wird, das Selbstbewusstsein des Sohnes zunichtemachen. Leider gelingt es durch solche Introjekte immer wieder, die Weiterentwicklung eines Kindes zu boykottieren. Dadurch bleibt der Vater der Ranghöchste der Familie und schützt unbewusst sein System. Er befürchtet vielleicht unbewusst, an einer Karriere des Sohnes zu zerbrechen.

Seltener werden Introjekte auch bewusst böswillig übertragen – zum Beispiel, um bei Missbrauch den Täter zu schützen. Sätze wie: »Wenn du davon erzählst ..., dann passiert etwas ganz Schlimmes ...« führen zu einem nachhaltigen Schweigen des Opfers. Wenn der Täter auch noch hinzufügt: »Du hast es nicht anders verdient ...!«, glaubt das Opfer tief in sich an seine eigene Schuld. Es hat diesen Glaubenssatz übernommen und zu seinem eigenen Anteil werden lassen.

Solange die Introjekte in den Alltag des Klienten passen, überwiegt deren Nutzen. Sobald sich der Klient aber anders weiterentwickeln möchte, kollidieren die Interessen. Daher begegnen sie Ihnen auch häufig in den Therapien. Die Introjekte werden einerseits die Weiterentwicklung des Klienten blockieren. Andererseits stellen sie auch oftmals symbolisch einen Teil des Symptoms dar. Der Klient wollte sich gegen das Introjekt weiterentwickeln, und die Krankheit hindert ihn. Das Introjekt möchte ihn im alten Muster festhalten.

Verabschiedung von Introjekten

Wenn dem Spiegelbild während seiner Reise ein Widerstand begegnet, lassen Sie es Kontakt aufnehmen. Bei der Befragung, ob der Widerstand von innen oder außen kommt, wird bei einem Introjekt die Antwort »von außen« lauten. Es hat sich herausgestellt, dass recht häufig noch innere Teile mit dem Introjekt verwoben sind. Wie die Trennung in innere und äußere Widerstände erfolgt, wird in Kapitel 12.6 ausführlich erläutert. Daher ist es ganz wichtig zu erfragen, ob der Widerstand zu 100 Prozent von außen kommt. Erst nach der Bestätigung sollten Sie die Verabschiedung des Widerstands anleiten (s. Abb. 22).

Ein Introjekt kann seinem Überbringer in der Imagination direkt zurückgegeben werden. Dazu muss dieser bekannt sein. Alternativ ist es möglich, den Widerstand ins Universum zu senden, sodass er seinen Weg zum ursprünglichen Absender alleine findet. Bei dieser rein symbolischen Arbeit entstehen weniger Loyalitätskonflikte, und das bewusste Denken legt seltener ein Veto ein. Vor allem bei Kindern, die noch im Elternhaus wohnen, wird dadurch die Abgabe von elterlichen Introjekten erleichtert.

Da Sie nicht einschätzen können, ob eine aufdeckende Arbeit für den Klienten besser wäre, lassen Sie sein Unbewusstes entscheiden:

> »Ist es für dich wichtig zu wissen, wer oder was diese Mauer errichtet hat?«

So übergeben Sie wieder dem Klienten die Verantwortung und Kontrolle für den Verlauf der Reise. Eigene Spekulationen des Therapeuten sollten unausgesprochen bleiben. Das Introjekt kann auch eine Stimme, ein Gedanke oder ein Gefühl sein. Um leichter verhandeln zu können, bitten Sie das Spiegelbild, das Introjekt in Erscheinung treten zu lassen. Es kann aber auch als etwas nicht Substanzielles verpackt und verabschiedet werden. Die Klienten sind meist sehr erfinderisch.

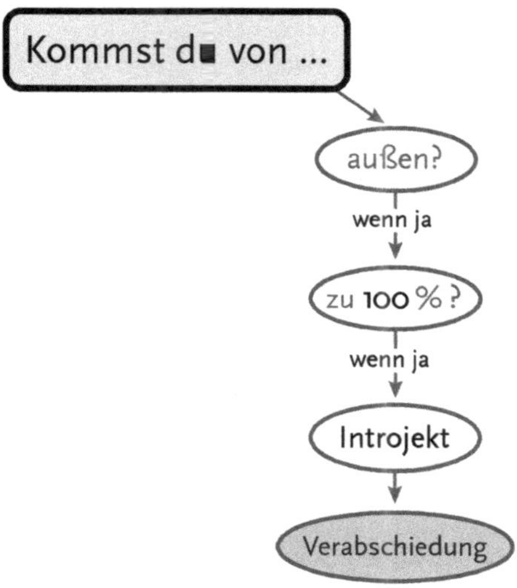

Abb. 22: Widerstand – zu 100 Prozent von außen

Hier einige Beispiele, wie Introjekte den Körper verlassen können:

- in einer Rakete abschießen
- in ein Paket packen und wegschicken
- Steine und Geröll in LKW laden und abfahren

- Flüssiges und Gasförmiges mit einer Art Staubsauger einsaugen und im Auffangsack verschicken
- eine Stimme in einer Art Sprech- oder Seifenblase einfangen und verschicken
- menschliche Figuren auf einer Wolke wegtragen.

Praxis

Das Spiegelbild ist im Körper unterwegs und sucht erfolglos den Ressourcenraum. Der Klient beginnt, seine vergebliche Suche zu kommentieren.

> KLIENT Wahrscheinlich habe ich keine inneren Stärken ... bei mir funktioniert das vielleicht auch gar nicht ...
>
> THERAPEUT Es darf auch einen Moment dauern ... bis du den Raum findest ... manchmal ist er gut gesichert ...
>
> KLIENT Nein ... ich kriege das nicht hin ... es ist wie immer ... ich schaffe das nicht ... bin ein hoffnungsloser Fall ...
>
> THERAPEUT Wenn du so unterwegs bist ... und dann irgendwie diese Worte wahrnimmst ... irgendjemand oder -etwas hat gerade in dir gesprochen ... »Du schaffst das nicht« ... »Du bist ein hoffnungsloser Fall«... »Du kriegst das nicht hin« ... kannst du bitte dieser Stimme in dir sagen: »Ich höre dich ...«

Der Klient wiederholt ab jetzt immer meine Anregungen laut.

> KLIENT ... sie sagt: »Na, das ist ja auch so!«
>
> THERAPEUT Dann teile ihr mit, dass du auch das gehört hast: ... »Stimme, du sagst: ›Na, das ist ja auch so‹ ...«
>
> KLIENT ... dazu sagt sie nichts weiter ... ich weiß aber, dass sie grinst ...
>
> THERAPEUT Kennst du diese Stimme? ... Ist es wichtig zu wissen, wer da spricht? ...
>
> KLIENT Ja, das ist eindeutig mein Vater.
>
> THERAPEUT Es ist eindeutig dein Vater ... kannst du ihn bitten, auch in Erscheinung zu treten, damit du besser mit ihm reden kannst? ... Oder ist es für dich angenehmer, nur die Stimme zu hören? ...
>
> KLIENT Ja, er kommt ... jetzt steht er da und grinst ...

> THERAPEUT Frag ihn bitte wörtlich: »Kommst du von innen ... oder außen?«
>
> KLIENT Er kommt von außen ...
>
> THERAPEUT Dann frag ihn bitte: »Kommst du zu 100 Prozent von außen?«
>
> KLIENT Ja, ganz eindeutig ...

Die Klienten spüren in der Regel sehr gut, ob es 100 Prozent sind. Sollten Sie Zweifel daran haben, lassen Sie die Frage noch einmal wiederholen. Mehr zu den kombinierten Widerständen lesen Sie in Kapitel 12.6.

Erst wenn ein Widerstand ganz eindeutig als hundertprozentiges Introjekt identifiziert wurde, regen Sie eine Verabschiedung dieses Teils an. In den meisten Fällen fühlt sich der Klient erleichtert, wenn er das Introjekt loswerden kann. In Einzelfällen, vor allem bei freundlichen Teilen, kann es ein paar Sitzungen dauern, bis der Klient so weit ist. Lesen Sie hierzu gerne das Fallbeispiel in Kapitel 9.6 (»Da sitzt meine Mutter in der Schaltzentrale«) (s. S. 113).

Hilfreich ist immer wieder die Information, dass der Absender des Introjekts die Verantwortung für diesen Teil hat. Der Klient ist für dessen weiteres Schicksal nicht mehr zuständig. Er kann ihn daher auch ins Universum schicken und dem Teil zutrauen, dass er seinen Weg findet. Je nach Symbolik des Widerstands wird er in ein Paket verpackt, mit einer Rakete abgeschossen, auf ein Grab des Absenders gelegt, persönlich dem Absender übergeben oder etwas ganz anderes. Die individuellen Möglichkeiten sind wieder unbegrenzt.

Begleiten Sie diese Verabschiedung kleinschrittig. Ein *»Er ist schon weg ...«* kann irreführend sein. Der Klient soll diesen Prozess gut überwachen. Er sollte sich sicher sein, dass der Widerstand aus seinem inneren System gewichen ist. Es können auch jederzeit Helferwesen dazu geholt werden, um den Ablauf zu überwachen. Der innere Filmvorführer kann bei Bedarf den Abgang des Introjekts auf einer Leinwand in Zeitlupe wiederholen. Manchmal hilft auch eine Art Körperscan, um nach Überresten des Introjekts zu suchen.

In den meisten Fällen gelingt der Verabschiedungsprozess unkompliziert. Manche Introjekte sind aber hartnäckig. Gerade bei ihnen ist es wichtig, dass diese das innere System des Klienten verlassen.

Bleiben Sie in diesen Fällen dicht am Geschehen. Sollte es zu holprig sein, fragen Sie nach einem Veto gegen die Verabschiedung. In Einzelfällen gibt es einen weiteren Widerstand, der zuerst abgearbeitet werden muss (s. »Stolpersteine«).

In Abbildung 23 gibt es eine Übersicht von Möglichkeiten, wohin ein Introjekt verabschiedet werden kann.

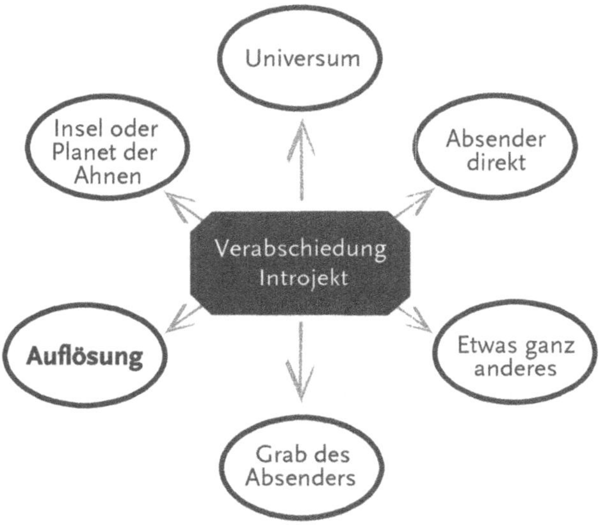
Universum
Insel oder Planet der Ahnen
Absender direkt
Verabschiedung Introjekt
Auflösung
Etwas ganz anderes
Grab des Absenders

Abb. 23: Verabschiedung eines äußeren Widerstands (Introjekts)

Praxis

Der Klient hat eindeutig den Vater als Introjekt wahrgenommen. Er ist zu 100 Prozent von außen.

THERAPEUT Dann steht der Vater, den du dort siehst ... für einen Teil, der gar nicht von dir ist ... er ist irgendwann von außen gekommen ... und sagt immer wieder: »Du schaffst das nicht ... bist ein hoffnungsloser Fall« ... aber du bist Chef in deinem Innern ... und kannst entscheiden, diesen Vater zu verabschieden ... er ist wie ein Fremdkörper in dir ...

KLIENT Und das geht einfach so? ... Den wäre ich gerne los ...

THERAPEUT Nur du alleine kannst diesen Schritt gehen ... und kannst ihn jetzt symbolisch verabschieden ... ihn zum Beispiel in eine Rakete setzen und ins Universum schicken ... kannst ihn aber auch symbolisch deinem Vater übergeben ... oder wie auch immer er aus deinem inneren System gehen soll ... er ist ein Teil deines Vaters ... gehört ihm ... ... jederzeit können weitere Helfer kommen, die dich unterstützen ...

KLIENT Da kommt jetzt eine Art Bodyguards ... sie geleiten ihn zu einer Rakete ... ich schieße ihn ins Weltall ...

THERAPEUT Und das darfst du dir unbewusst bewusst machen ... du verabschiedest ihn ... er verschwindet aus deinem inneren System ... raus aus deinem Körper ... zurück zu deinem Vater ... er ist ein Teil von ihm ... ... lass dir Zeit und sag mir bitte Bescheid, wenn er weg ist ...

KLIENT Die Rakete ist abgeschossen ... weg ... er ist tatsächlich weg ...

THERAPEUT Wie fühlt sich das an ...?

KLIENT Total erleichternd ...

Nun können Sie posthypnotische Suggestionen folgen lassen. Darin sollten die positiven Formulierungen überwiegen. Somit lenken Sie die Aufmerksamkeit zu dem, was nun folgen kann.

THERAPEUT Super ... die Rakete wurde abgeschossen ... damit hast du diesen Glaubenssatz vom Vater verabschiedet ... bist frei von seinem »Du schaffst das nicht!« ... ... und ich weiß nicht, woran du zuerst merken wirst .. dass du frei davon bist ... wann du spüren kannst »Ich schaffe das!« ... und wie es sein wird zu merken »Ich kriege das hin!« ... ... mit jedem Mal mehr und mehr Sicherheit zu bekommen ... Vertrauen in sich selbst ... daran zu wachsen ... zu spüren »Ich bin der Chef in mir selbst!« ... befreit sein ... ... die Rakete ist weg ...

Den Prozess dorthin brauchen Sie nicht mehr zu wiederholen. Es ist hilfreicher, den Fokus auf das positive Ergebnis zu lenken, das Sie in die Zusammenfassung der Sitzung als Tonaufnahme übernehmen (s. Kap. 18). Der Klient sollte die Quintessenz der Verabschiedung:

»Das Introjekt ist weg!«

30- bis 50-mal zu Hause in Selbsthypnose wiederholen, damit eine neue Konditionierung erfolgt.

Manchmal haben Klienten Bedenken, der Absender könne Schaden nehmen, wenn das Introjekt wieder zu diesem zurückkehrt. Hier helfen folgende Überlegungen:

»Deine Mutter kann ... wenn es für sie passend ist ... den Stein auch weitergeben ... weiter an die Oma ... oder wohin er auch immer gehört ...«

»Wenn deine Ahnen den Stein haben ... dann ist deren Steinesammlung wieder komplett ... er fehlte dort ... nun ist dort wieder alles vollständig ...«

»So gelangt dieser Glaubenssatz wieder in die Zeit, in die er auch passt ... damals war es hilfreich ... und du kannst ihnen sagen, dass du es verstehst ... und heute eine andere Zeit ist ... mit anderen Sätzen, die hilfreich sind ...«

»Wenn du das gut gemeinte Herz deiner Mutter zurückgibst ... kannst du ihr sagen ... dass in dir trotzdem ihre Liebe wirkt ... dass du selbstbestimmt all das übernehmen wirst, was ins Heute passt ... dass du aber trotzdem die Chefin in dir sein möchtest ... doch deine Liebe zu ihr bleibt ... und spürst ihre Liebe auch weiterhin ... auch, wenn du jetzt selbst die Chefin deiner Schaltzentrale bist ...«

In anderen Fällen haben Klienten ein solche Wut auf das Introjekt, dass sie es verprügeln oder gar umbringen möchten. Diese Wut braucht Ihre Beachtung und sollte genug Raum bekommen. Sie ist meist ein innerer Anteil, der lange unterdrückt wurde. Lassen Sie das Spiegelbild mit diesem Teil in Kontakt treten. In der Regel kann nach der Arbeit mit der Wut oder Aggression das Introjekt friedlich nach außen entlassen werden.

Überlassen Sie die Entscheidung ganz dem Unbewussten des Klienten. Nur selten möchten sich wütende und aggressive innere Anteile am Introjekt austoben. Wenn es aber wichtig für den Klienten ist, können Sie ihn auch dabei begleiten. Sobald während dieser Arbeit jüngere Ichs erscheinen, werden diese mit größter Aufmerksamkeit versorgt. Ein entsprechendes Vorgehen wird im Kapitel 11.4 beschrieben.

Praxis

Das Spiegelbild hat die Stimme als die des Vaters identifiziert. Er kommt als Widerstand zu 100 Prozent von außen. Die Stimme lässt sich auch dazu einladen, als Vater in Erscheinung zu treten.

> KLIENT Das ist mein Vater ... er hat noch viel mehr zu mir gesagt ... war aggressiv und hat mich, wenn er betrunken war, regelmäßig geschlagen ... hat seinen Frust immer an mir ausgelassen ... jetzt steht er da und grinst hämisch ...

Der Hinweis auf Traumatisierungen ist wichtig. Meist ist es sinnvoll, zuerst das Introjekt zu verabschieden. Die Arbeit mit dem alten Film, der gerade getriggert wurde (s. »Archiv des Lebens«, Kap. 11.4), sollten Sie aber für einen späteren Zeitpunkt einplanen.

> THERAPEUT Der Vater, der dort steht, ist ein Introjekt ... ein Teil, der von außen gekommen ist ... er gehört gar nicht zu dir ... hat sich eingenistet ... aber du kannst ihn jetzt wieder nach außen verabschieden ... du bist der Chef in deinem Innern ...
>
> KLIENT Ich könnte ihn umbringen ... auf den Mond schießen ... der muss raus ... ich hasse ihn! ...
>
> THERAPEUT Da gibt es etwas in dir, das ihn hasst ... wütend ist ... vielleicht kannst du die Stimme, die das eben gesagt hat, auch einladen zu kommen ... wer oder was in dir ist das? ...
>
> KLIENT Da kommt ein wütender Stier ... der sieht rot ... will den Vater aufspießen ...
>
> THERAPEUT Dann sag bitte mal dem Stier: »Ich sehe dich!« ... und frage ihn: »Wer oder was bist du für mich?« ...
>
> KLIENT Das ist meine Wut ...
>
> THERAPEUT Frag den Stier bitte sicherheitshalber, ob er von innen oder außen kommt ...
>
> KLIENT Er kommt zu 100 Prozent von innen ...
>
> THERAPEUT Dann ist es ganz wichtig, dass der Stier auch da sein darf ... er gehört zu dir ... und auch er braucht seinen Raum ... er ist vermutlich schon sehr lange in dir ... du kannst ihm mitteilen, dass der Vater jetzt verabschiedet werden kann ... raus ... zurück zum Absender ... du kannst ihn in eine Rakete setzen und abschießen ... oder was auch immer für dich passend ist ...

KLIENT Das freut den Stier ... er will ihn rausjagen ... auf seine Hörner nehmen ... ist das okay? ...

THERAPEUT Frag dein inneres Team, wie der Vater verabschiedet werden soll ... du kannst ihm auch noch alles sagen, was du loswerden möchtest ... und alle inneren Teile, die unter ihm gelitten haben, dürfen zusehen, wie er geht ... und wenn dein Team entscheidet, dass der Stier ihn rausjagt, dann ist das okay ... du bist der Chef ...

KLIENT Alle grölen: »Der Stier soll ihn rausjagen!« ... Das macht er jetzt auch ... er nimmt ihn auf die Hörner ... schmeißt ihn ab und zu in die Luft ... jagt ihn Richtung Rakete ... die anderen klatschen und beschimpfen ihn ... der Vater jammert und hat selbst Angst ... ist jetzt ganz kleinlaut ... nichts mehr mit Herrscher über alles ... der Stier jagt den Vater bis in die Rakete ... und andere verschließen die Tür hinter ihm ... und feiern ...

THERAPEUT Der Stier hat ihn in die Rakete gejagt ... ihr könnt gemeinsam feiern, dass du ihn loswirst ... und den jüngeren Ichs, die vielleicht noch in der Vergangenheit festhängen ... die geschlagen wurden ... können wir uns separat widmen ... ihnen mehr Zeit geben ... aber auch sie dürfen schon jetzt erfahren, dass er nun endgültig gehen wird ...

Wichtig ist in allen Fällen, dass das Introjekt sicher aus dem Innern herausgebracht wird.

RYAN, 53 JAHRE

Der Klient kommt zur Besserung seiner Colitis ulcerosa. Sein Spiegelbild reist mit einigen Schutzmaßnahmen, und sein Weg führt erstmals in die Schaltzentrale. Dort sind viele Schaltpulte mit verschiedenen Arbeitsplätzen. Eine männliche Figur in einem Overall ist sehr beschäftigt und reagiert ablehnend.

THERAPEUTIN Bitte schildere dein Anliegen und teile mit, dass du stellvertretend für den Oberchef Ryan hier bist ...

KLIENT Der Typ reagiert mürrisch ... er sagt, dass hier kein Oberchef nötig ist ... ich störe nur ... es ist alles okay ...

THERAPEUTIN Dann erkläre ihm doch, dass du unter deiner Darmentzündung leidest ... und hier bist, um die Beschwerden zu lindern ...

KLIENT Er wird etwas ruhiger ... meint aber, so kleine Probleme gibt es immer mal ... es sei ja nicht lebensbedrohlich ... Das ist doch der Gipfel! ... der nimmt mich gar nicht ernst ... da werde ich stocksauer! ... Von wegen »kleine Probleme« ...

Solch unangemessene Reaktionen von inneren Anteilen sind deutliche Hinweise auf ein Introjekt. An dieser Stelle brauchen wir Klarheit, um was für einen Anteil es sich hier handelt. Daher stelle ich dem Unbewussten die entscheidende Frage:

THERAPEUTIN Bitte frage den Typ einmal wörtlich: »Kommst du von innen ... oder außen ... oder beides?« ...

KLIENT Kommst du von innen ... oder außen ... oder beides? ... Er druckst herum ... will nicht antworten ...

An dieser Stelle ist unsere Lotsenfunktion ganz wichtig. Introjekte versuchen häufig, das Spiegelbild einzuschüchtern. Daher braucht es jetzt die Unterstützung des Therapeuten.

THERAPEUTIN Du bist hier der Oberchef ... diese Figur ist nur ein Teil von Ryan ... daher kannst du ... und nur du allein ... von ihm eine Antwort erbitten ...

KLIENT Also noch mal: Kommst du von innen ... oder außen ... oder beides? ... Ich erwarte, dass du mir antwortest! ... Er stutzt, weil ich so deutlich bin ... ... er kommt von außen ...

THERAPEUTIN Dann frag ihn bitte, ob er zu 100 Prozent von außen kommt ...

KLIENT Er sagt zähneknirschend ja ...

THERAPEUTIN Dann gehört dieser Typ gar nicht hierher ... er ist irgendwann einmal von außen gekommen ... frag bitte dein Unbewusstes, ob es wichtig ist zu wissen, woher er gekommen ist ...

KLIENT Mein Gefühl sagt mir eindeutig: »Nein!«

Somit gibt es keinen bekannten Absender, an den das Introjekt zurückgegeben werden kann. Diese Art der Symbolik schützt den Klienten unter Umständen vor einem Loyalitätskonflikt.

THERAPEUTIN Dann kannst du, wenn es für dich passend ist, diesen Mann nun verabschieden ... kannst ihn, wie auch immer, ins Universum schicken ... zurück zum Absender ... wo er einst hergekommen ist ... du kannst ihn in eine Rakete setzen ... oder ihn irgendwie anders aus deinem inneren System herausschmeißen …

Klient Eine Rakete ist schon gut … er zickt aber immer noch herum … er will nicht gehen …

Therapeutin Dann bitte dein inneres Team, dir zu helfen … du hast Kräfte in dir, die dich unterstützen können … du musst sie nur aktivieren …

Klient Oh ja, da kommt eine Art Räumkommando … das ist gut … sie führen ihn ab, obwohl er immer noch herumzickt … und stecken ihn in eine Rakete … ich will ihn auf den Mond schießen … er wird mir immer unsympathischer …

Therapeutin Dann verabschiede ihn jetzt ganz bewusst … du bist der Oberchef … er ist fremd in dir … behindert dein Ziel … hält deine Colitis für ein kleines Problem … schicke ihn ins Universum … zurück zum Absender … und sag bitte Bescheid, wenn er ganz sicher aus deinem Inneren verabschiedet ist …

Klient Die Rakete ist weg!

Anschließend baut der Klient ein Schutzschild auf und verhängt ein Wiederaufnahmeverbot (s. u.). In der Schaltzentrale wird die Stelle neu besetzt, wodurch sich die Stimmung deutlich verbessert. Der Klient hat später das Gefühl, dass er ab diesem Moment selbstfürsorglicher wird. Unter anderem durch die Arbeit an seinem Immunsystem kann er seine Schübe deutlich reduzieren und die Beschwerden lindern.

Wiederaufnahmeverbot

Viele Klienten befürchten, dass ein verabschiedetes Introjekt erneut den Weg zu ihnen finden kann. Die Gefahr ist besonders groß, wenn der Absender noch lebt und Kontakt zum Klienten pflegt. Der Klient benötigt eine Schutzmaßnahme, die ein erneutes Aufnehmen des Introjekts verhindert. So ist der Standard des Wiederaufnahmeverbots entstanden. Nachdem der Widerstand aus dem Körper abgegeben wurde, tritt das Spiegelbild mit seiner Schaltzentrale in Verbindung. Diese wird eingeladen, ein Wiederaufnahmeverbot für das Introjekt zu installieren. Nachdem das Verbot beschlossen und verkündet wurde, wird an der Umsetzung gearbeitet.

Zur Realisierung der Sicherheitsmaßnahmen gibt es viele Möglichkeiten. Hier einige Beispiele:

- energetischer Schutzschild
- Kuppel aus Panzerglas
- Verteilung von Steckbriefen im Körper
- Scanner zur Erkennung
- Schutzpatrouillen
- Schutzzauber
- elektronisches Warnsystem.

In den Fällen, in denen das Introjekt von einem noch lebenden Menschen übernommen wurde, sind diese Maßnahmen besonders wichtig. Sowohl auf unbewusster als auch bewusster Ebene sollte deren Aktivierung trainiert werden. Dazu übernehmen Sie die Schutzmaßnahmen einerseits in die posthypnotischen Suggestionen. Diese finden sich anschließend auf der Tonaufnahme für zu Hause wieder (s. Kap. 18). Andererseits besprechen Sie nach der Trance mit dem Klienten, wie er sich auf eine Begegnung mit der Person im Außen vorbereiten möchte.

Praxis

Die Rakete mit dem Introjekt des Vaters wurde abgeschossen.

THERAPEUT Nun bitte deine Schaltzentrale … ein Wiederaufnahmeverbot für den Vater zu verkünden … es soll in Zukunft verhindert werden, solche Glaubenssätze erneut aufzunehmen … sodass ein »Du schaffst das nicht« in Zukunft an dir abprallen kann … wie kann deine Schaltzentrale dafür sorgen, dass es alle Teile in dir wissen? … Und eine Wiederaufnahme verhindert wird …

KLIENT Die Schaltzentrale verteilt die Nachricht überall hin … wie bei einer Katastrophenwarnung … es geht rum wie ein Lauffeuer … und an allen Eingängen werden Scanner aktiviert … die schauen auch hinter die Fassade … das funktioniert

THERAPEUT Das klingt sehr zuverlässig … demnächst werden so alle unpassenden Glaubenssätze des Vaters an dir abprallen … sie werden durch die Scanner erfasst und bleiben draußen … dein Warnsystem wird mit jedem Versuch besser funktionieren … und dein eigenes »Ich schaff das!« bestärken … ganz automatisch … du kannst ganz bei dir bleiben … in dir bist du dein Chef … und je mehr Angriffe du abwehrst, umso besser wirkt dein Schutz … du spürst: »Die Rakete ist weg!« … …

Die Muster des Familiensystems wurden über viele Jahre gefestigt. Begegnungen mit Triggern im Außen stellen eine große Herausforderung dar. Überlassen Sie die Aktivierung der Schutzmaßnahmen nicht dem Zufall. Eine Klärung auf der unbewussten Ebene, welches Prozedere hilfreich ist, erleichtert meist die Entscheidung.

THERAPEUT Nun frage bitte deinen Chef in der Schaltzentrale, ob du noch etwas aktivieren kannst, wenn du demnächst deinem Vater begegnest ... was brauchst du, damit deine Schutzmaßnahmen am besten wirken? ...

KLIENT Ich soll mein Alarmsystem aktivieren ...

THERAPEUT Wie genau kann die Aktivierung aussehen? ... Und wann soll sie eingeschaltet werden? ... Zum Beispiel, wenn du dort ankommst ... durch die Haustür gehst ... aus dem Auto steigst? ...

KLIENT Wenn ich durch das Gartentürchen gehe ... dann stellt er den Alarmknopf an ... es leuchtet so eine rote Rundumleuchte in der Schaltzentrale ... und alle sind auf ihrem Posten ...

THERAPEUT Und du kannst ganz gespannt sein ... wie es sich anfühlen wird ... wenn du durch das Gartentürchen gehst ... und die Rundumleuchte geht an ... deine Scanner sind aktiviert ... verhindern dann, dass etwas aufgenommen wird ... lassen alles abprallen ... du entscheidest, was du reinlassen möchtest ... dein Chef hat alles im Blick ... ... frag ihn, ob das so ausreicht ... damit du demnächst als Erwachsener in deinem Elternhaus ankommen kannst ... während alles an dir abprallen wird, was dein Vater auf dich abschießt ...

KLIENT Er sagt, ich soll mir noch eine Art Tarnumhang umhängen ... wie Harry Potter ... dann kann er mich nicht mehr wie einen kleinen Jungen sehen ... er sieht dann nur noch den Erwachsenen ...

In posthypnotischen Suggestionen werden die Maßnahmen gefestigt.

THERAPEUT So kannst du in Zukunft ... wenn du zu deinen Eltern fährst ... all deine Schutzmaßnahmen aktivieren ... und ganz automatisch ... wenn du durch das Gartentürchen gehst ... ziehst du dir deinen Tarnumhang an ... der nur den Blick auf den erwachsenen Mann zulässt ... das Kind ist geschützt ... die Rundumleuchte signalisiert ... alle Scanner aktiviert ... sodass alles abprallt, was nicht deins ist ... zurück zum Absender ... die Rakete ist weg ... du bist frei davon ... weißt: »Ich schaff das ... ich kriege das hin!« ... Und mit jedem Mal mehr und mehr ... ganz automatisch ... wird alles abprallen ... nur der Blick auf den Erwachsenen bleibt frei ...

Im Nachgespräch der Sitzung hat der Klient oftmals noch Fragen. Auch sein Bewusstsein möchte verstehen, was gerade erarbeitet wurde. Sie können erläutern, dass es sich bei der Stimme und dem Bild des Vaters nur um ein Symbol handelte. Das Gehirn des Klienten hat dieses Bild konstruiert. Es entstand auf der Basis dessen, was der Vater jemals dem Klienten dazu mitgegeben hat – in Worten, Taten, Eindrücken und anderem. Es handelt sich dabei nicht um »den Vater«, sondern ein Symbol für das, was sich als Glaubenssatz oder Gefühl im Innern eingenistet hat.

Mit der Verabschiedung dieses Introjekts zum Thema »Du schaffst das nicht!« sind aber nicht automatisch alle anderen Introjekte des Vaters gleich mit verabschiedet. So kann es sein, dass es noch andere Themen gibt. Dann hat die erste Verabschiedung nicht versagt, sondern war nur der Anfang von mehreren Prozessen.

Für die Wirksamkeit dieser Arbeit ist es irrelevant, ob der Absender des Introjekts noch lebt oder nicht. Bei verstorbenen Absendern wird das Bild der »Insel der Ahnen« oder vom »Planet der Ahnen« gerne angenommen. Dorthin kann der äußere Widerstand verabschiedet werden. Er kann aber auch gedanklich auf ein Grab gelegt werden. Ebenso kann der Klient imaginär dem Vater den Widerstand in die Hand drücken oder vor die Füße legen. Wieder sind die Möglichkeiten unbegrenzt.

Sofern der Absender noch lebt, möchten einzelne Klienten zusätzlich in der Realität etwas Symbolisches zurückgeben. Besprechen Sie mit dem Klienten nach der Trance, was er machen möchte. Entscheidend ist der Prozess *im* Klienten selbst. Oft wird auch eine systemische Reaktion im Außen wahrgenommen.

12.6 Kombinierte Widerstände von innen und außen

Auf die angeleitete Frage des Spiegelbilds an den Widerstand:

»Kommst du von innen oder außen?«

traten irgendwann bei einzelnen Klienten Unsicherheiten auf. Sie äußerten:

- »Das weiß die Stimme nicht so recht ...«
- »Sie ist eher von außen ...«

- »Ich bin unsicher ...«
- »Vielleicht von außen ...«

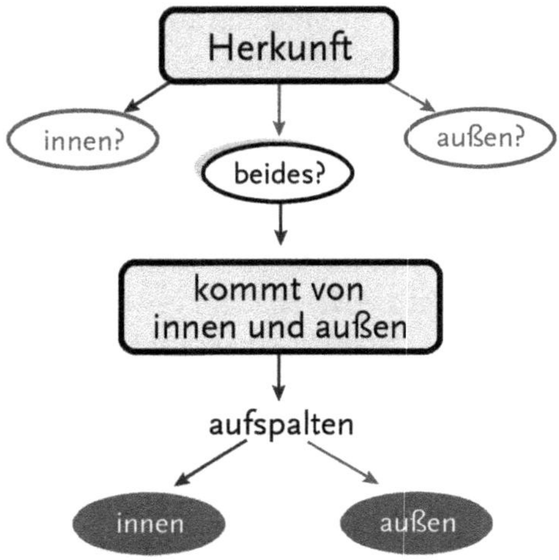

Abb. 24: Widerstand – Übersicht zur Herkunft von innen und außen

Entsprechend der endgültigen Entscheidung des Klienten wurde der Widerstand dann transformiert oder verabschiedet. So kam es aber immer wieder vor, dass Introjekte zurückkehrten oder transformierte Anteile in alte Muster fielen. Bis eine Klientin auf die Frage »Kommst du von innen oder außen?« antwortete:

- »Ach, irgendwie beides ...«

Ich griff diese Möglichkeit auf und leitete ganz pragmatisch an, beide Teile zu trennen (s. Abb. 24). Was in diesem Fall in einem Menschen passiert, ist tatsächlich logisch: Das Kind übernimmt ein Introjekt, das in ihm wirkt. Die Stimme sagt: »Du schaffst das nicht!« Immer, wenn die Stimme recht behält, weil das Kind versagt, macht es selbst die Erfahrung: »Ich schaffe das wirklich nicht, die Stimme hat recht!« So entsteht auch aus einem eigenen Anteil ein innerer Widerstand, der gleichermaßen agiert und sagt: »Ich schaffe das nicht!« Wenn sich beide miteinander verwoben haben, kommt dieser Widerstand von innen *und* außen. Würde ihn der Klient nach außen verabschieden, käme er wie ein Bumerang zurück.

Daraufhin begann ich diese Verknüpfung mit in Erwägung zu ziehen. Es entstand im Verlauf standardmäßig das Angebot an das Spiegelbild, den Widerstand zu fragen:

»Kommst du von innen ... oder außen ... oder beides ...?«

In etlichen Fällen lautet die Antwort: »Beides.« Somit ist der widerständige Anteil, der Ihnen begegnet, ursprünglich aus zwei unterschiedlichen Widerständen entstanden. Die beiden haben sich verbunden zu einem neuen Anteil. Wenn Sie diesen Widerstand nun wie ein reines Introjekt oder einen reinen inneren Widerstand behandeln, wird das zu Problemen führen. Daher ist es der bessere Weg, die beiden wieder auseinander zu nehmen.

Wenn bei der Frage, ob ein innerer oder äußerer Widerstand zu 100 Prozent von innen oder außen kommt, die Antwort Nein lautet, handelt es sich ebenfalls um einen kombinierten Widerstand. Diesen muss Ihr Klient in seinen inneren und äußeren Anteil aufspalten (s. Abb. 25).

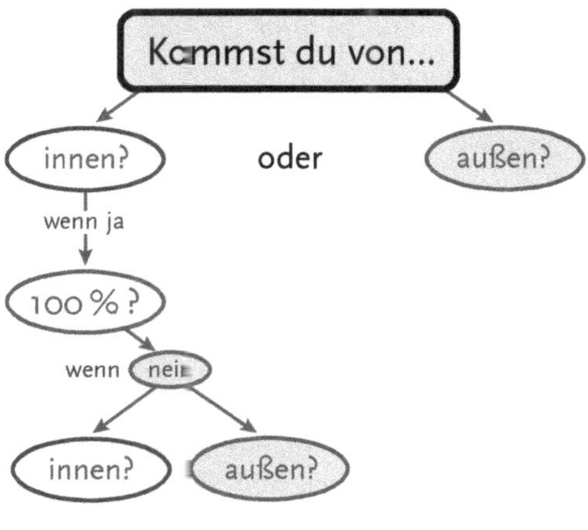

Abb. 25: Widerstand – Aufspaltung, wenn der Widerstand nicht zu 100 Prozent von innen kommt

Bei der Trennung kann sich das Erscheinungsbild grundlegend ändern. Aus einem großen Stein können zwar zwei kleine werden, es können aber auch völlig neue Figuren daraus entstehen. So kann auf der einen Seite nun ein Stahlklotz sein und auf der anderen ein kleines Kind. Jüngere Ichs tauchen bei den gemischten Widerständen als innerer Anteil immer wieder auf. Aus einem Stein kann aber auch ein Löwe, eine Wolke oder ein Licht werden. Wieder ist alles möglich.

Laden Sie das Spiegelbild dazu ein, den Widerstand auseinanderzudividieren. Sollte er dabei Schwierigkeiten haben, ist die Erinnerung hilfreich:

»Du bist der Chef!«

An dieser Stelle ist eine klare Lotsenführung wichtig, wenn der Klient unsicher ist. Das Ziel ist, das Introjekt sauber herauszufiltern, um es anschließend zu verabschieden. Die Frage nach den 100 Prozent kann klären, ob sich beide Widerstände vollständig voneinander gelöst haben.

Praxis

Das Spiegelbild hat die Stimme wahrgenommen: »Du schaffst das nicht ... du kriegst das nicht hin ...«

THERAPEUT Kommt dir die Stimme bekannt vor? ...

KLIENT Nein ... nicht so richtig ...

THERAPEUT Sag bitte der Stimme: »Ich höre dich ...«

KLIENT Sie sagt: Das ist auch gut so ...

THERAPEUT Nun frag die Stimme: »Kommst du von innen ... oder außen ... oder beides?« ...

KLIENT Beides ...

THERAPEUT Beides ... dann kannst du als Chef diese Stimme bitten ... sich in die beiden Teile auseinanderzudividieren ... aus denen sie mal entstanden ist ... und ich weiß nicht, wie das aussieht ... mit einem Teil von innen ... und einem von außen ... sei ganz gespannt ... vielleicht bleibt es eine Stimme ... es können aber auch ganz andere Dinge entstehen ... Figuren ... Gegenstände ... oder etwas ganz anderes ...

KLIENT Rechts taucht mein Vater auf ... er guckt ganz grimmig ... und auf der anderen Seite ein scheues Reh ...

In diesem Fall ist sofort klar, welcher Teil von innen und welcher von außen kommt. Sie müssen sich aber stets versichern und auch die Vollständigkeit erfragen.

THERAPEUT Frag bitte den Vater: »Kommst du zu 100 Prozent von außen?« …

KLIENT Ja …

THERAPEUT Dann frag das Reh: »Kommst du zu 100 Prozent von innen?« …

KLIENT Ja …

Beschäftigen Sie sich zuerst mit der Verabschiedung des Introjekts (s. Kap. 12.5). Erst wenn das weg ist, fühlt sich der innere Anteil besser. Anschließend können Sie mit diesem in die Verhandlung zur Transformation gehen (s. Kap. 12.4).

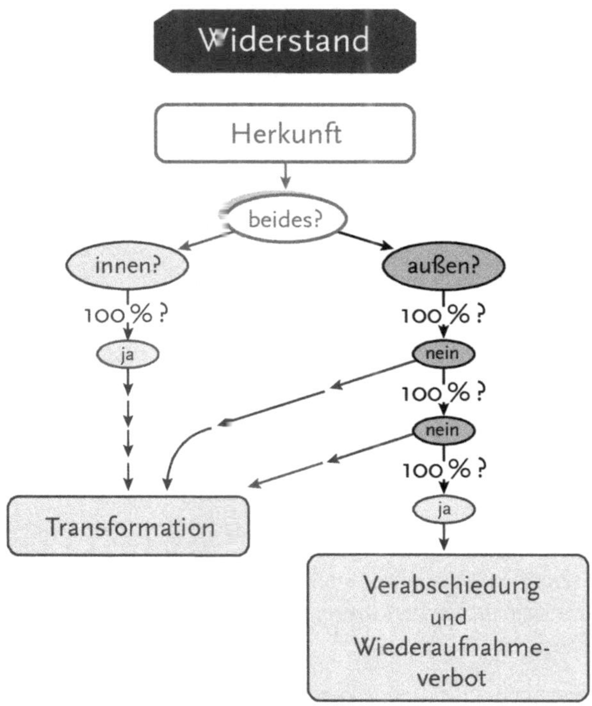

Abb. 26: Widerstand – mehrfache Trennung von kombinierten Anteilen

Wenn sich ein Widerstand noch nicht zu 100 Prozent als innerer oder äußerer identifizieren lässt, gilt er weiterhin als kombinierter Widerstand. Fordern Sie das Spiegelbild nochmals auf, die Trennung in äußeren und inneren Anteil zu initiieren. Dieser Prozess kann in einigen Fällen so hartnäckig sein, dass er mehrmals über eine ganze Weile wiederholt werden muss (s. Abb. 26). Hier lohnt es sich, geduldig zu bleiben und den Klienten zu stärken.

Im folgenden Fallbeispiel hat die saubere Trennung der äußeren und inneren Teile ca. 15 bis 20 Minuten gedauert. Währenddessen passierte nichts anderes.

Sabrina, 56 Jahre

Die Klientin möchte an einem Trauma arbeiten, das sich im Studium ereignete. Während einer Lehrprobe im Referendariat wurde sie derart denunziert, dass sie keinen erneuten Versuch einer solchen Prüfung unternahm.

Beim Versuch, ein Spiegelbild zu entwickeln, sind in der Landschaft zunächst ein Einhorn und ein Bär zu sehen. Anschließend entsteht in der Klientin eine Starre.

Therapeutin Sag bitte einmal der Starre: »Ich nehme dich wahr.«

Klientin Jetzt ist da ein kleines Mädchen ...

Therapeutin Sag bitte dem kleinen Mädchen: »Ich sehe dich ...«

Klientin Das Mädchen sagt: »Wir gehen jetzt durch den Spiegel« ... Es nimmt mich an der Hand und zieht mich da durch ... ... irgendetwas in mir will aber nicht ... das ist so anstrengend ...

Therapeutin Sag bitte auch einmal diesem Teil: »Ich nehme dich wahr ...«

Klientin Jetzt sehe ich meine Mutter ...

Therapeutin Dann sag auch ihr: »Mutter, ich sehe dich ...« und dann frag sie bitte: »Kommst du von innen ... oder außen ... oder beides?« ...

Klientin Beides ... jetzt wechselt das Bild ... und es entsteht ein großer Haufen ... das ist ein Kackhaufen!

Therapeutin Dann frag jetzt bitte auch noch einmal den Haufen: »Kommst du von innen ... oder außen ... oder beides?« ...

Klientin Auch beides ...

THERAPEUTIN Dann kannst du den Haufen einladen, dass er sich in den Teil, der von innen kommt … und den Teil, der von außen gekommen ist … auseinanderdividiert …

KLIENTIN Das ist ganz schwierig …

THERAPEUTIN Vielleicht hilft so etwas wie ein Zauberstab … oder eine andere Zauberkraft … du bist die Chefin und kannst darauf bestehen, dass sich der Haufen teilt …

KLIENTIN Ja, der Zauberstab ist gut … da kommt auch noch das Mädchen … und das Einhorn …

Es dauert immer eine Weile, bis die Bilder eine klare Struktur annehmen. Die jeweilige Frage, ob ein Teil zu 100 Prozent von außen stammt, wird immer wieder verneint. Der Prozess des Aufteilens wirkt wie eine Ewigkeit. Sobald das Bewusstsein durch eine allgemeine Unterhaltung beschäftigt wird, kann das Unbewusste mithilfe des Zauberstabs gut arbeiten. Aus dem Kackhaufen entstehen zwei Haufen aus Steinen und Erde. Immer wieder werden Steine aus der Erde herausgefiltert und umgekehrt.

Am Ende ergibt sich ein riesiger Geröllhaufen, der als reines Introjekt verabschiedet werden darf. Mit einem Gabelstapler werden aus dem Ohr heraus mehrere Lastwagen befüllt, die so das Innen verlassen können. Hilfreich ist der Gedanke, dass damit im Außen der Absender – in diesem Fall ein ganzes System – wieder etwas Eigenes erbauen kann.

Aus dem inneren Steinhaufen entwickelt sich schnell Erde, die sehr fruchtbar ist.

KLIENTIN Da könnte etwas wachsen … die Erde braucht Sonne, Licht, Wasser … eine blühende Landschaft … ich muss die Fenster weit aufmachen … so kann die Erde atmen …

Ein Wächter am Ohr soll ab sofort darauf achten, dass solche Steine nie mehr von ihr aufgenommen werden. Somit wird ein Wiederaufnahmeverbot umgesetzt. Das Mädchen bekommt einen guten Platz im Herzen.

Ein weiteres Fallbeispiel ist im Kapitel 14.2 (»Vernetzung mit der Schaltzentrale«) zu finden, in dem auch ein kombinierter Widerstand aufgelöst wird. Im Kapitel 17.2 wird im Stolperstein »Wir werden einfach nicht fertig« ein Beispiel beschrieben, in dem ebenfalls mehrere

Schritte notwendig sind, das Introjekt herauszufiltern. Dort erfahren Sie welche Möglichkeiten Sie haben, wenn dieser Prozess zum Sitzungsende nicht abgeschlossen werden kann.

12.7 Klassische Stolpersteine

»Der Widerstand gibt sich nicht zu erkennen«

SARAH, 32 JAHRE:

Das kleine Ich ist über den äußeren sicheren Ort und eine Leinwand in den Körper gereist. Es hat in seiner Ressourcenfarbe Blau gebadet, trägt einen Tarnumhang und wird von einem Panda als Berater begleitet. Heute möchte es zur Schilddrüse gehen, die an einer Hashimoto-Thyreoiditis (Autoimmunerkrankung) leidet.

THERAPEUTIN Dein Unbewusstes und der Pandabär können dir den Weg zeigen ... und wenn du ankommst ... oder etwas Spannendes siehst ... sag Bescheid ...

KLIENTIN Ich bin wieder an dem Wald, wo wir schon einmal waren ... puh ... mir wird ganz komisch ... irgendwie so eng in der Brust ...

Die Klientin signalisiert in ihrer Haltung deutlich eine ängstliche Anspannung. Jetzt ist wichtig, als Therapeutin ganz bei sich zu bleiben und eine ruhige Lotsenfunktion zu übernehmen. Dieser Widerstand scheint sehr wichtig zu sein. Daher bin ich bemüht, mit ihm und nicht gegen ihn zu arbeiten. Trotzdem geht Stabilisierung vor und erfolgt vor allem durch Wahrung der Dissoziationen. An dieser Stelle erfolgt bewusst ein Wechsel vom Du zum Sie.

THERAPEUTIN Sie können tief ein- und ausatmen ... sich hier im Raum auf dem Sessel wahrnehmen ... und gleichzeitig vor dem Landhaus sitzen ... dort auf der Hollywoodschaukel an Ihrem sicheren Ort ... blicken auf die Leinwand ... können jederzeit dorthin zurückkehren ... und einmal der Enge sagen: »Ich spüre dich!« ... Vielleicht auch mit den Händen dort hinspüren ... Kontakt aufnehmen ...

Die Klientin fasst sich an den Brustkorb und spürt die Atembewegungen.

KLIENTIN Es lässt etwas nach ...

THERAPEUTIN Sagen Sie dem Gefühl: »Ich merke, dass du etwas nachlässt ...«

KLIENTIN Okay ... es wird besser ...

Die Körperspannung nimmt auch sichtbar ab. Sie sollten immer die körperlichen Reaktionen Ihres Klienten im Auge behalten und sie berücksichtigen.

THERAPEUTIN Sie können noch einmal tief ein- und ausatmen ... und die Enge einladen, in Erscheinung zu treten ... damit Sie noch besser mit ihr in Kontakt treten können ... vielleicht kann sie als Figur oder Wesen ... als Stimme oder Gedanke noch besser mit Ihnen kommunizieren ...

KLIENTIN Die Enge lässt nach, aber da kommt nichts anderes ...

THERAPEUTIN Diese Enge ist auch nur ein Teil von Ihnen ... will Ihnen etwas mitteilen ... was wir noch nicht verstehen ... fragen Sie einmal die Enge: »Kommst du von innen ... oder außen ... oder beides?« ... Möglichst wörtlich ...

KLIENTIN Sie antwortet nicht ... ist ganz schön stur ...

Es gilt, die Klientin zu stärken und an ihre Ressourcen zu erinnern.

THERAPEUTIN Sie sind die Chefin, und diese Enge ist nur ein Teil von Ihnen ... hindert Sie an Ihrer Reise mit dem Pandabären ... spüren Sie einmal in Ihr Blau hinein ... was da alles drinsteckt ... und fragen Sie noch einmal die Enge: »Kommst du von innen ... oder außen ... oder beides?« ...

KLIENTIN Immer noch nichts ...

Die Verantwortung liegt beim Unbewussten der Klientin. Darum gilt es herauszufinden, welche Lösungswege das Unbewusste kennt.

THERAPEUTIN Fragen Sie bitte den Pandabären, was jetzt hilfreich sein könnte ...

KLIENTIN Er sagt, dass ich noch deutlicher werden muss ... also, Enge: »Kommst du von innen ... oder außen ... oder beides?«

Die Stimme der Klientin ist deutlich lauter und kräftiger.

KLIENTIN Sie sagt: »Beides.«

THERAPEUTIN Super ... dann bitten Sie die Enge, sich in den Teil, der von innen gekommen ist, und den, der von außen übernommen wurde, auseinanderzudividieren ... dabei können zwei ähnliche ... aber auch ganz unterschiedliche Teile entstehen ... lassen Sie sich überraschen, was auf der Leinwand sichtbar wird ... während Sie weiter auf der Hollywoodschaukel sitzen ... ganz sicher und entspannt ...

KLIENTIN Jetzt sehe ich meine Mutter ... hätte ich mir doch denken können, dass sie dahintersteckt ... und daneben ein verängstigtes Mädchen ...

THERAPEUTIN Sagen Sie dem Mädchen bitte, dass es jetzt ganz sicher ist ... und fragen Sie, ob es okay ist, wenn Sie sich erst einmal der Mutter zuwenden ... ob es solange warten kann ... und aufmerksam zuschauen, was jetzt passiert ...

Es ist immer besser, zunächst das Introjekt zu verabschieden. Die inneren Anteile sind danach wesentlich entspannter und freier in dem, was sie machen möchten. Manchmal braucht aber ein solches Mädchen eine Soforthilfe. In der Regel stimmen diese inneren Anteile zu, etwas abwarten zu können.

KLIENTIN Das Mädchen sagt, es ist schon okay zu warten ... ich gebe ihm eine Decke, da es zu frieren scheint ... darin kuschelt es sich ein ... und ich schicke den Pandabären hin ...

Nun wird die Mutter, nachdem sie bestätigt hat, zu 100 Prozent von außen gekommen zu sein, verabschiedet. Die Klientin möchte sie imaginär ihrer lebenden Mutter vor die Haustür setzen. Als Wiederaufnahmeverbot macht sie eine Durchsage im ganzen Körper mit einer Art digitalem Steckbrief, der überall verteilt wird. Der Einlass wird ab sofort verweigert.

Das Mädchen kommt zu 100 Prozent von innen und ist ein jüngeres Ich. Nach ausgiebigem Kuscheln mit dem kleinen Ich von heute freut es sich, dass die Mutter endlich weg ist. Es bekommt einen sicheren Platz im Innern der Klientin und hat dort ein großes Spielzelt mit einem Spielplatz davor. Als Beschützer möchte es auch einen Pandabären, sodass der kleine Bruder des Begleitbären kommt.

Die Enge ist komplett verschwunden. In den Folgesitzungen geht es primär um Selbstfürsorge und Entschleunigung. Die Klientin verabschiedet noch etliche elterliche Introjekte, die sie unter Druck setzen. Erst danach darf sie zur Schilddrüse reisen und auch hier symbolisch die Maschinerie entschleunigen. Die selbstzerstörerischen Arbeiter dort sind innere Widerstände, die gut aufgelöst werden können. Die Hashimoto-Thyreoiditis beruhigt sich, und die Schilddrüsen-Antikörper im Blut sinken.

Sie haben verschiedene Widerstände kennengelernt und erfahren, wie Sie damit arbeiten können. Bei jeder unerwarteten Reaktion während der Therapie, die den Prozess stört, gilt es zu hinterfragen:

- Was will dieser Widerstand jetzt bewirken?
- Der Widerstand ist gerade die bestmögliche Lösung – welche Alternativen kann ich anbieten?
- Es ist ein Kompliment für mich, dass er sich jetzt zeigt.
- Ich darf mich entspannt zurücklehnen: Die Verantwortung für den Prozess hat der Klient – ich stelle den Rahmen zur Verfügung.
- Die Lösung liegt im Unbewussten des Klienten!

Vielleicht werden auch Sie im Laufe der Zeit ein Freund aller Widerstände.

13 Das Zentrum der Emotionen

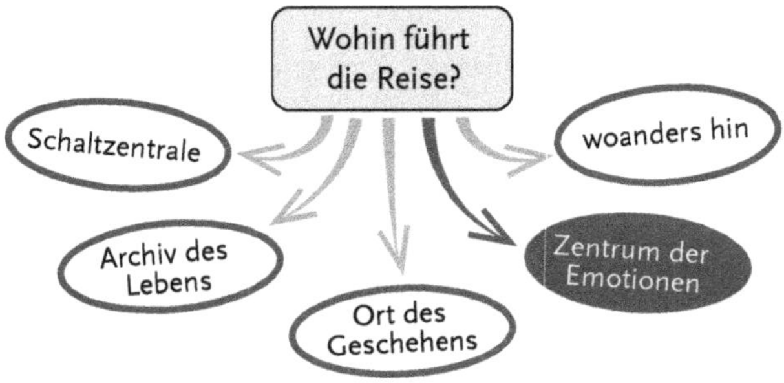

Abb. 27: Die Reise führt zum Zentrum der Emotionen

Wie das *Zentrum der Emotionen* in den *Imaginären Körperreisen* entstanden ist, hat für mich persönlich eine besondere Bedeutung. Obwohl dieser Raum schon seit vielen Jahren bei zahlreichen Klienten auftauchte, hatte ich ihn nicht bewusst wahrgenommen. So habe ich lange mit einzelnen emotionalen Räumen wie zum Beispiel einem Angst- oder Wutraum gearbeitet. Meine Klienten bekamen immer ein Angebot, das ihren Anliegen und Problemen entsprach. Ansonsten habe ich bei der Schaltzentrale auch einzelne Arbeitsbereiche für Emotionen angeboten. Mir fiel aber nicht wirklich auf, dass meine Klienten diese Emotionen nur selten in der Schaltzentrale finden konnten.

Dank der Aufmerksamkeit meines Unbewussten und den offenen Angeboten begegneten wir den Emotionen trotzdem im Körper. Der Raum der Trauer hatte sich längst etabliert, und alle Emotionen nahmen sich zu gegebener Zeit den Raum, den sie brauchten. Oftmals fanden sich diese Bereiche im Oberbauch, und auch der Begriff des Plexus solaris wurde immer wieder genannt. Schon vor vielen Jahren fand eine Klientin dann ihr »Bauchhirn« und andere eine »Gefühlszentrale«.

In einer Selbsthypnose habe ich dann erst im Jahre 2019 endlich realisiert, dass mein Unbewusstes das Schreiben dieses Buches erfolgreich verzögert hatte. Das *Zentrum der Emotionen* fehlte noch in meinen Standards der Körperreisen. Nachdem mein Bewusstsein dessen enorme Relevanz für jeden Klienten endlich verstanden hatte, durfte dieses Buch entstehen. Und erst seit dieser Erkenntnis biete ich tatsächlich bei allen Körperreisen in einem offenen Angebot dieses Ziel standardmäßig mit an (s. Abb. 27).

Der ausführliche Bericht soll dazu dienen, die folgende Erkenntnis mit Ihnen zu teilen:

Wenn Ihnen etwas partout nicht gelingen will, Sie immer wieder Ausflüchte, Barrieren oder Umwege wahrnehmen: Suchen Sie nicht nach Ursachen im Außen, sondern in Ihnen selbst. Vielleicht ist doch ein Widerstand in Ihrem Innern zu finden. Gehen Sie mit einem vertrauten Gegenüber zum Beispiel auf eine Körperreise oder machen Sie eine Selbsthypnose, wenn Sie ausreichend Selbsterfahrung darin haben. Die Lösung ist dann häufig ganz einfach.

13.1 Orientierung

Die meisten Klienten finden ihr Zentrum der Emotionen im Bauchraum. Es ist meist wenig strukturiert und wird eher diffus beschrieben. Da es sowohl für den Klienten als auch für den Therapeuten kein greifbares Organ ist, ist es schwieriger, den Beschreibungen zu folgen. Oft wird ein größerer Raum mit Farben oder Schwingungen gefunden. Manchmal sind auch klare Begrenzungen und abgeschlossene Räume dabei. Hier nehme ich wahr, dass die inneren Bilder und Beschreibungen noch individueller und unterschiedlicher sind als bei allen anderen Räumen der Menschen. Ich vermute, dass ein scheinbar fehlendes anatomisches Korrelat mehr Raum für eigene Interpretationen zulässt. Andererseits sind die beteiligten neuronalen Strukturen derart komplex, dass sie schlecht zu greifen sind.

Lassen Sie dem Klienten wieder Zeit, sich zu orientieren. Manche Menschen sprechen lieber von Gefühlen als von Emotionen. Eine zur Geschichte des Klienten passende Aufzählung einiger Emotionen kann als Einladung hilfreich sein. Hier sollten mindestens so viele angenehme Gefühle erwähnt werden wie negativ besetzte.

Beispiele für Bereiche, die im Zentrum der Emotionen zu finden sind:

positiv gewertete Emotionen:	**negativ gewertete Emotionen:**
Liebe	Angst
Glück	Wut
Selbstvertrauen	Trauer
Zuversicht	Aggression
Mut	Trotz

Die Wertung der einzelnen Gefühle ist sehr individuell. Hier kann es im Verlauf der Therapie durchaus zu einer Veränderung kommen.

Die Arbeit im Zentrum erfolgt meist direkt durch das Spiegelbild, indem es dorthin reist. Sie kann alternativ auch durch eine Betrachtung aus der Schaltzentrale oder auf einer Leinwand passieren (s. Abb. 28).

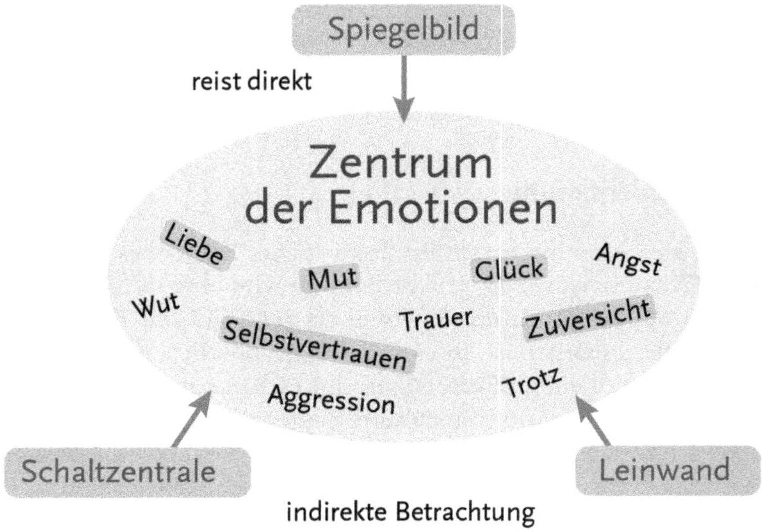

Abb. 28: Verschiedene Möglichkeiten, zum Zentrum der Emotionen zu gelangen

Praxis

Das Spiegelbild ist im Körper unterwegs. Der Wohlfühl- und Ressourcenraum wurden bereits besucht, und Sie machen ein offenes Angebot, wohin die Reise führen kann.

THERAPEUT Dein Unbewusstes entscheidet, wohin die Reise führt … das kann der Bauch sein, der immer wieder Beschwerden macht … vielleicht ist es auch die Schaltzentrale, wo alles geschaltet und verwaltet wird … das Archiv des Lebens, in dem interessante Filme angesehen werden können … oder du möchtest zum Zentrum der Gefühle, wie auch immer das aussehen mag … oder es ist etwas ganz anderes dran … … dein Unbewusstes kennt den Weg …

KLIENT Ich reise zum Gefühlszentrum …

THERAPEUT Dann lass dich überraschen, wie es aussieht ... wo du es findest ... es kann ein großer Raum sein, in dem alle Gefühle wohnen ... manche sind vielleicht gerade gut weggepackt ... andere frei wahrnehmbar ... es kann auch verschiedene Räume geben ... viele Gefühle können dort wohnen ... das Glück und die Liebe ... aber auch Wut und Angst ... Zufriedenheit und Trauer ... alles darf seinen Platz haben ... oder gut gesichert sein ... du kannst ganz gespannt sein ...

Die Emotionen werden nur ganz selten als innere Anteile in Form von Wesen dargestellt. Oft sind es Farben, Wogen oder andere wenig greifbare Strukturen. Die Wirkung auf den Klienten, wenn er mit seinen Emotionen Kontakt aufnimmt, ist aber meist sehr intensiv.

TAMARA, 62 JAHRE

Das Spiegelbild fliegt durch den Körper auf der Suche nach dem Zentrum der Emotionen.

KLIENTIN Ich sehe eine Art von Kristallgeklimper ... so ein bisschen wie in einem Glas mit Ouzo ... der so gefrorene Kristalle enthält ... das ist hier allerdings noch schöner ... noch glänzender ... noch klirrender ... das knistert vor Energie ... es ist nicht abgegrenzt ... wie eine Wolke, die durch Gravitation zusammengehalten wird ... ich kann durchfliegen ... das ist klasse ... es prickelt etwas ... ich bin drin ... das ist der Raum der Emotionen ...

THERAPEUTIN Kannst du erkennen, wie deine Emotionen dargestellt sind ...?

KLIENTIN Das sind bunte Kristalle ... die Emotionen haben verschiedene Farben ... wie kleine Lamettastreifen ... es gibt auch welche in Form von Salmiakpastillen ... viele Farben ... auch Schwarz ist dabei ... ganz viele verschiedene Formen ... sie sind glitzerig ... es sieht ganz toll aus ...

UWE, 51 JAHRE

Das zweite Spiegelbild ist mit zahlreichen Schutzmaßnahmen auf dem Weg zur Gefühlszentrale.

KLIENT Es wird immer wärmer ... da pulsiert etwas ... das ist anziehend und gleichzeitig beängstigend ...

THERAPEUTIN Im Zweifelsfall bleib stehen und betrachte das Ganze aus der Distanz ... du kannst auch in die Schaltzentrale gehen und dort dein Gefühlszentrum auf einem Monitor betrachten ... frage bitte die alte Dame (weise Instanz), was sie dir rät ...

KLIENT Sie sagt: »Da kannst beruhigt weitergehen ... alles ist gut« ... Das mache ich auch ... wow! ... Da ist eine riesige Farbwolke ... ich kann es gar nicht richtig beschreiben ... als wären die Farben in Bewegung ... vermischt und doch getrennt ... manche sind fast explosiv ... sie sind aber alle wie in einem Ballon gehalten ... nur sieht man den nicht richtig ...

Der Klient lernt, mit den einzelnen Farben zu kommunizieren. Die explosiven Farben entsprechen Wut und Aggression. Beide brauchen mehr Raum und Beachtung. Die Arbeit mit den Farben bringt ihn seinen Emotionen wesentlich näher. Er lernt, diese sowohl zu kontrollieren als auch auszuleben.

VERA, 48 JAHRE

Das zweite Spiegelbild reist mit seiner weisen Instanz und einem Husky durch den Körper. Dieser ist wie eine Landschaft dargestellt. Sie folgen dem offenen Angebot und möchten erstmals zum Zentrum der Emotionen.

KLIENTIN Da öffnet sich plötzlich ein Raum ... ich bin irgendwo im Bauch ... es ist eine Art Tor ... und dann bin ich irgendwie in einem großen Raum ... man kann das ganz schwer beschreiben ... da ist irgendwie nichts und doch ganz viel ... changierende Farben, die sich bewegen ... das wabert so herum ...

THERAPEUTIN Dann komm erst einmal dort an ... spür in die Farben hinein ... das Wabern ... und dann schau mal, ob du verschiedene Farben oder Bereiche erkennen kannst ... frag ruhig mal deinen weisen Mann, ob er weiß, was du da wahrnimmst ...

KLIENTIN Diese Farben sind meine Gefühle ... und das ist okay so ... sie dürfen miteinander verbunden sein ... wenn sie so wabern, ist es gut ... das sieht auch friedlich aus ...

In einer späteren Sitzung zeigt der Blick in dieses Zentrum, was passiert, wenn eine anstrengende Emotion überwiegt. Die Klientin schaut auf einen Monitor in der Schaltzentrale, wie es hier aussieht. Diese indirekte Betrachtung gibt Entlastung. Aufgrund eines Konflikts ist ganz viel rote Wut im Raum unterwegs. Diese braucht als Gegenspieler den Mut. Der gelbe Mut wird aktiviert, damit die Klientin in der Auseinandersetzung mitteilen kann, was sie wirklich bewegt.

13.2 Prozesse im Zentrum

Einige Klienten benötigen Unterstützung dabei, die eigenen Emotionen kennenzulernen und sie überhaupt erst einmal wahrzunehmen. Dazu ist ein Kontakt mit den Symbolen dieser Emotionen sehr hilfreich. Viele Gefühle werden unterdrückt oder vernachlässigt. Andere werden bei manchen Klienten unkontrollierbar. Ziel sollte sein, ein gesundes Gleichgewicht herzustellen. Dafür gibt es kein absolutes Maß. Jeder Klient darf sein individuelles Gleichgewicht finden.

Praxis

THERAPEUT Schau dir genau an, wie dir deine Gefühle in diesem Raum begegnen … und wenn du etwas siehst … dann sag diesem Gefühl: »Ich sehe dich« … beschreib ihm, was du wahrnimmst … vielleicht auch spürst … hörst … oder riechst … und schau, wofür es steht … … wenn es nicht klar erkennbar ist, dann frag: »Was für ein Gefühl bist du für mich?« …

Es geht wieder um die Kontaktaufnahme mit den wahrgenommenen Strukturen. Die symbolisierten Emotionen sind ebenfalls innere Anteile. Nach dem Kennenlernen können Sie Ihren Klienten mit seinen Gefühlen arbeiten lassen.

WIEBKE, 54 JAHRE

KLIENTIN Ich bin in der Nähe vom Herzen … das ist wie ein großer aufgeblasener Luftballon … hellblau … der hat viele Abschnürungen in verschiedenen Farben … manche sind richtig prall … die wollen raus …

THERAPEUTIN Magst du eine solche Abschnürung mal genauer betrachten?

KLIENTIN Da ist eine gelbe …

THERAPEUTIN Sag der gelben bitte mal: »Hallo, ich sehe dich!«

KLIENTIN Der gelbe Bereich freut sich darüber, dass ich ihn sehe …

THERAPEUTIN Frag ihn: »Wofür stehst du?«

KLIENTIN Es ist die Wut … sie beklagt sich, nicht gesehen zu werden … sie möchte raus! … Am liebsten angepiekst werden …

Auch wenn es verführerisch ist, dem Anpieksen gleich nachzugeben, ist es ratsam, dies erst einmal neutral zu begleiten. Wichtig ist die Rückmeldung an die inneren Teile, dass sie nun gesehen und gehört werden. Es gilt, bei den Emotionen das angestrebte Gleichgewicht im Auge zu behalten.

THERAPEUTIN Sag ihr bitte, dass du siehst, dass es die Wut ist und sie raus möchte ...

KLIENTIN Sie freut sich, dass ich das endlich mal sehe ...

THERAPEUTIN Nun schau bitte mal, ob es bei dem Wunsch, dass die Wut rausgelassen wird, noch ein anderes Gefühl gibt, das auch gesehen werden möchte ... gibt es da ein Veto? ... Oder etwas anderes Wichtiges? ...

KLIENTIN Ja, da ist was aufgeblasenes Grünes ...

THERAPEUTIN Dann sage bitte auch dem Grün: »Ich sehe dich ... ich sehe, dass du grün und aufgeblasen bist ... und ein Veto hast ...«

KLIENTIN Das Grün freut sich auch, dass es gesehen wird ... es sagt: »Du weißt es doch ... dann verlierst du die Kontrolle ... Mach's auf keinen Fall!«

Die Klientin arbeitet zuerst mit diesem Anteil, der ein innerer Widerstand ist. Nach dessen Auflösung darf eine Angst erkennbar werden, die einen neuen Platz braucht. Am Ende sind die Abschnürungen weg, die Emotionen werden verbunden, dürfen sich freier bewegen und entwickeln ein friedliches Netzwerk. In der Folge entsteht eine gute Verbindung zur Schaltzentrale.

YANNIK, 19 JAHRE

Der Klient hat schon vieles in seinem Körper bewirkt, war jedoch noch nie im Zentrum der Emotionen. Der Körper an sich ist symbolisch nur eine Farbe, einzelne Räume werden aber wie Zimmer wahrgenommen. In dieser Sitzung ist nach einer längeren Therapiepause sein Ziel, eine Neuropathie nach seiner Chemotherapie zu verbessern.

Das offene Angebot führt zum Zentrum der Emotionen.

KLIENT Ich soll zur Emotionszentrale reisen ...

THERAPEUTIN Dann kannst du ganz gespannt sein, wie sie aussehen wird ... es kann auch nur eine Farbe sein ... ein Raum ... oder etwas ganz anderes ... lass dich überraschen ...

KLIENT Es ist ein grüner Baum.

THERAPEUTIN Ein grüner Baum … schau ihn dir genau an … manches kannst du von außen wahrnehmen … vielleicht gibt es auch einen Weg in den Baum .. lass dich überraschen … und von deinem Unbewussten führen …

KLIENT Es ist ein Laubbaum … und ich kann hineingehen …

THERAPEUTIN Der Baum kann innen ganz anders wirken … vieles kann darin verborgen sein … all deine Gefühle … wie auch immer sie dargestellt sind … lass dich führen und sieh dich um … vielleicht kannst du auch jemanden fragen …

KLIENT Die Äste sind Erinnerungen … und oben ist jemand … ein älterer Mann …

THERAPEUTIN Dann kannst du ihn fragen, was heute dran ist … in diesem Baum der Gefühle …

KLIENT Da ist ein Ast für die Familie … da sind viele Gefühle … …

An dieser Stelle kommen mir viele Ideen, was dort sein könnte, da ich die Familie schon einige Jahre begleitet hatte. Es ist aber wichtig, meine Gedanken für mich zu behalten. Eigene Interpretationen können den Verlauf schnell beeinflussen. So überlasse ich den Verlauf dem Unbewussten des Klienten.

THERAPEUTIN Frag bitte den älteren Mann, was jetzt hilfreich ist … was sollst du dir ansehen?

KLIENT Ich soll mich auf die positiven Dinge konzentrieren … sie haben eine grüne Farbe … und auf meine eigenen Bedürfnisse … ich soll auch mal Nein sagen …

THERAPEUTIN Dann darfst du jetzt ganz intensiv das Grün wahrnehmen … es kann immer mehr zu spüren sein … so wie deine eigenen Bedürfnisse … die gesehen werden wollen … die dich bestärken, auch mal nein zu sagen …

Wir bleiben ganz bei dem Grün, und ich verstärke diese positiven Suggestionen in einer Tonaufnahme (s. Kap. 18). In einer späteren Sitzung wird der Baum noch einmal besucht und ein anderes Gefühl angesehen. Der Rest wird nicht thematisiert, obwohl ich die Reise dorthin immer wieder mit anrege.

Es empfiehlt sich, bei den Themen zu bleiben, die der Klient angesprochen hat. Es ist für Sie als Therapeuten nicht nötig, einen Einblick in alle Strukturen zu haben. Es reicht, in den Teilbereichen zu arbeiten, die in der jeweiligen Sitzung relevant sind.

Die symptombezogene Arbeit im Zentrum der Emotionen inklusive der Vernetzung mit der Schaltzentrale lässt sich am besten an einem Beispiel erläutern. Daher finden Sie im folgenden Kapitel im Zusammenhang mit einer Angststörung weitere Ausführungen.

14 Psychische Erkrankungen

Grundsätzlich kann man fast alle psychischen Erkrankungen mit den genannten Abläufen innerhalb der Körperreisen bearbeiten. Die häufigsten psychischen Erkrankungen, unter denen Klienten leiden, sind Angststörungen und Depressionen (DGPPN 2019). Daher möchte ich diese exemplarisch weiter ausführen. Mit den inneren Anteilen im Zentrum der Emotionen lässt sich sehr gut arbeiten, wenn der Klient in diesem Bereich Probleme hat. So ahnen Sie als Therapeut bereits, dass der Klient an seinen Emotionen arbeiten muss, wenn er wegen einer Angststörung zu Ihnen kommt. Auch bei Depressionen liegt meist ein Ungleichgewicht in diesem Zentrum vor. Etliche Klienten kommen aber primär wegen somatischer Beschwerden – wobei die Ursache dann oft ebenfalls im emotionalen Bereich zu finden ist.

Schwere psychische Erkrankungen sowie sämtliche aktiven Psychosen stellen eine Kontraindikation für die hypnotherapeutische Arbeit dar. Gerade im ambulanten Bereich werden die Grenzen klar definiert. Ich empfehle, nur dann mit Imaginationen und Trancen zu arbeiten, wenn der Therapeut sicher sein kann, dass sein Klient dafür stabil genug ist. Ich persönlich sehe auch bei Drogen-, Medikamenten- und Alkoholmissbrauch andere Therapieformen als sinnvoller an. Raucherentwöhnungen habe ich am liebsten nach dem Tübinger Programm von Cornelie Schweizer in Gruppen und auch in Einzelsitzungen durchgeführt. In ihren Büchern *Vom blauen Dunst zum frischen Wind* (Schweizer 2009) und *Das Praxisbuch der hypnotherapeutischen Raucherentwöhnung* (Schweizer 2018) finden Sie hilfreiche praktische Tipps.

14.1 Angststörung

Hat der Klient eine *Angststörung*, so wählt er häufig die indirekte Betrachtung seiner Emotionen aus der Schaltzentrale (s. Kap. 9.3). Es ist sinnvoll, besonders in diesen Fällen die Betrachtung aus der Distanz anzubieten. Der eigenen Angst direkt gegenüberzutreten überfordert viele Klienten. Die Angst kann zeitweise das gesamte Zentrum der Emotionen ausfüllen. Alternativ wird sie gerne in einen separaten Raum »eingesperrt«, damit man sie besser kontrollieren kann. Die

Symbolik beschreibt in diesen Fällen die Maßnahmen, die der Klient bereits unbewusst ergriffen hat.

Immer dann, wenn ein Gefühl zu dominant wird, zieht es alle Aufmerksamkeit auf sich. Im Fall einer Angst fühlt sich der Klient dieser völlig ausgeliefert. Das Ziel ist meist, ein gesundes Gleichgewicht zu erreichen. Dazu gehört neben der Arbeit mit der Angst auch die Stärkung der geschwächten Emotionen.

Praxis

Die Klientin kommt wegen einer Angststörung, die sich vor allem beim Autofahren bemerkbar macht. Autobahnen und weite Strecken vermeidet sie komplett. Sie hat bereits einen Wohlfühlort und eine Ressourcenfarbe. Mit dem zweiten Spiegelbild, einem Kraftwesen, dem Notknopf und einem Zauberstab möchte sie sich heute ihrer Angst widmen. Sie lassen das Unbewusste der Klientin entscheiden, wohin die Reise führt.

THERAPEUT Das Unbewusste entscheidet, wohin die Reise führt ... es kann die Schaltzentrale sein, um dort die Angst aus einer sicheren Distanz zu betrachten ... der Weg kann direkt zum Zentrum der Emotionen führen ... vielleicht ist die Angst auch als ein innerer Anteil irgendwo in dir unterwegs, und du kannst ihr begegnen ... oder etwas ganz anderes ist dran ...

KLIENTIN Ich soll in die Schaltzentrale ...

THERAPEUT Dann kannst du ganz gespannt sein, wie deine Schaltzentrale aussieht ... ich lade dich ein, dorthin zu reisen ... sag bitte Bescheid, wenn du angekommen bist ...

KLIENTIN Ich bin da. Es sieht aus wie in einem Control Center mit vielen Computern ... blinkenden Schaltern ... vielen Monitoren ... da sitzen ganz viele und arbeiten ...

THERAPEUT Frag dich bitte durch, wer jetzt für dich zuständig ist, wenn du dir von hier aus deine Angst betrachten möchtest ...

KLIENTIN Das ist Chefsache ... ich soll zur Chefin gehen ... sie sitzt in der Mitte ...

In dieser Situation können Sie wieder an die Schutzmaßnahmen erinnern und sie aktivieren lassen. Das Spiegelbild kann so das Gefühl von Kontrolle erlangen.

THERAPEUT Wenn es für dich okay ist, könntest du sie bitten, dir auf dem Monitor dein Zentrum der Emotionen zu zeigen ... aber erst, wenn du dich ganz sicher fühlst ... mit dem genau richtigen Abstand ... während du hier ganz sicher bist ... mit deinem Kraftwesen ... du kannst den Notknopf drücken, wenn du zurück zum Wohlfühlraum möchtest ... und zum Beispiel eine Fernbedienung für den Monitor bekommen, damit du jederzeit abschalten kannst ...

KLIENTIN Die Chefin ist ganz tough und sagt, das wäre gut möglich ... sie hat alles im Griff hier oben ... das fühlt sich okay an ... ich bekomme eine Fernbedienung ...

THERAPEUT Dann bitte sie nun, dir auf dem Monitor zu zeigen, wo sich jetzt gerade deine Angst befindet ... vielleicht im Zentrum der Emotionen ... vielleicht irgendwo anders ... die Angst, die immer möchte, dass du dich nur auf keinen Straßen in Wohnortnähe aufhältst ...

KLIENTIN Auf dem Monitor ist alles ganz dunkel ... wie eine wabernde Wolke ... mir wird ganz mulmig ...

An dieser Stelle ist wichtig eine Assoziation zu verhindern. Die Klientin soll sich nicht in die Wolke hineinziehen lassen.

THERAPEUT Lass die Wolke auf dem Monitor ... und du stehst in der Schaltzentrale und schaust aus der Distanz! ... Kannst den Monitor jederzeit ausschalten! ...

KLIENTIN Es wird wieder besser ...

THERAPEUT Frage bitte die Chefin, was auf dem Monitor zu sehen ist ...

KLIENTIN Sie sagt, das ist meine Angst ... sie füllt den ganzen Gefühlsraum aus ...

THERAPEUT Wenn es für dich okay ist, sag bitte der Angst: »Ich sehe dich ... und ich sehe, dass du den ganzen Raum ausfüllst ...« Ich möchte dich bitten, das laut auszusprechen, damit ich dir folgen kann.

An dieser Stelle ist der genaue Wortlaut wichtig. Sie können den Dialog mit den Emotionen besser verfolgen, wenn die Klientin laut spricht. Nun soll die Kontaktaufnahme mit der Angst erfolgen.

KLIENTIN Ich sehe dich ... ich sehe, dass du den ganzen Raum ausfüllst ... ... es wird etwas heller ... ist aber immer noch ganz schön dunkel ...

THERAPEUT Dann sag auch das der Angst: »Ich sehe, dass du etwas heller bist, aber immer noch ganz schön dunkel ...«

KLIENTIN Sie wird noch ein wenig heller.

Die meisten Emotionen wie Angst, Wut und Aggression haben sich größtenteils von innen heraus entwickelt. Sie können aber auch übertragene Anteile, also Introjekte, beinhalten. Sobald die Emotionen Ihres Klienten zu Symptomen im Alltag führen, stellen sie einen sogenannten Widerstand dar.

Entscheidend für den Therapieverlauf ist, dass Sie das Spiegelbild nun die Angst wieder fragen lassen, ob sie von innen oder außen kommt. Die weitere Vorgehensweise ist entsprechend der Widerstandsarbeit, wie sie in Kapitel 12 dargestellt wird.

Praxis

THERAPEUT Frage bitte die Angst wörtlich: »Kommst du von innen oder außen oder beides?«

KLIENTIN Kommst du von innen oder außen oder beides? ... Beides.

THERAPEUT Dann kannst du jetzt die Angst auffordern, sich in die beiden Bestandteile auseinanderzudividieren ... in den Teil, der von innen kommt ... und den, der von außen kommt ...

Es entstehen ein kindlicher Anteil, der sehr ängstlich wirkt, und ein mütterlicher Anteil, der eher dominant erscheint. Nun verfahren Sie wie bei der Widerstandsarbeit (s. Kap. 12.6) und lassen zuerst das Introjekt mit Wiederaufnahmeverbot verabschieden. Dann widmen Sie sich dem kindlichen Anteil. Dieser stellt die eigene Angst dar.

Der äußere Teil wurde erfolgreich verabschiedet.

THERAPEUT Frag doch bitte einmal das Kind: »Wie geht es dir jetzt, wo die Mutter draußen ist?« ...

KLIENTIN Das Mädchen ist ganz verwirrt ... irgendwie erleichtert ... aber auch sehr unsicher ...

Nun können Sie anregen, dass die eigene Angst Kontakt zu allen anderen Emotionen aufnimmt. Die direkte Aufforderung, dass sich alle Emotionen einmal ansehen, löst oft Erstaunen aus – so, als hätten sie einander noch nie gesehen. Ziel ist, dass alle Emotionen genug Raum bekommen und einander wahrnehmen. Gleichzeitig können auch geschützte Bereiche entstehen. Wenn es sich um eine kindliche Emotion handelt, kann diese mithilfe der anderen im Zentrum der Emotionen nachreifen.

Praxis

THERAPEUT Lade die Angst bitte ein, sich im Raum der Gefühle umzuschauen ... da gibt es sicher noch viele andere Gefühle ... sie ist jetzt frei ... kann sich bewegen ... Kontakt aufnehmen zu den anderen ... sie sehen und gesehen werden ...

KLIENTIN Oh, das ist erstaunlich ... da kommen plötzlich alle aus ihren Löchern ... sie sehen ganz unterschiedlich aus ... irgendwie eine Mischung aus Menschen und Fabelwesen ... manche leuchten ... andere wabern irgendwie ...

THERAPEUT Bitte sie, sich gegenseitig anzusehen ... sich der Angst zu zeigen ... und sag dem Mädchen einmal: »Sie gehören alle dazu ...« ... vielleicht erkennt sie schon, wofür sie stehen ...

KLIENTIN Das tut der Angst sehr gut ... da ist die Zuversicht ... und auch der Mut ... der zwinkert ihr zu und sagt: Das wird schon! ... Und da leuchtet die Liebe ... selbst die Wut erscheint irgendwie sympathisch ... und da sind noch mehr ...

THERAPEUT Lade die Gefühle ein, ab jetzt allen Teilen genug Raum zu geben ... einander zu sehen und miteinander zu kommunizieren ... sie dürfen sich aber auch mal zurückziehen ... in Sicherheit gehen, wenn im Außen zu viel Druck herrscht ...

KLIENTIN Sie sortieren sich ... nehmen das Mädchen in ihre Mitte ... das fühlt sich gut an ... es ist auch viel heller geworden ...

Dieses Bild können Sie gut abspeichern lassen. Es kann mit positiven Formulierungen in die Zusammenfassung (s. S. 276) übernommen werden.

Auch in der Nachbesprechung wird dieses Bild aufgegriffen. Bevor die Klientin zukünftig im Außen in eine belastende Situation geht, kann sie gedanklich das Kind in die Mitte des Gefühlsteams stecken. Ein kurzer Gedanke daran reicht, wenn sie das Ergebnis der Sitzung durch die Tonaufnahmen konditioniert hat.

Im nächsten Schritt können Sie die Vernetzung mit der Schaltzentrale initiieren (s. Kap. 14.2). Mit beiden Zentren zusammen lässt sich ein prospektiver Blick auf das erwünschte Zielbild entwickeln.

14.2 Vernetzung mit der Schaltzentrale

Nachdem ein mögliches Gleichgewicht der Emotionen zueinander erarbeitet wurde, geht es um eine Verbindung zu anderen Strukturen. Vor allem zur Schaltzentrale sollte ein gutes Netzwerk entstehen. Eine Klientin hat die Kommunikation scherzhaft als »Bauchhirn an Schaltzentrale – bitte kommen!« bezeichnet und dieses Symbol für ihr Netzwerk mit in den Alltag genommen. Laden Sie Ihre Klienten dazu ein, bei wichtigen Entscheidungen nicht nur den Verstand zu befragen, sondern ihr »Bauchhirn« mit einzubinden. Die daraus entstehenden Beschlüsse scheinen für die Klienten sehr viel stimmiger zu sein.

Praxis

Im Zentrum der Emotionen hat sich die innere Angst in Form des Mädchens gut mit den anderen Emotionen verbunden. Sie lernen, aufeinander zu achten und sich gegenseitig wahrzunehmen und zu unterstützen. Jetzt können Sie anregen, dieses Zentrum auch mit der Schaltzentrale und anderen Strukturen zu verbinden. Dieser Schritt kann noch in derselben Sitzung wie die erste Arbeit mit der Angst erfolgen, wenn die Zeit ausreicht. Ansonsten laden Sie in der nächsten Sitzung dazu ein, wieder aus der Schaltzentrale indirekt zu arbeiten oder direkt beim Zentrum der Emotionen vorbeizuschauen.

THERAPEUT Du hast in der Schaltzentrale auf dem Monitor deinen Gefühlsraum aus der Distanz gesehen ... dort sitzt auch die Chefin der Schaltzentrale ... nun bitte dein Unbewusstes, dir zu zeigen, wie die beiden Zentren miteinander kommunizieren können ... wie sind die Schaltzentrale und das Zentrum der Gefühle miteinander verbunden? ... wie bekommen die Gefühle mit, was das Gehirn denkt? ... und wie wird in der Schaltzentrale wahrgenommen, welche Gefühle gerade beteiligt sind? ...

... Und ich weiß nicht, von wo aus du diese Verbindung betrachten kannst ...

KLIENTIN Ich bin wieder in der Schaltzentrale ... die Chefin hat dort einen großen zentralen Monitor ... sie sagt, hier kann ich mir einen Überblick verschaffen ...

THERAPEUT Bitte die Chefin, dir zu zeigen, wie das Netzwerk in deinem Körper aussieht, das die verschiedenen Zentren miteinander verbindet ... vielleicht wie Energiebahnen oder irgendwie anders ...

KLIENTIN Jetzt sehe ich ein Bild mit einem Männchen ... da sind ganz viele Linien ... vor allem rote und blaue ... auch andere ... sieht aus wie ein Ganzkörper-Scanner ...

THERAPEUT Nun bitte dein Unbewusstes, das Zentrum der Gefühle aufleuchten zu lassen und anschließend die Schaltzentrale ... und dann deren Verbindung ...

KLIENTIN Da ist ein dickes Knäuel mit roten Linien im Bauchraum ... das ist das Gefühlszentrum ... und eher blaue Linien im Kopf ... die sind geordneter ... das muss die Schaltzentrale sein ... von da aus gehen auch einige blaue in den Körper ...

THERAPEUT Und wie sieht die Verbindung aus?

KLIENTIN Ich kann keine direkt erkennen ... die sind nicht so richtig verbunden ...

THERAPEUT Dann frage bitte deine Chefin ... und gleichzeitig alle Gefühle im Bauchzentrum ... was muss passieren, damit beide Zentren besser miteinander in Verbindung treten können? ... Wie kann diese Kommunikation erfolgen? ...

KLIENTIN Da gibt es eine Verbindung ... die wurde aber blockiert ... sie muss wieder geöffnet werden ... ja ... da fängt es an zu fließen ... in beide Richtungen ... Blau und Rot gehen aufeinander zu ...

THERAPEUT Du kannst sie darin bestärken ... die Erlaubnis geben ... diese Verbindung auszubauen ... zu pflegen ... sodass sich die beiden Zentren gegenseitig unterstützen können ... es wieder fließen kann ... in beide Richtungen ...

KLIENTIN Es hat angefangen, sich zu verbinden ... die Farben gehen aufeinander zu ... verschmelzen zum Teil ... dann entsteht Lila ... irgendwie fühlt sich das gut an ... ich spüre das im Brustkorb ... so eine Weite ...

Anatomisch könnte diese symbolische Verbindung in meiner Interpretation dem Nervus vagus, dem 10. Hirnnerven, zugeordnet werden. Er verläuft genau in diesem Bereich und verbindet zentrale Strukturen des Gehirns durch Hals und Brustbereich mit dem Bauchraum. Vielleicht lassen sich auch Parallelen zur Polyvagal-Theorie von Stephen W. Porges (2010) mit diesem Netzwerk wahrnehmen. Vera Hupe beschäftigt sich gerade intensiv mit der Kombination der *Imaginären Körperreisen* und der Polyvagal-Theorie – eine sicher interessante Arbeit.

Anna-Maria, 64 Jahre

Die Klientin erlebt in bestimmten Situationen starke Stressreaktionen mit einer massiven Unruhe, Schweißausbrüchen und Blutdruckanstieg. Bei einer anstehenden Familienfeier möchte sie eine Rede halten und befürchtet einen solchen Ausbruch. Sie wünscht sich für solche Situationen innere Gelassenheit und ein ruhig und gleichmäßig schlagendes Herz.

Aus früheren Körperreisen sind bereits einige Strukturen und Helferwesen bekannt. Das Spiegelbild reist zunächst in die Schaltzentrale. Dort ergibt sich nichts Konkretes. Nach verschiedenen offenen Einladungen, wie es weitergehen könnte, möchte sie zum Ort des Geschehens (s. Kap. 15) reisen, »wo die Unruhe wohnt« – eine eigene Formulierung der Klientin. Der Gedanke löst bereits Beklemmungen aus, sodass zuerst weitere Schutzmaßnahmen aktiviert werden:

- zweites Spiegelbild
- Notknopf
- weise Instanz (uralte Frau)
- Anti-Stress-Expertin (neu)
- Zoom-Funktion für einen Monitor, auf dem sie arbeiten will.

Therapeutin Nun bitte einmal dein Unbewusstes ... während du hier ganz sicher bist ... auf dem Monitor zu zeigen ... wo der Ort des Geschehens ist und in dir diese Unruhe wohnt ...

Klientin Ich sehe da einen Kurzschluss zwischen Herz und Hirn!

Therapeutin Kannst du noch etwas genauer beschreiben, was du siehst?

Klientin Ich zoome das ran ... da sind Kabel ... die schwingen bei Stress hin und her ... da fehlt die Isolierung! ... Oh, wenn sie sich berühren, dann surren sie ... das sind ganz viele Kurzschlüsse ... es leuchtet blitzhell!

Therapeutin Nun frag bitte mal dein Unbewusstes, ob du dich jetzt mit den Ursachen dieser Kurzschlüsse beschäftigen sollst (analytisch) ... oder eher nach Lösungen schauen, wie du diese Kurzschlüsse beheben kannst ...

Klientin Ich soll nach Lösungen suchen ...

Therapeutin Dann sag bitte erst einmal dem Kurzschluss: »Ich sehe dich« ...

KLIENTIN Der reagiert nicht.

THERAPEUTIN Sag ihm, dass du siehst, dass er nicht reagiert ...

KLIENTIN Jetzt steigen links und rechts kleine Dampfwolken auf ...

THERAPEUTIN Sag ihm, dass du gesehen hast, dass kleine Dampfwolken aufsteigen ...

KLIENTIN Er reagiert irgendwie verächtlich ...

THERAPEUTIN Sag ihm bitte: »Ich nehme wahr, dass du verächtlich reagierst« ...

KLIENTIN Jetzt entsteht in der Mitte eine große Fläche ... da erscheint ein Gesicht ...

THERAPEUTIN Sag dem Gesicht bitte, dass du es siehst ...

KLIENTIN Ich möchte ihm danken, dass er das Gesicht zeigt ... ... dafür kann er sich nichts kaufen ... er ist irgendwie sauer ... es überrascht ihn, dass ich ihm danke ... sagt: »Das hast du mir ja noch nie gesagt!«

THERAPEUTIN Vielleicht kannst du es ihm noch einmal sagen ...

KLIENTIN Er sagt, dass es trotzdem das erste Mal war ... stimmt ja auch ...

THERAPEUTIN Kannst du das Gesicht jetzt bitte fragen: »Kommst du von innen oder außen ... oder beides?« ...

KLIENTIN Es ziert sich ...

THERAPEUTIN Du bist die Einzige, die den Kurzschluss auffordern kann, zu antworten ... du bist die Oberchefin ... hast das Recht dazu ...

Nach einigem Hin und Her erklärt der Kurzschluss, dass er sowohl von innen als auch von außen kommt. Auch hier ist eine strukturierte Widerstandsarbeit (s. Kap. 12) angezeigt. Es entstehen zwei Blitzstränge, wobei der größere von außen stammt. Er ist zu 100 Prozent von außen und wird ins Universum verabschiedet.

KLIENTIN Ich habe ihn in den Orbit geschossen ... er ist weg ...

THERAPEUTIN Dann bitte deine Schaltzentrale noch, ein Wiederaufnahmeverbot auszusprechen, damit er keinen Eintritt mehr bekommt ...

KLIENTIN Es wird etwas in eine Tastatur getippt und ein unsichtbarer Schutzschild erscheint ... das ist sicher!

Der innere Blitzstrang ist bereits kleiner geworden. Er stammt zu 100 Prozent von innen und ist somit ein eigener Anteil.

THERAPEUTIN Frag ihn bitte mal, woraus er entstanden ist ...

KLIENTIN Aus dem Spaß am Lernen ... kommt ganz spontan ... der war mir ja vergangen ...

THERAPEUTIN Was braucht er, um das wieder sein zu können? ... oder welche Funktion könnte er sonst noch übernehmen ...?«

KLIENTIN Er braucht meine Wertschätzung ... ich bin ihm wirklich sehr dankbar ... das sage ich ihm auch ... die Anti-Stress-Expertin meint, dass er sich in Lebenslust wandeln könnte ... das gefällt mir gut ...

THERAPEUTIN Dann kann dein Unbewusstes auf dem Monitor zeigen, wie es ohne die Kurzschlüsse an dieser Stelle aussehen wird ...

KLIENTIN Die Stränge, die defekt waren, schließen sich ... alles ist im Gleichklang ... da ist eine gute Verbindung von Herz zu Hirn und umgekehrt ... die Energie kann fließen ...

Bei der lösungsorientierten Vorgehensweise lässt es sich gut mit einem Zielbild arbeiten. Dieses symbolisiert den Prozess, der bereits abgearbeitet wurde.

THERAPEUTIN Dann speichere dieses Bild gut ab ... von den Strängen, die im Gleichklang sind ... die Energie kann fließen ... von Herz zu Hirn ... und umgekehrt ... die Energie kann fließen ... und dieses Bild kannst du hier in der Schaltzentrale an die Wand hängen ... für alle im Team sichtbar ... und immer wieder anschauen ... ganz gespannt sein, woran du zuerst merken wirst, dass die Energie fließt ...

KLIENTIN Das Team applaudiert.

Obwohl die Klientin wenig Zeit fand, die Zusammenfassung zu hören, war sie mit ihrer moderaten Aufregung bei der Familienfeier zufrieden und konnte ihre Rede gut halten.

Die emotionale Intelligenz

Allgemein werden menschliche Fähigkeiten, die auf einen guten Kontakt zu den eigenen Emotionen hinweisen, der *emotionalen Intelligenz* zugeordnet.

Als Definition für emotionale Intelligenz findet man Folgendes:

> »Daniel Goleman definiert den Begriff emotionale Intelligenz in Anlehnung an Salovey und Gardner durch die folgenden Fähigkeiten:
>
> - die eigenen Emotionen kennen: die eigenen Emotionen erkennen und akzeptieren, während sie auftreten. Diese Fähigkeit ist entscheidend für das Verstehen des eigenen Verhaltens und der eigenen Antriebe.
> - Emotionen beeinflussen ...
> - Emotionen in die Tat umsetzen ...
> - Empathie ...
> - Umgang mit Beziehungen ...« (Goleman 1996).

Ich vermute, dass es in dieser Richtung noch viel zu entdecken gibt.

Es ist wünschenswert, dass Ihre Klienten einen gesunden Zugang sowohl zu ihrer kognitiven als auch der emotionalen Intelligenz haben. Der Austausch zwischen beiden Organsystemen, die in den Körperreisen als Schaltzentrale und Zentrum der Emotionen symbolisiert werden, sollte zu einem unbewussten Standard werden. Leider scheinen noch immer viele Klienten so konditioniert zu sein, dass es »nicht gut ist, sich auf sein Bauchgefühl zu verlassen«. Die Dinge »wollen wohl überlegt sein«. Meist sind es übertragene Introjekte, die diese Glaubenssätze darstellen. Nach einer entsprechenden Widerstandarbeit (s. Kap. 12) und der Verabschiedung solcher Introjekte darf der Klient einen gesunden und stimmigen Kontakt zu seinen Zentren haben.

14.3 Klassische Stolpersteine

»Die Wut ist so massiv, die darf nicht raus!«

Der Klient kommt ursprünglich, um seinen Tinnitus zu verbessern. Plötzlich berichtet er in einer Folgesitzung, dass ihn seine Lebensgefährtin »rausschmeißen« wolle. Beide wohnen seit einigen Jahren gemeinsam in ihrem Haus, und sie möchte sich nun überraschend von ihm trennen. Er sei ihr »zu brav und angepasst«.

Das Spiegelbild ist unterwegs in seinem Körper, der wie ein anatomisches Röhrensystem aussieht. Er landet in seinem Zentrum der Emotionen. Der Fall liegt länger zurück. Damals folgte ich noch den Klienten ohne das Angebot, auch distanziert aus der Schaltzentrale die Emotionen zu betrachten. Ein zweites Spiegelbild und der Notfallknopf gehörten auch noch nicht zu den Standards. Auf ein Helferwesen hat das Spiegelbild verzichtet.

KLIENT Ich stehe in einem Raum, der fast vollständig mit einem riesigen Tresor ausgefüllt ist … so ein ganz großer …

THERAPEUT Dann schau ihn dir mal von allen Seiten an … vielleicht gibt es einen Hinweis … was du damit machen sollst … wozu er dient …

KLIENT Der Tresor ist wie so ein Tresorraum in einer Bank … extrem gut gesichert …

THERAPEUT Ist es denn angezeigt, diesen Tresor zu öffnen … oder was ist das für ein Tresor?

KLIENT Oh mein Gott … da drin ist meine Wut! … Die ist in dem Tresor! …

Das Bild passt zu dem sehr netten Mann, der es anderen Menschen immer recht machen will.

THERAPEUT Hast du das Gefühl, dass dort die Wut über die aktuelle Situation ist? … oder gibt es den Tresor schon länger? … Vielleicht ist es auch gar nicht wichtig …

Der Klient bekommt plötzlich eine starre Haltung und spricht kalt und tonlos, sodass ich mich heute noch an meine Gänsehaut erinnere.

KLIENT Der Tresor ist schon sehr alt … da drin ist eine Wut, die niemals raus darf! … Sie ist unkontrollierbar! … Auf gar keinen Fall darf jemals dieser Tresor geöffnet werden!

Ich nehme ihn sehr ernst und kann spontan nur bestätigen, dass es so sein soll.

THERAPEUT Du nimmst wahr, dass der Tresor geschlossen bleiben soll … dann danke ihm doch einmal, dass er diese besondere Wut so gut kontrolliert … und dass du wahrgenommen hast, dass der Tresor so bleiben soll …

Der Tinnitus hat sich schon vorher etwas gebessert, und der Klient will seine Übungen dazu in Selbsthypnose weitermachen. Er zieht dann zeitnah weiter weg, sodass ich ihn nicht mehr getroffen habe.

Die Wahrnehmung solch starker Emotionen, die einen Klienten spontan überwältigen könnten, lässt sich durch die verschiedenen Schutzmaßnahmen (s. Kap. 8) deutlich verringern. Je mehr Dissoziationen erfolgt sind, desto leichter wird es. Einem zweiten Spiegelbild, das den Tresor auf einem Monitor in der Schaltzentrale betrachtet, wäre es sicher leichter gefallen, dem Tresor zu begegnen.

An diesem Beispiel lassen sich die vielfältigen Varianten zeigen, die denkbar wären. Dabei entscheiden immer die Reaktionen des Klienten im direkten Dialog.

Folgende Anregungen hätte ich heute eventuell bei gut geschützter Distanz in der Schaltzentrale formuliert:

> »Sag bitte mal dem Tresor, den du dort auf dem Monitor siehst ... den du mit einer Fernbedienung auch kleiner machen kannst ... so, dass er gut aushaltbar ist: ... ›Ich sehe, dass du die Wut gut festhältst!‹«

Vielleicht wäre es möglich gewesen, zunächst mit dem Tresor in Kontakt zu kommen. Aber auch mit der Wut hätte der Klient sprechen können.

> »Sag bitte einmal der Wut: ›Ich sehe, dass du gut eingepackt bist ... ganz sicher in diesem Tresor‹« ...

Hier sind positive Formulierungen besser als

> »... dass du da nicht raus kannst ...«

Wenn es sich um eine sehr alte Wut handelt, ist anzunehmen, dass dem Klienten zum damaligen Zeitpunkt geeignete Gegenspieler fehlten. Ebenso gab es keinen geschützten Raum, in dem sich die Wut entfalten konnte. Beides wäre vermutlich hilfreich.

> »Bitte frag einmal die Wut, was sie brauchen würde, um auch außerhalb des Tresors sicher zu sein ... wer oder was müsste denn auch da sein ... und wie könnte ein Raum aussehen, in dem sie sich austoben kann ...?«

Wenn die Wut sehr kindlich wirkt, kann Aufklärung sinnvoll sein:

> »Frag bitte einmal die Wut, was sie denkt, wie alt du bist ... und teile ihr mit, dass du heute 56 Jahre alt bist ... gereift bist ... noch viel mehr zu bieten hast als damals, als die Wut eingesperrt werden musste ...«

Um zu sehen, ob dieser Tresor tatsächlich genau so bleiben muss:

> »Vielleicht kannst du hier in der Schaltzentrale mal eine Leinwand aufbauen ... und auf dieser Leinwand könnte dein innerer Filmvorführer zeigen ... was jetzt wichtig ist anzuschauen ... vielleicht ein Bild aus der Zukunft ... wie es mal sein wird, wenn die Wut von Björn genau richtig unter Kontrolle ist – so, wie es sich der Björn der Zukunft vorstellt ... wenn sie einen gesunden Platz hat ...«

Bei einer starken Reaktion besteht meist eher die Tendenz zum lösungsorientierten Blick in die Zukunft. Diese Entscheidung kann das Unbewusste des Klienten treffen, wenn Sie alternativ auch die analytische Variante anbieten.

> »Es kann auch sein, dass der innere Filmvorführer auf der Leinwand einen Film zeigen möchte, der zeigt, wie die Wut mal ganz früher aussah ... vielleicht, bevor es den Tresor gab ... oder wie der Tresor entstand ...«

Sobald es Hinweise auf ein getriggertes Trauma gibt, kann der Fokus darauf gelenkt werden:

> »Kann es sein, dass gerade irgendwo in dir ein Projektor angesprungen ist ... mit einem alten Film ... den du gar nicht anschauen musst ... der aber genau dieses Gefühl in dir auslöst, das du jetzt spürst? ...«

In diesem Fall kann der Klient zum Projektor gehen (s. Kap. 11.4) und ihn durch das Spiegelbild stoppen lassen. Anschließend wird das jüngere Ich aus dem Film herausgebeten und getröstet. Gemeinsam kann dann die Filmrolle in die Vergangenheit gepackt werden. Das jüngere Ich bekommt einen guten und sicheren Platz im Heute. Hier wäre dann vermutlich auch angezeigt, ihm zu sagen, dass es ganz toll war, dass es seine Wut in den Tresor gepackt hat.

»Da ist meine Trauer«

Das Spiegelbild der Klientin möchte zum Zentrum der Emotionen reisen und findet einen Raum, der unbehaglich ist. Die Schutzmaßnahmen wurden angeboten und teilweise nachgerüstet. Die weise Instanz wurde eingeladen mitzukommen.

> KLIENTIN In dem Raum ist es einfach nur dunkel … ich kann nichts erkennen … bedrückend …

> THERAPEUT Es kann sein, dass du schon im Raum deiner Gefühle angekommen bist … und ein dunkel wirkendes Gefühl im Vordergrund steht … frag bitte deine weise Frau, ob die Dunkelheit etwas mit deinen Gefühlen zu tun hat …

> KLIENTIN Sie sagt, dass es meine Trauer ist …

Die Klientin beginnt zu weinen.

> THERAPEUT Du kannst jederzeit den Raum wieder verlassen, wenn es dir zu viel wird … sogar deinen Notfallknopf drücken … selbst entscheiden, in welcher Form du deine Trauer anschauen möchtest … vielleicht auch aus der Schaltzentrale auf einem Monitor …

Das Angebot von Kontrollmöglichkeiten wirkt sehr bestärkend.

> KLIENTIN Es geht schon .. obwohl es bedrückend ist …

Die Trauer kann nun erst einmal wahrgenommen und kontaktiert werden. Damit wird die Trauer nicht gleich zu einem Widerstand. Manchmal kann sie auch Arteile enthalten, die von außen übernommen wurden. Diese würden dann als Introjekt verabschiedet werden.

> THERAPEUT Nun sag dem Dunkel einmal: »Ich sehe dich … und ich spüre, wie bedrückend du bist.«

> KLIENTIN Dann wird es etwas leichter …

> THERAPEUT Sag ihr bitte auch: »Ich merke, dass es etwas leichter wird.«

> KLIENTIN Ich bekomme wieder mehr Luft …

THERAPEUT Kannst du die Trauer ... oder vielleicht auch deine weise Frau ... fragen, was die Trauer braucht, um weniger erdrückend zu sein?

KLIENTIN Sie möchte nicht immer nur verdrängt werden ... ich habe sie nur weggesteckt ... weil ich es nicht ausgehalten habe ... sie fühlt sich alleingelassen ... ich musste doch aber funktionieren ...

THERAPEUT Sag ihr einmal: »Du fühlst dich allein gelassen ... weggesteckt ...«

KLIENTIN Das tut ihr gut ...

THERAPEUT Nun frag mal die Trauer, was sie braucht, um sich wohler zu fühlen ...

KLIENTIN Mehr Beachtung ... und Unterstützung ... sie hat Angst vor sich selbst ... überhandzunehmen ...

THERAPEUT Dann bitte einmal andere Gefühle, die unterstützend sein könnten, sich zu zeigen ... alles, was es sonst noch gibt ... und bitte die Trauer, das zuzulassen ... einen Moment beiseitezutreten ... und währenddessen wirst du sie weiter beachten ...

KLIENTIN Da kommt die Zuversicht ... und die Liebe kommt auch ... sie sind heller ... die Trauer schaut zu ... macht etwas Platz ...

THERAPEUT Da kommen die Zuversicht ... und die Liebe ... bitte lade die Trauer ein, die beiden anzusehen ... wahrzunehmen ... dass es sie auch gibt ... die Zuversicht und die Liebe ... die Trauer ist nicht alleine ... und frage Zuversicht und Liebe einmal, was sie der Trauer mitzuteilen haben ...

KLIENTIN »Wir sind auch da ... du bist nicht alleine« ... das tut der Trauer gut ... sie spürt es ...

THERAPEUT Nun bitte all deine Gefühle, sich gegenseitig wahrzunehmen ... und teile ihnen mit, dass sie alle wichtig sind ... und niemals alleine ... dass sie einander sehen können ... und der Trauer vielleicht einen Raum ... einen Platz geben können, wo sie sich wohlfühlt ... wohin sie sich aber auch einmal zurückziehen kann ... ohne versteckt zu werden ... alle wissen, dass es sie gibt ... aber auch die anderen dürfen da sein ... alle Gefühle haben Platz ...

KLIENTIN Sie möchte einen Bereich haben, den sie auch zumachen kann ... wenn zu viele Eindrücke kommen ... aber ich darf sie nicht immer ignorieren ... dann muss sie drohen und wachsen ...

THERAPEUT Dann schau mal, wo der beste Platz im Zentrum der Emotionen sein kann ... offen im Kontakt und doch verschließbar ...

KLIENTIN Ja, so geht es ... sie ist an der Seite und kann eine Art Schiebetür schließen ... alle Gefühle haben ihre Bereiche und sehen sich aber ...

Individuell können Sie die Anamnese des Klienten einbeziehen. Im Bereich oder Raum der Trauer kann zum Beispiel für Verstorbene ein Bereich der Erinnerung eingerichtet werden. Dort kann es Fotoalben oder andere Gegenstände geben, die an den Verstorbenen erinnern. Ebenso kann dieser gedanklich dort »wohnen« und sogar einen eigenen Bereich bekommen. So kann das Spiegelbild mit ihm kommunizieren und den weiter existierenden Kontakt imaginär pflegen.

14.4 Depressionen

Leider gibt es recht viele Menschen, die unter Depressionen leiden. Um an diesem Erkrankungsbild gut mit Trancen arbeiten zu können, sollte der Klient eine gewisse Stabilität haben. Solange er aufgrund seiner Erkrankung in einer tiefen eigenen Problemtrance steckt, ist das Ziel eher, ihn im Hier und Jetzt zu reorientieren. Ich möchte mich daher auf die zahlreichen Klienten konzentrieren, die diese Stabilität bereits erlangt haben. Eine medikamentöse antidepressive Therapie parallel zu den Körperreisen stellt in meinen Augen keine Kontraindikation dar.

Basisarbeit

In der Regel sind depressive Klienten sehr verunsichert. Im Bereich der Emotionen sind die negativ bewerteten Bereiche stark im Vordergrund: Niedergeschlagenheit, Freudlosigkeit, Traurigkeit, Antriebslosigkeit und Desinteresse können gepaart sein mit Symptomen wie Schlafstörungen, Appetitlosigkeit und Konzentrationsstörungen. Das Selbstwertgefühl ist stark vermindert. Somit ist bereits vor der ersten Körperreise zu erwarten, dass das Zentrum der Emotionen eine wichtige Rolle spielen wird.

Ich habe die Erfahrung gemacht, dass sehr viele depressive Klienten von Introjekten heimgesucht wurden. Diese sitzen auffallend oft an zentralen Stellen. Glaubenssätze wie »Das kannst du nicht!«,

»Das wirst du niemals schaffen!« oder »Du taugst nichts!« lassen das Selbstwertgefühl völlig verkümmern. Daher gilt es, das Verhalten vom Chef der Schaltzentrale ebenso wie das der weisen Instanz genau zu beobachten. Es könnte sich um Saboteure handeln, die von Introjekten ganz oder teilweise gesteuert werden.

Ansonsten arbeiten Sie inhaltlich mit depressiven Klienten prinzipiell genauso wie mit allen anderen. Hier ist ein ganz kleinschrittiges Vorgehen angezeigt. Mögliche Widerstände können schon in einer frühen Phase der Therapie auftreten.

Die Induktion

Die Induktion erfolgt genauso wie bei anderen Erkrankungen: durch eine Landschaft mit der Spiegelinduktion oder über den äußeren sicheren Ort.

Sie können depressiven Klienten die Arbeit mit Trancen erleichtern, wenn Sie ...

- ... ausführlich aufklären
- ... extrem transparent arbeiten
- ... das Vertrauen des Klienten aufbauen und es sich durch die konsequente Zurückhaltung in der Lotsenfunktion auch verdienen
- ... sich Zeit lassen, damit der Klient ganz allmählich Sicherheit gewinnt
- ... sämtliche Optionen der Unterbrechungen ansprechen und auch ausprobieren lassen
- ... immer wieder rückmelden, dass Verzögerungen und »Fehler«, die natürlich keine sind, völlig normal sind und nur verschiedene Varianten darstellen
- ... ganz früh auftauchende Widerstände bereits aufgreifen und die geplante Körperreise an dieser Stelle unterbrechen.

Hier ein paar klassische Beispiele, die Ihnen als Reaktion typischerweise begegnen können:

- »Ich habe einen Kloß im Hals ...«
- »Ich sehe nichts ...«
- »Ich kann das nicht ...«

- »Bei mir funktioniert das nicht ...«
- »Es ist alles schwarz ...«

Hierbei handelt es sich bereits um Widerstände, mit denen Sie sofort arbeiten können (s. Kap. 12 und »Widerstandsarbeit« auf S. 161).

Wohlfühl- und Ressourcenraum

Diese beiden Räume sind bei Depressiven besonders wichtig. Der Wohlfühlraum gilt als persönlicher Rückzugsort und oft auch als Einschlafhilfe.

Besonders wichtig ist der Satz:

»Hier bist du genau richtig – so, wie du bist!«

Diese Bestätigung fehlt den Klienten im Alltag und in der Selbstwahrnehmung.

Der Ressourcenraum ist bei Depressiven oftmals versteckt und gut gesichert. Er kann auch durch Widerstände blockiert sein.

Beispiele:

- Jemand oder etwas verwehrt den Eintritt.
- Stimme: »Du hast keine Ressourcen ...« (s. S. 74)
- Stimme: »Den finde ich niemals ...«

Auch diese Blockaden lassen sich direkt aufgreifen und als Widerstand bearbeiten. Ein Versuch, die Blockaden zu umgehen, kann langfristig zu neuen Widerständen führen. Jeder Widerstand sollte willkommen sein und sofort Ihre uneingeschränkte Aufmerksamkeit bekommen. Die eigentliche Therapie passiert vielleicht gerade in diesem frühen Stadium. Bei depressiven Klienten besteht die Gefahr, dass Sie als Therapeut den Frust der vielen Unterbrechungen übertragen bekommen. Es ist hilfreich, distanziert zu bleiben und kleinschrittig vorzugehen. Mit jeder Widerstandsauflösung verändert sich eine Menge im Klienten. Dazu braucht der Klient in der Körperreise keine großen Distanzen zurückzulegen.

Praxis

Der Klient ist schon eine Weile unterwegs zu seinem Ressourcenraum.

KLIENT Den finde ich niemals!

THERAPEUT Du hast also das Gefühl ... du findest den Raum niemals ... oder ist das eher eine Stimme, die das zu dir sagt ...?

KLIENT Schon irgendwie eine Stimme ...

THERAPEUT Dann sage bitte der Stimme: »Ich höre dich ... ich höre, dass du sagst, dass ich den Raum niemals finde ...«

KLIENT Sie sagt: »Wenigstens hast du nichts an den Ohren.

Die Stimme ist im Kontakt mit dem Klienten. Die Widerstandsarbeit (s. Kap. 12) kann beginnen.

THERAPEUT Frage bitte die Stimme: »Kommst und von innen ... oder außen ... oder beides ...?«

KLIENT Von außen.

THERAPEUT Dann frag noch einmal nach: »Zu 100 Prozent von außen ...?«

KLIENT Ja ... jetzt wird auch immer deutlicher, welche Stimme das ist ... das klingt wie mein Vater ...

Nun darf dieses Introjekt verabschiedet werden. Erst danach ist die Ressourcenarbeit sinnvoll.

Die beiden erarbeiteten Räume können Sie in einer Tonaufnahme (s. Kap. 18) zur täglichen Selbsthypnose bereitstellen. Das ist eine gute Basis und wird meist dankbar angenommen. Alleine das tägliche Anhören des Therapeuten mit der vertrauten Stimme stärkt das Selbstbewusstsein eines depressiven Klienten. Er fühlt sich nicht mehr so alleingelassen. Es handelt sich um eine bekannte Stimme, die Sicherheit gibt und die eigenen Ressourcen immer wieder bewusst werden lässt. Wenn eine Aufnahme nicht angehört wird, kann auch dahinter ein Widerstand stecken (s. Kap. 14.5 »Klassische Stolpersteine«).

Widerstandsarbeit

Die Depression an sich ist oft schwer greifbar. Sie zu symbolisieren fällt vielen Menschen schwer. Sie kann sich als Ansammlung verschiedener Symptome zeigen. So existieren neben einer Angst zum Beispiel auch ein Mangel an Selbstvertrauen und eine Unruhe mit wiederkehrendem Herzrasen. Dazu können Traumatisierungen kommen, die getriggert werden. Durch den Schlafmangel treten vielleicht körperliche Symptome auf. In diesen Fällen ist es meist notwendig, geduldig ein Thema nach dem anderen abzuarbeiten. Das Unbewusste des Klienten kennt die Reihenfolge und den Weg.

Praxis

Als Symbol für die Depression kann in den Körperreisen auch ein innerer Anteil oder ein entsprechender Raum vorhanden sein.

Das zweite Spiegelbild ist mit etlichen Schutzmaßnahmen unterwegs. Es soll laut seinem Unbewussten zum Ort des Geschehens gehen, weiß aber nicht, wie der aussehen könnte.

> THERAPEUT Ich lade dich ein, wenn das jetzt für dich passend ist ... einen Teil zu finden, der für die Depression steht ... das kann eine menschliche Figur sein ... oder ein Wesen ... ein Tier oder etwas ganz anderes ... ... es kann aber auch einen Raum geben, in dem die Depression wohnt ...

Mit beidem wird eine ganz normale Widerstandsarbeit gemacht. Innerer Anteil und Raum können auch in Kombination auftreten.

> KLIENTIN Da gibt es einen Raum ... der ist ganz dunkel ... ich kann fast nichts erkennen ...
>
> THERAPEUT Dann schau, ob du selbst den Raum ansehen möchtest ... oder deinen Hund, den Begleiter, schicken möchtest ... um den Raum zu erkunden ... du kannst auch jederzeit Licht anmachen, wenn es zu dunkel ist ... du bist die Chefin ... oder etwas ganz anderes ist dran ...
>
> KLIENTIN Ja, Licht ist gut ... da sitzt in der Ecke so ein Häufchen Elend ... ganz zusammengekauert ...
>
> THERAPEUT Frag doch bitte dieses Häufchen Elend: »Wer oder was bist du für mich ...?«
>
> KLIENTIN Das ist ganz schüchtern und traut sich nichts zu sagen ...
>
> THERAPEUT Weiß deine weise Instanz vielleicht, wer das ist ... und wo du hier bist ...?

> KLIENTIN Sie sagt: »Das ist deine Angst!«... Und der Raum ist der Raum der Depressionen ...
>
> Die Kombination von Depression und Angst ist sehr häufig. Ebenso werden gerne Raum und innerer Anteil kombiniert. Natürlich sind auch alle anderen Varianten möglich.

Schaltzentrale

Depressive klagen häufig über kreisende Gedanken, aus denen sie nur mühsam herauskommen. Diese Gedanken sind eher destruktiv, pessimistisch und selbstabwertend. Wenn eine gewisse Stabilität besteht, erkennen die Betroffenen ihr eigenes Muster, kommen aber häufig ohne Hilfe nicht heraus. Gefühle wie »Ich fühle mich wie ferngesteuert ... weiß ja eigentlich, dass das Quatsch ist ... kann nicht aufhören« werden immer wieder geäußert.

Während der Körperreisen begegnen depressiven Klienten oftmals *Introjekte an zentraler Stelle.* Sowohl der Chef der Schaltzentrale als auch die weise Instanz können betroffen sein. Darauf muss der Therapeut gefasst sein, wenn diese Helferwesen seine Arbeit sabotieren. Die Widerstandsarbeit wird genauso durchgeführt wie an anderer Stelle.

Begleiten Sie das Spiegelbild ihres Klienten in die Schaltzentrale und arbeiten Sie dort Schritt für Schritt das ab, was kommt.

> CARLA, 38 JAHRE
>
> Die Klientin klagt über starke Schlafstörungen und Antriebslosigkeit. Die Gedanken »Du musst jetzt in die Pötte kommen! Erst die Arbeit, dann das Vergnügen!« hindern sie an Pausen, wenn ihr vor Übermüdung die Augen zufallen. Sie ist trotzdem stabil, arbeitet im Büro und hat das Gefühl »zu funktionieren«.
>
> In den letzten beiden Sitzungen wurden Wohlfühl- und Ressourcenraum eingerichtet. Das zweite Spiegelbild reist mit einem Schutzanzug, einem Notknopf, der an einer Kette um den Hals hängt, einem Löwen und einem Taschenmesser in der Hosentasche.
>
> THERAPEUTIN Das Unbewusste kann jetzt entscheiden, wohin die Reise führt ... vielleicht gibt es einen Raum der Depressionen, der besucht werden soll ... oder es begegnet dir ein bestimmter innerer Anteil, den du kennenlernen sollst ... der Weg kann aber auch zur Schaltzentrale oder dem Zentrum der Emotionen führen ... oder irgendwo anders hin ... lass dich überraschen ...

Klientin Ich soll zur Schaltzentrale.

Therapeutin Gib bitte Bescheid, wenn du dort angekommen bist, und beschreib, was du siehst ...

Das Spiegelbild kommt in einen offenen Bereich mit vielen Schaltpulten, Lämpchen und Knöpfen. Es wirkt eingeschüchtert, weil es nicht beachtet wird. Alle arbeiten konzentriert und ignorieren sie.

Therapeutin Frag dich bitte mal durch, wer hier Chef oder Chefin ist ...

Klientin Da sitzt eine Frau in der Mitte ... sie trägt eine Brille und einen Anzug ... das ist die Chefin ...

Therapeutin Dann sage bitte der Chefin, dass du hier bist, um dein Gedankenkreisen zu beenden, und frag sie, wohin du dich wenden kannst ...

Klientin Sie sagt: »Das habe ich alles im Griff« ... Ich kann wieder gehen ...

Therapeutin Findest du das stimmig ...?

Klientin Ich finde, dass es passt ... ist aber blöd ... dann gehe ich wohl besser wieder ...

Therapeutin Wenn du es blöd findest, kannst du auch bleiben ... *du* bist hier die Oberchefin! ... die Frau ist nur ein Teil von dir ...

Klientin Ach so?

Therapeutin Es könnte sein, dass diese Chefin da gar nicht hingehört ... Frage sie bitte: »Kommst du von innen ... oder außen ... oder beides ...?« ...

Klientin Jetzt wird sie nervös ... wirkt wie ertappt ... ihr bricht der Schweiß aus ... das hätte ich nicht gedacht ...

Therapeutin Wiederhole bitte deine Frage und bestehe darauf, dass *du* die Oberchefin bist ... hier kannst du dich behaupten ...

Die Klientin braucht die Rückendeckung der Therapeutin, um sich zu positionieren. Die Chefin entpuppt sich als Introjekt und kommt zu 100 Prozent von außen. Nach deren Verabschiedung mit einer Rakete ins All zu ihrem unbekannten Absender kann die Stimmung in der Schaltzentrale verbessert werden. Es werden an dieser Stelle noch andere Widerstände gefunden und aufgelöst.

Die Sätze »Du musst jetzt in die Pötte kommen! Erst die Arbeit, dann das Vergnügen!« waren die Parole der falschen Chefin. Nach deren Verabschiedung und auch nach Rückgabe der Parole kann die Klientin nachts besser schlafen und erlaubt sich eine Mittagspause. Auf den Chefposten wird eine ganz neue Figur gesetzt.

Trotzdem muss auch noch an anderen Stellen im Körper gearbeitet werden, bis die Klientin mit sich zufrieden ist.

Zentrum der Emotionen

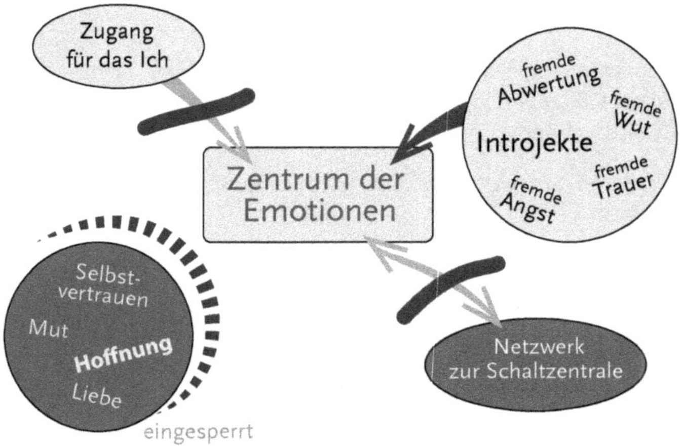

Abb. 29: Mögliche Probleme im Zentrum der Emotionen bei Depressionen

Zunächst gilt es, das Zentrum der Emotionen (s. Abb. 29) überhaupt zu finden. Der *Zugang* zu diesem Zentrum kann erschwert sein.

Wenn es Kontakt zu Emotionen gibt, sind dort meist widerständige Teile zu finden. Bei Depressionen sind es sehr häufig *Introjekte*, die auf das Emotionszentrum wirken.

Die hilfreichen Emotionen wie *Selbstvertrauen, Hoffnung, Liebe und Mut* scheinen dagegen eher eingesperrt und schlecht zugänglich zu sein.

Das *Netzwerk zur Schaltzentrale* ist oft unterbrochen. Dadurch wird das Gedankenkreisen dort verstärkt.

Hier einige typische *Beispiele von Widerständen bei Depressiven* – so, wie Sie Ihnen während der Körperreise begegnen können:

- destruktive *Stimmen* gleich zu Anfang:
  - »Bei mir geht das sowieso nicht ...«
  - »Ich bin zu blöd dazu ...«
- Widerstände in der *Trancearbeit*:
  - »Ich sehe nur Schwarz ...« (Nebel, Nichts ...)
  - »Ich komme gar nicht rein ...«
  - »Ich kann die Augen nicht schließen ... dann verschwimmt alles ...«
- *Introjekte* an wichtigen Stellen:
  - weise Instanz
  - Chef der Schaltzentrale
- *körperliche Symptome*
  - »Ich bekomme überall Hitze ...«
  - »Ich habe einen Kloß im Hals ...«
  - »Mein Herz kommt zum Hals raus ...«
  - »Mir wird ganz schwindelig ...«

Jeder Widerstand ist willkommen und wird abgearbeitet. Lassen Sie sich durch die mögliche Vielzahl nicht entmutigen.

14.5 Klassische Stolpersteine

»Ich vergesse zu Hause immer wieder, die Aufnahme zu hören«

Die Klientin findet die Arbeit mit dem Wohlfühl- und Ressourcenraum in der Sitzung sehr angenehm. Zu Hause will es einfach nicht gelingen, die Zusammenfassung anzuhören.

KLIENTIN Ich verstehe gar nicht, warum ich zu Hause immer wieder vergesse, die Aufnahme anzuhören ...

Während der nächsten Reise greifen Sie den Gedanken wieder auf.

THERAPEUT Nachdem du nun wieder im Wohlfühlraum bist ... und auch deine gelbe Farbe, in der all deine Stärken stecken ... aktiviert hast ... frage dein Unbewusstes: »Wer oder was hindert mich an der Selbsthypnose? ...« Gibt es da einen Teil in mir, der behauptet: »Das bringt nichts ...?« ...

KLIENTIN Wenn ich die Frage auch nur denke, zieht sich alles zusammen ... mir wird ganz mulmig ...

An dieser Stelle ist es hilfreich, die Klientin an der Assoziation zu hindern. Durch den Wechsel zum »Sie« können Sie immer wieder eine Distanz aufbauen lassen und die Klientin im Hier und Jetzt stabilisieren.

> THERAPEUT Sie sitzen hier bei mir in der Praxis auf dem Stuhl ganz sicher … gleichzeitig sitzt das Spiegelbild in Ihrem Wohlfühlraum … und dieses Gefühl ist nur ein Teil von Ihnen … sagen Sie bitte dem mulmigen Gefühl: »Hallo, ich spüre dich … ich spüre, dass sich alles zusammenzieht …«
>
> KLIENTIN Es lässt nach …
>
> THERAPEUT Das Gefühl kam bei der Frage nach einem Hinderungsgrund an der Selbsthypnose … fragen Sie doch bitte mal das Gefühl, ob es etwas damit zu tun hat …
>
> KLIENTIN Dann wird es wieder etwas schlimmer und sagt: »Das bringt doch wirklich nichts!«

Es ist schwierig für die Klientin, mit einem Gefühl zu kommunizieren. Versuchen Sie daher, das Gefühl personifizieren zu lassen.

> THERAPEUT Jetzt laden Sie das Gefühl einmal ein, in Erscheinung zu treten … vielleicht sieht es aus wie ein Mensch … oder ein Wesen … oder etwas ganz anderes … damit es seine Meinung frei sagen darf … dass es nichts bringt …
>
> KLIENTIN Jetzt erscheint mein Opa … er guckt ganz böse und wirkt genervt …

Mit diesem Bild lässt sich gut arbeiten. Es kann eine typische Widerstandsarbeit (s. Kap. 12) folgen, in der der Opa gefragt wird: »Kommst du von innen … oder außen … oder beides?«

In der Regel sind diese Widerstände von außen und als Introjekte zu verabschieden. Bleiben Sie geduldig an jedem Hindernis der Sitzung oder des Prozesses stehen. Diese können Schritt für Schritt abgearbeitet werden. Auch wenn Sie manchmal das Gefühl haben, gar nicht voranzukommen, geht Ihr Klient in seinem inneren Prozess beständig weiter. Bei depressiven Klienten kann es eine Weile dauern, bis Verbesserungen im Außen bemerkt und rückgemeldet werden.

15 Somatische Erkrankungen

Sie können mit den *Imaginären Körperreisen* auch sehr gut Klienten mit somatischen Beschwerden behandeln. Dabei kann sich die Arbeit einerseits ganz auf organische Bereiche beziehen. Andererseits führt die Reise sehr häufig zu anderen Stellen des Organismus, sodass eine ganzheitliche Vorgehensweise erfolgt. Wie immer entscheidet das Unbewusste des Klienten, was jeweils an der Reihe ist.

Der Klient kommt meist mit dem Auftrag, sein organisches Symptom zu verbessern. Häufig sind Schmerzen vorhanden, die reduziert werden sollen. Achten Sie zu Beginn der Therapie auch in diesen Fällen darauf, dass das Ziel positiv formuliert wird. Wie soll es aussehen, wenn das Symptom weg oder besser ist? Was wird dann stattdessen da sein (s. Kap. 2.1).

Grundsätzlich ist die Vorgehensweise zu Beginn der Körperreise unverändert: Sie laden dazu ein, den Wohlfühl- und Ressourcenraum zu entwickeln. Gerade bei chronischen Beschwerden und völlig unklaren Krankheiten ist dieser Weg wichtig.

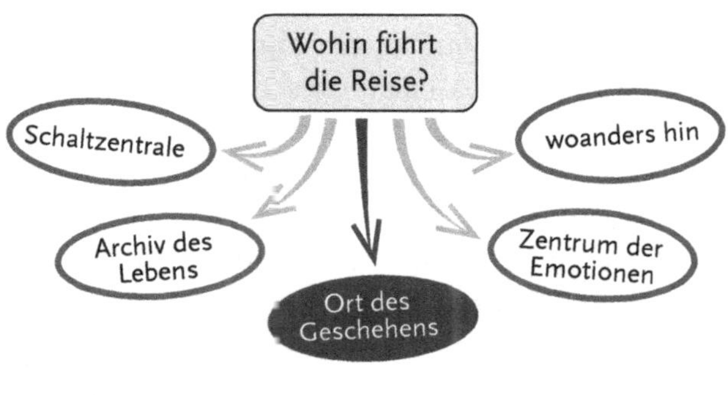

Abb. 30: Die Reise führt zum Ort des Geschehens

Akut schmerzgeplagte Klienten möchten so schnell wie möglich an ihrem Symptom arbeiten. Für sie sind Wohlfühlen und Ressourcenarbeit manchmal sehr befremdlich, und auch das Unbewusste wählt den direkten Weg zum Schmerzorgan (s. Abb. 30). Dann können Sie dieser Intention folgen.

15.1 Reise zum Ort des Geschehens

Es sind immer wieder Schlüsselerlebnisse, die wegweisend sind und uns als Therapeuten prägen:

So saß eines Tages ein 13-Jähriger zum Vorgespräch in meinem Sprechzimmer. Er kam wegen unklarer Bauchschmerzen, hatte sich aber eine Woche zuvor den Unterarm gebrochen und trug einen Gipsverband. Ich wollte ihm anhand des Armes beschreiben, wie man im Körper unterwegs sein kann. Daher erklärte ich, dass er beispielsweise ein inneres Bild von seinem Armbruch entwickeln und daran arbeiten könnte. Plötzlich stieg der Junge direkt ein und beschrieb mir seine Bilder. Auf die Anregung, dass er sich noch kleiner machen und quasi auf Zellebene nachschauen könne, folgte er diesem Weg.

Er beschrieb mit kindlichen Worten das Bild aus einem chirurgischen Lehrbuch. Dort sah er eine Baustelle am Bruchspalt mit auf- und abbauenden Arbeitern (Osteoblasten und -klasten), einem Ödem, der Blutzufuhr, dem Lymphsystem und vielem mehr. Mit wenigen Anregungen von mir verbesserte er noch die Organisation dieser Baustelle ganz pragmatisch. Ich war völlig fasziniert und fragte mich: Woher weiß der Junge, wie es in einem medizinischen Lehrbuch aussieht? Er hatte sich definitiv niemals damit beschäftigt. Mir wurde klar, dass dieses Wissen in jedem Menschen steckt. Die meisten Frakturen auf dieser Welt heilen – am besten unter Ruhigstellung – ohne äußere Einwirkung an der Bruchstelle.

Das Erlebnis war für mich wegweisend, die Klienten genau hinschauen zu lassen. Entscheidend ist das Angebot der Verkleinerung des imaginären Ichs bis auf Zellebene.

Eine weitere Botschaft steckt in dieser Geschichte:

Bleiben Sie immer offen für Unerwartetes! Wenn Ihr Klient in Trance Dinge entwickelt, die Sie (noch) nicht zuordnen können, so dürfen diese trotzdem »richtig« sein. Erlauben Sie sich, das Neue wirken und gegebenenfalls in Ihnen sogar nachwirken zu lassen. So können Sie von Ihren Klienten immer wieder etwas dazulernen.

Praxis

Bei somatischen Symptomen möchte der Klient meist den Bereich der Beschwerden aufsuchen. Nach der Basisarbeit im Wohlfühlraum und dem Entwickeln des Ressourcenraums sowie der Ressourcenfarbe können Sie bei Ihrem offenen Angebot an das Unbewusste den Weg zum Ort des Geschehens mit aufzählen. Sie haben bereits die üblichen Schutzmaßnahmen angeboten. Das erste Spiegelbild möchte alleine reisen und verzichtet auf Hilfsmaßnahmen.

THERAPEUT Dein Unbewusstes entscheidet, wohin die Reise jetzt führt ... es kann sein, dass du, kleines Spiegelbild, in die Schaltzentrale sollst ... vielleicht auch zum Zentrum der Emotionen ... zum Ort des Geschehens, der symbolisch für die Magenschmerzen von David steht ... oder es ist etwas ganz anderes dran ... Lass dich überraschen, wohin der Weg führt ...

KLIENT Ich soll zum Magen gehen ...

THERAPEUT Dann kannst du ganz gespannt sein, wie es dort aussieht ... gib mir Bescheid, wenn du angekommen bist ...

Der Begriff »Ort des Geschehens« ist nicht auf einen somatischen Bereich beschränkt. Er kann zum Beispiel auch im Zentrum der Emotionen der Bereich sein, in dem die Angst überhandnimmt, oder die Stelle, an der die Kurzschlüsse aufblitzen (s. Kap. 13.4). Bleiben Sie dafür offen, dass der Ort des Geschehens völlig neue Zusammenhänge offenbaren kann.

Es gibt verschiedene Möglichkeiten, am Ort des Geschehens zu arbeiten. Bei der Bestandsaufnahme wird erst einmal versucht zu verstehen, was am Ort des Geschehens passiert. Anschließend können analytische oder lösungsorientierte Arbeiten folgen. Es gibt mehrere Zugänge, direkt oder indirekt dort zu arbeiten. Auf direktem Weg gelangt das Spiegelbild zu dem symptomatischen Bereich. Einen indirekten Zugang ermöglichen Sie zum Beispiel durch die Betrachtung auf einem Monitor in der Schaltzentrale. Im Archiv des Lebens lässt sich in einem Film der Ort des Geschehens ebenfalls indirekt ansehen, sowie auf einer Leinwand, die überall im Körper aufgestellt werden kann. Die Übersicht in Abbildung 31 soll dies verdeutlichen.

Für das Ergebnis Ihrer Arbeit ist sekundär, welchen Zugang der Klient wählt. Wichtig ist, mit den Strukturen oder Bildern vor Ort in

Kontakt zu kommen. Die Vorgehensweise dort ist immer wieder ähnlich – egal, ob im direkten oder indirekten Kontakt.

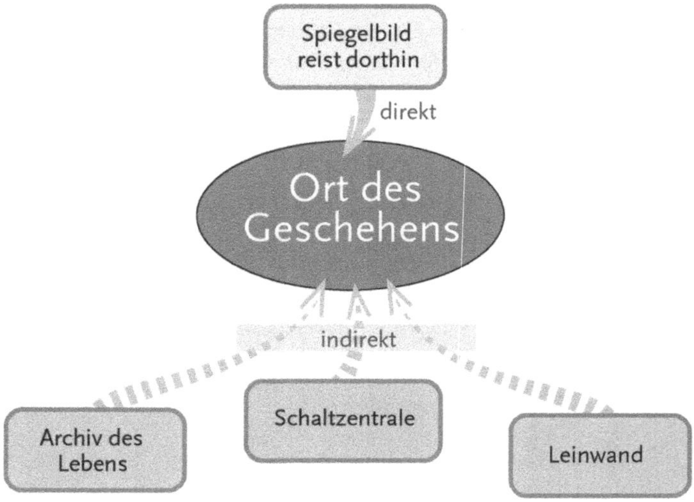

Abb. 31: Die Zugänge zum Ort des Geschehens

15.2 Prozesse vor Ort

Wenn das Spiegelbild dort angekommen ist, können Sie den Klienten um eine Beschreibung der betroffenen Strukturen bitten und ihn dazu einladen, diese gegebenenfalls von allen Seiten zu betrachten. Ein Ziel besteht darin, dort die symbolisch arbeitenden Teile zu finden, die für die Beschwerden verantwortlich sind. Falls es erforderlich ist, kann sich das Spiegelbild bis auf Zellebene verkleinern. Viele Klienten sehen dort kleine Arbeiter, die ganz unterschiedlich aussehen.

Praxis

Das Spiegelbild ist mit seinem inneren Heiler in den Magen gereist. Lassen Sie es dort ankommen und die Wahrnehmungen vor Ort erfragen.

THERAPEUT Komm erst einmal dort an … und wenn du etwas wahrnehmen kannst, dann beschreib, was es ist …

KLIENTIN Es sieht alles irgendwie schwammig aus … ich schwimme in einer Flüssigkeit … die Wand ist zum Teil gerötet …

THERAPEUT Ich lade dich ein, zu der Wand zu schwimmen und sie aus der Nähe zu betrachten ... schau mal, ob du sogar *in* die Wand eintauchen kannst ... vielleicht musst du dein kleines Ich noch kleiner machen, um zwischen den Zellen der Schleimhaut hindurchzuwandern ...

KLIENTIN Ja, das geht ... ich bin jetzt ganz klein und wie in einem Labyrinth unterwegs ...

THERAPEUT Du kannst dir jederzeit Hilfe rufen ... einen inneren Teil, der sich auskennt ... dich begleitet ...

KLIENTIN Okay, das wäre gar nicht so schlecht ... vielleicht eine Art Guide, der mich führt ...

Wenn die Klientin selbst einen Begriff für ihren inneren Helfer anbietet, ist es naheliegend, diesen zu übernehmen. Ein Guide ist in diesem Fall noch stimmiger als ein »Begleiter« oder »Führer«.

THERAPEUT Dann bitte dein Unbewusstes, dir deinen inneren Guide zu schicken ...

Diesen Helfer können Sie später ebenfalls in der Übersicht notieren (s. Kap. 19.2).

KLIENTIN Er sieht ein bisschen wie ein Stadtführer aus ... hat einen Rucksack ...

THERAPEUT Das passt doch ... bitte ihn, dich in dieser Wand des Magens dahin zu führen, wo du herausfinden kannst, wie dieser Ort organisiert ist ... gibt es hier einen Chef oder eine Chefin? ... Sind dort Teile oder Typen zu finden, die da arbeiten ...

Kontaktaufnahme zu arbeitenden Anteilen

Am Ort des Geschehens können viele Fragen geklärt werden. Das ist absolut individuell und kann oftmals sehr pragmatisch abgearbeitet werden.

Mögliche Fragen an die arbeitenden Anteile vor Ort:

- »Was machst du hier?«
- »Wer oder was hat dir gesagt, dass du so agieren sollst?«
- »Was brauchst du, um damit aufhören zu können?«
- »Gibt es jemanden, der/die weiß, was hier hilfreich wäre?«

Praxis

Der Guide führt das Spiegelbild eine Weile durch die Strukturen.

KLIENTIN Da sind jetzt andere Männchen ... sie sehen aus wie Zellen mit Armen und Beinen ... und einem Gesicht ... sie sind sehr beschäftigt ... ganz viele davon ...

THERAPEUT Frage die Männchen bitte, was sie da machen ...

KLIENTIN Na, ihre Arbeit, sagen sie ... ich habe gleich nachgefragt ... sie arbeiten für eine Fabrik ...

THERAPEUT Kannst du erfragen, was das für eine Fabrik ist?

KLIENTIN Sie machen eine Flüssigkeit ... ich glaube, das ist die Magensäure ...

Eine kleinschrittige und pragmatische Vorgehensweise ist an dieser Stelle sinnvoll. Die inneren Bilder sind durch unser Alltagserleben geprägt.

THERAPEUT Frage sie bitte, ob sie einen Vorarbeiter oder eine Vorarbeiterin haben ... oder zumindest jemanden, der den Überblick hat ...

KLIENTIN Sie schicken mich an eine Zentrale ... der Guide führt mich hin ... da ist eine dickere Zelle mit Brille ... guckt sehr angestrengt ... wirkt gestresst ...

THERAPEUT Dann frage die Zelle bitte, ob ihre Arbeiter im normalen Modus arbeiten oder ob sie viel zu tun haben ... sage ihr, dass du den Eindruck hast, dass sie gestresst ist.

KLIENTIN Ja, ist sie allerdings ... deswegen hat sie keine Zeit, mit mir zu reden ...

Wenn das kleine Spiegelbild irgendwo abgewiesen wird, sollten Sie es darin unterstützen, standhaft zu bleiben. Es ist wirkungsvoll, an dieser Stelle kundzutun, dass es im Auftrag der Klientin unterwegs ist. Somit ist es auch hier die Oberchefin der Vorarbeiterin. Das ist vielen Klienten nicht bewusst.

THERAPEUT Sag bitte der Vorarbeiterin, dass du stellvertretend für die große Susanne unterwegs bist ... du hast einen Anspruch auf eine Antwort! ...

KLIENTIN Sie horcht auf ... und sagt: »Na, wird ja auch Zeit, dass sich mal jemand kümmert!« ... Ich müsse doch wissen, dass die

> Produktion von Magensäure immer wieder auf Hochtouren läuft ... viel mehr als früher .. und oft so plötzlich ...
>
> Das ist eine wichtige Information. Das symptomatische Organ produziert zu viel Magensäure. Im nächsten Schritt gilt es herauszufinden, was diese Reaktion verursacht.

Ursachenforschung vor Ort

Wenn das Spiegelbild den Kontakt zu lokalen Strukturen aufgebaut hat, können Sie spontan und pragmatisch vorgehen. Die Reaktionen der inneren Anteile sind sehr individuell. Wenn Sie nicht wissen, wie es weitergehen könnte, überlassen Sie dem Unbewussten des Klienten erneut die Entscheidung. Sie können sich entspannt zurücklehnen mit dem Gedanken:

> Die Verantwortung für den Prozess und die Genesung hat der Klient. Die Lösung liegt im Unbewussten des Klienten.

Diese Fragen können Sie nutzen, wenn das Spiegelbild nicht mehr weiterweiß:

- »Was wäre jetzt hilfreich?«
- »Kennst du vielleicht einen Experten oder Helfer, der hier hilfreich wäre?«
- »Hast du das Gefühl, hier noch mehr erkunden zu müssen?«
- »Wäre es sinnvoll, irgendwo anders hinzureisen, um mehr zu erfahren?«
- »Kann es sein, dass du den Blickwinkel ändern musst, um das zu entdecken, worum es hier geht?«

Je nach Antwort folgen Sie dem neuen Hinweis.

Bei anatomischen Bildern während einer Körperreise landen die Klienten immer wieder in einem Organ, das entzündet ist. Bei vielen sehen die Wände des Innenbereichs rot aus. Statt direkt mit diesem Rot zu arbeiten, lade ich das Spiegelbild ein zu ergründen, warum dieser Organismus mit einer Entzündung reagiert hat. Wenn die Ursache der Erkrankung aufgelöst wird, verhindert dies eine Symptomverschiebung.

Dazu wird der Klient gebeten, sein Spiegelbild noch weiter zu verkleinern, damit es *in* die rote Wand hineinreisen kann. So entsteht ein Kontakt auf Augenhöhe mit den Zellen der roten Wand. Häufig werden die Zellen als kleine Männchen oder tatsächlich zellähnliche sprechende Strukturen visualisiert. Mit ihnen nimmt das Spiegelbild daraufhin Kontakt auf, um herauszufinden, was sie dort machen.

Wenn der Ort des Geschehens eher symbolisch als anatomisch dargestellt wird, arbeiten Sie mit den Strukturen, die dort sind. Dabei ist unwesentlich, ob es sich um eine Landschaft, eine Fantasiewelt, eine Art Zeichentrickfilm oder etwas ganz anderes handelt. Es ist durchaus zielführend, pragmatisch bei derselben Vorgehensweise zu bleiben (s. Abb. 32):

- in Kontakt treten mit dem, was dort ist
- erfragen, was hilfreich ist
- wenn etwas unpassend erscheint: Widerstandsarbeit beginnen (»Kommst du von innen oder außen oder beides?«)
- Helferwesen zu Rate ziehen
- Leinwandarbeit
- Ursache eventuell auf höherer Ebene (Schaltzentrale, Zentrum der Emotionen).

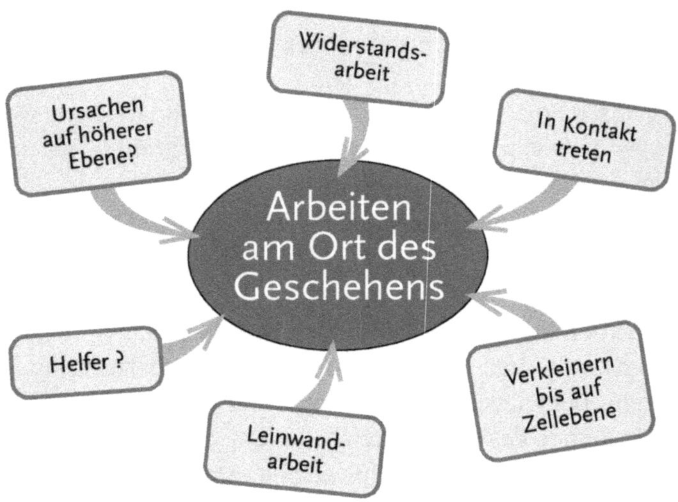

Abb. 32: Arbeiten am Ort des Geschehens

Für welche Art der Arbeit Sie sich entscheiden, kann durchaus variieren. Lassen Sie dabei auch Ihr Unbewusstes mitentscheiden, indem Sie aus der Situation heraus spontan agieren. Wenn mehrere Alternativen zur Verfügung stehen, ist das weitere Vorgehen sowohl von Ihrer Intuition als auch von der unbewussten Kommunikation zwischen Ihnen und Ihrem Klienten abhängig.

Ella, 47 Jahre

Die Klientin hat seit über einem halben Jahr Schulterschmerzen rechts. Sie erinnert sich, dass es nach einem ausgiebigen Fensterputzen begonnen hatte. Da es durch etwas Schonung nicht besser wurde, begann sie vor zwei Monaten mit Physiotherapie und bekam Infiltrationen[7], ohne dass eine Besserung eintrat.

Das Spiegelbild reist, da es neugierig ist, direkt zur Schulter. Dort findet sich eine zentrale Kugel mit einer Tür.

Therapeutin Möchtest du jetzt vielleicht einen Helfer an deiner Seite haben?

Klientin Ja, das ist gut … es kommt ein hagerer weißhaariger Mann mit langen Haaren und einem Bart … er hat warme Augen …

Therapeutin Frage ihn bitte: »Wer oder was bist du für mich?« …

Klientin Er sagt: »Ich bin deine innere Stimme« … und führt mich an der Hand durch die Tür …

Im Kugelraum ist es kalt, und es zeigt sich eine felsige Landschaft. Überall liegen Steine und Geröll herum.

Therapeutin Bitte frage einmal, um was für einen Raum es sich handelt …

Klientin Das sind die Steine, die ich herumtrage …

Therapeutin Frage bitte, was dran ist … was jetzt wichtig ist …

Klientin Ich soll die Steine wahrnehmen …

Therapeutin Dann sage ihnen bitte: »Steine, ich sehe euch! … Ich sehe, wie ihr hier herumliegt! … und ich nehme wahr, dass ich euch mit mir herumtrage« …

7 Injektionen von schmerzhemmenden Substanzen ins Gelenk.

KLIENTIN Die Steine reagieren positiv ... sie sind sogar wohlwollend ... sie sagen: »Du kannst uns ja hier ablegen ... ordnen!« ... ob sie das ernst meinen? ...

THERAPEUTIN Frage doch deine innere Stimme ...

KLIENTIN Er lächelt und sagt: »Natürlich!« ...

THERAPEUTIN Was ist jetzt noch wichtig ...?

KLIENTIN Es ist weniger wichtig zu wissen, was das für Steine sind ...

THERAPEUTIN Es ist also weniger wichtig zu wissen, was das für Steine sind ...

KLIENTIN ... Welche Steine das sind ...

THERAPEUTIN ... Welche Steine das sind ...

KLIENTIN ... Wo ich die gesammelt habe ...

THERAPEUTIN ... Wo du sie gesammelt hast ...

KLIENTIN Es ist einfach wichtig, sie dort zu lassen ... wo sie eigentlich hingehören ...

THERAPEUTIN ... Sie dort zu lassen ... wo sie eigentlich hingehören ...

Das Wiederholen ist eine wichtige Technik. Zum einen bestätigt es der Klientin, dass ich ihr folge. Zum anderen verstärkt es deren Wahrnehmung durch die Wiederholung. Auch wenn in diesem Prozess gerade scheinbar wenig passiert, so ist er doch enorm wichtig.

KLIENTIN Ich soll die Steine dort lassen, wo sie eigentlich hingehören ... sie gehören nicht in die Schulter, sondern in die Landschaft ...

THERAPEUTIN Okay ... sie dort lassen, wo sie eigentlich hingehören ... nicht in die Schulter ... sondern in die Landschaft ... dann lass die Steine genau dort, wo sie hingehören ... ... und frag die innere Stimme, ob das jetzt so reicht ... wenn du genau das machst und verinnerlichst ...

KLIENTIN Die Stimme sagt, es ist weniger wichtig zu wissen ... was diese Steine sind ... welche Steine das sind ... sondern die Bereitschaft, sie einfach dort abzulegen ... dorthin, wo sie eigentlich hingehören ...

THERAPEUTIN ... Wo sie eigentlich hingehören ...

Es entstehen zwischendurch längere Pausen, in denen offensichtlich in der Klientin einiges passiert. Hier war es ganz wichtig, geduldig abzuwarten.

Es gibt nur diese eine Intervention. Drei Monate später berichtet die Klientin, dass die Schmerzen sofort besser waren und mit der Zeit ganz verschwanden – ohne andere Therapien nach unserer Sitzung.

Leinwandarbeit

Manchmal ist es interessant zu erfahren, wie es früher am Ort des Geschehens aussah. Um das zu klären, kann das Spiegelbild dort eine Leinwand aufstellen lassen. Das Unbewusste wird eingeladen, darauf zu zeigen, wie früher an dieser Stelle gearbeitet wurde. Bei paarigen Organen/Körperteilen können Sie auch auf der Gegenseite nachsehen lassen, wie es dort aussieht. Am Ort des Geschehens sind die Fragen zunächst pragmatisch auf das hier vorgefundene Geschehen bezogen. Generell gilt es, mit den Strukturen in die Kommunikation zu kommen.

Praxis

Das Spiegelbild ist in der Schleimhaut des Magens auf Zellebene. Es erhält von den Arbeitern vor Ort keinen Hinweis, mit dem es weiterarbeiten kann. Die Klientin hat klar geäußert, dass sie die Ursache ihrer Beschwerden erkennen möchte.

Der Therapeut entscheidet sich für eine Leinwandarbeit.

> THERAPEUT Bitte stell dort, wo du gerade bist, eine Leinwand auf ... geht das ...?
>
> KLIENTIN Ja.
>
> THERAPEUT Nun bitte deinen inneren Filmvorführer, dir auf der Leinwand zu zeigen, wie es früher an dieser Stelle aussah ...

Bei einem paarigen Organ könnte es lauten:

> THERAPEUT Nun bitte deinen inneren Filmvorführer, dir auf der Leinwand zu zeigen, wie es auf der anderen Seite, in dem gesunden Knie aussieht ...

Eine alternative Vorgehensweise zur Leinwandarbeit ist in Kapitel 15.1 (S. 236) beschrieben.

Auf einer Leinwand kann der Klient viele Antworten auf offene Fragen bekommen. Der innere Filmvorführer steht symbolisch für den Zugriff auf das unbewusste Wissen, das im Archiv des Lebens gelagert wird. Die Vorgehensweisen, die Sie in Kapitel 11 (»Archiv des Lebens«) zur Leinwandarbeit kennengelernt haben, können Sie auch hier anwenden. Daher werden diese Methoden hier nur kurz zusammengefasst.

Bei der Leinwandarbeit am Ort des Geschehens befindet sich das Spiegelbild im visualisierten Organ. Daher empfehle ich, zunächst auch die symbolische Ebene auf der Leinwand anzusprechen. Ob der Blick analytisch oder lösungsorientiert ist, sollte offenbleiben (s. Abb. 33).

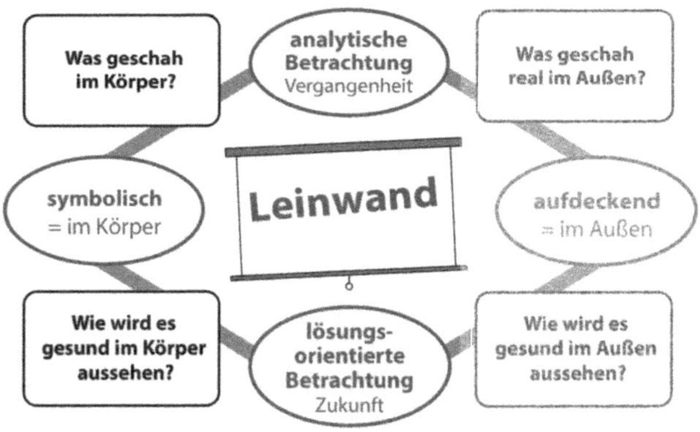

Abb. 33: Leinwandarbeit am Ort des Geschehens

Analytisch liegt der Fokus auf der Entstehungsgeschichte des Symptoms, *lösungsorientiert* ist die Frage wichtig, was die Arbeiter oder Strukturen brauchen, damit sie wieder gesund agieren können. Bleiben Sie bei der Leinwandarbeit zur Entlastung des Klienten möglichst auf der symbolischen Ebene. Somit geht es immer um die Geschehnisse im Körper.

Praxis

THERAPEUT Nun bitte einmal den inneren Filmvorführer, dir auf einer Leinwand zu zeigen, was jetzt wichtig ist anzusehen. Es kann sein, dass dies ein Bild aus der Vergangenheit ist, das zeigt, wie es hier vor oder zu Beginn dieser Baustelle ausgesehen hat. Was ist *hier* (auf der symbolischen imaginären Ebene im Körper) passiert, als aus der gesunden Schulter diese Baustelle entstand? ... dieser Film könnte gezeigt werden ... (analytisch)

Oder ist es besser, auf der Leinwand zu sehen, wie es *hier* einmal sein wird, wenn du das Schulterproblem gelöst haben wirst ... und alles wieder gesund und schmerzfrei sein wird ...? (lösungsorientiert)

Es kann natürlich auch sein, dass der innere Filmvorführer auf der Leinwand etwas ganz anderes zeigen möchte, was jetzt wichtig ist anzusehen ... lass dich überraschen, was auf der Leinwand erscheinen wird ...

Der Therapeut sollte sich auch hier auf die Lotsenfunktion beschränken und offene Angebote machen, was dran sein könnte.

Felix, 13 Jahre

Der Klient kam zuvor zweimal zu einer Körperreise wegen anderer Beschwerden, die sich gebessert hatten. Heute möchte er seine unklaren Kopfschmerzen bearbeiten. Er ist Brillenträger, ist aber eher misstrauisch, ob er eine neue Brille brauchen könnte. Diese Vermutung hatten seine Eltern geäußert.

Das Spiegelbild reist durch den Mund in den Körper und schwimmt alleine durch das Blut zur Schaltzentrale. Den Körper von innen nimmt Felix sehr anatomisch wahr. Das Spiegelbild fragt die Strukturen der Schaltzentrale, wohin es heute gehen soll. Es sieht keine speziellen Wesen, kommuniziert aber irgendwie mit seinen Zellen.

Klient Ich soll zu den Augen gehen ...

Therapeutin Dann lass dich führen ... wie auch immer du das wahrnimmst ... und sag Bescheid, wenn etwas Spannendes kommt (Vermeidung der Negativformulierung: »Wenn ein Problem auftaucht«) ... du kannst jederzeit stoppen ... oder zurück zum Wohlfühlraum ...

Klient Da sind rötliche Schlingen ... es geht immer weiter nach vorne ... im Zentrum sind Fasern ... die kreuzen sich alle ...

Ich vermute, dass er die Kreuzung der Sehbahn meint. Da er anatomischer Laie ist, behalte ich diesen Gedanken für mich. Therapeuten können auch als Nichtmediziner den Beschreibungen folgen. Entscheidend ist die eigene Wahrnehmung des Klienten.

Klient Es geht weiter nach vorne zum Auge … ich sehe auch Muskeln …

Therapeutin Nun schau genau hin, ob du etwas Auffälliges siehst … vielleicht kannst du auch jemanden fragen … gibt es dort irgendwelche Überlastungszeichen …?

Klient Da sind kleine Risse in den Muskelfasern …

Nun ist interessant zu klären, ob dieser Zustand schon immer so war. Hängen die Faserrisse mit der Brille zusammen? Die Lösung weiß das Unbewusste des Klienten.

Therapeutin Ich bitte dich, hier eine Leinwand aufzustellen … irgendwo genau dort, wo du jetzt bist … geht das?

Klient Ja.

Therapeutin Prima … jetzt bitte deinen inneren Filmvorführer … auf der Leinwand genau diese Stelle zu zeigen … als noch alles okay war … wie sieht es hier gesund aus …?

Klient Eigentlich genauso … aber ohne diese Risse …

Jetzt möchte ich analysieren, ob das Tragen der Brille einen Einfluss auf diese Region hat.

Therapeutin Okay … dann lass dir jetzt mal zeigen … wie es aussieht, wenn Felix viel gucken muss … und keine Brille aufhat …

Klient Dann sind die Muskeln ziemlich angespannt …

Therapeutin Und wie sieht es hier mit der Brille aus …? Bitte lass das auch auf der Leinwand zeigen …

Klient Besser …

Therapeutin Dann soll der innere Filmvorführer bitte noch zeigen, wie es mit einer optimalen Brille aussieht … kann sein, dass es ganz genauso ist … weil deine Brille schon optimal ist … kann sein, es geht noch besser …

Klient Dann sind die Muskeln noch weniger angespannt … das sieht jetzt aus wie auf dem ersten gesunden Bild …

Das Bild auf der Leinwand hat Felix so überzeugt, dass er zum Augenarzt gegangen ist. Der Verdacht seiner Eltern, dass eine neue Brille nötig sein könnte, hatte ihn zuvor nicht überzeugen können.

Der Weg zu höheren Strukturen

Es kann vorkommen, dass die gemeinsame Arbeit mit dem Spiegelbild, am Ort des Geschehens Ursachen oder Lösungen eines Symptoms zu finden, ergebnislos bleibt. Manchmal ist zu merken, dass die Strukturen vor Ort eher destruktiv agieren, ohne etwas daran ändern zu können. In diesen Fällen kann die Ursache oder Lösung in höheren Zentren erarbeitet werden. Entweder wird das Spiegelbild von den lokalen Strukturen weitergeschickt, oder Sie schlagen dem Unbewussten eine entsprechende Alternative vor.

Praxis

Das Spiegelbild ist in der Schleimhaut des Magens auf Zellebene. Es erhält von den Arbeitern vor Ort keinen Hinweis, mit dem es weiterarbeiten kann.

Statt einer Leinwandarbeit sind hier zwei andere Varianten beschrieben:

Variante 1

THERAPEUT Frag bitte einmal einen der Arbeiter, ob er weiß, wer oder was für das Treiben zuständig ist ... kann er dir einen Hinweis geben, wohin du reisen kannst, um mehr zu erfahren ...

KLIENT Er sagt, er bekommt seine Anweisungen von oben.

THERAPEUT Frag ihn bitte, was er mit oben meint ... ist das die Schaltzentrale ... oder ein anderer Ort ...?

KLIENT Ja, es ist die Schaltzentrale.

THERAPEUT Dann lade ich dich ein, jetzt dorthin zu reisen ...

Variante 2

THERAPEUT Wenn die Arbeiter gar nicht mit dir reden wollen ... dann bitte dein Unbewusstes, dir einen Hinweis zu geben ... ob du an anderer Stelle im Körper mehr erreichen kannst ... vielleicht hast du ein Gefühl oder eine Tendenz ... ob du in die Schaltzentrale oder das Zentrum der Emotionen reisen sollst ... oder es ist etwas ganz anderes dran ... vielleicht kann auch ein Helferwesen dir den Weg zeigen ...

KLIENT Der Heiler sagt, ich muss zur Schaltzentrale ... da stimmt etwas nicht ...

THERAPEUT Dann lade ich dich ein, jetzt dorthin zu reisen ...

Dort angekommen beginnen Sie mit der üblichen Arbeit in der Schaltzentrale, wie in Kapitel 9 beschrieben. In diesem Fall gilt Ihre Aufmerksamkeit dem Arbeitsbereich, der für den Magen zuständig ist.

15.3 Arbeit auf mehreren Ebenen gleichzeitig

Nachdem ich versucht habe, die Unterschiede der verschiedenen möglichen Techniken aufzuzeigen, möchte ich an einem Fallbeispiel darstellen, wie sie einander ergänzen können. Es ist wichtig, stets auf körperliche Reaktionen des Klienten zu achten und diese mit einzubeziehen. Auch die Reaktionen des Körpers werden in der Regel unbewusst gesteuert und stellen somit ein Signal dar.

Georg, 51 Jahre

Der Klient kommt nach einer sechsjährigen Therapiepause, da er unter multiplen Symptomen leidet. Vorrangig sind chronische Schmerzen im Bewegungsapparat. Durch sehr häufige spontane Blockaden in der Halswirbelsäule und in der Brustwirbelsäule wird er bei einschießenden massiven Schmerzen im Alltag ausgebremst. Er kann nicht alleine Auto fahren, da solche Ereignisse zur sofortigen Fahruntüchtigkeit führen. Begleitend ist eine massive nächtliche Kieferpresse, die auch durch intensivste Therapien (Physiotherapie, Kieferorthopäde, Kraniosakraltherapie, manuelle Therapie, Osteopathie, Akupunktur, Personal Trainer, Homöopathie, Ernährungsberatung, Entspannungs-CDs, Neuraltherapie und Bioresonanz) nicht behoben werden konnte. Zurzeit ist Georg in Behandlung bei einem Schmerztherapeuten. Bei der ersten Behandlungsserie stand eine Angstsymptomatik im Vordergrund, die durch kardiale Beschwerden ausgelöst wurde.

Der Klient ist sehr frustriert und fühlt sich angespannt und gestresst.

Sein *Ziel* formuliert er so: entspannen und lockerlassen.

In der *ersten Sitzung* wird das Spiegelbild mit seinem Berater vom Unbewussten erstmals zum *Zentrum der Emotionen* geschickt. Dort werden die unterschiedlichen Emotionen wie Billardkugeln auf einem Billardtisch dargestellt. Jede Farbe steht für eine Emotion, und der Klient staunt, wie viele positiv wahrgenommene Gefühle dort sind.

Die Botschaft seiner Kugeln ist:

- Du bist doch nicht hilflos!
- Du bist ein Macher!

- Komm aus deiner Scheiß-Ecke raus!
- Mit uns allen zusammen funktioniert das Spiel!

Ich fertige in jeder Sitzung eine Zusammenfassung an, die der Klient auch nahezu täglich einmal anhört. In der *zweiten Sitzung* berichtet Georg von der Diagnose »Axialverschiebung«, die vom Schmerztherapeuten gestellt wurde. Er hat im weiteren Verlauf ein Muskelrelaxans bekommen, von dem er bisher keine positive Wirkung wahrnimmt. Angenehm empfindet er das Antidepressivum Amitriptylin in niedriger Dosierung zur Nacht.

Während dieser zweiten Sitzung ist es für Georg erstmals möglich, in das Archiv des Lebens zu reisen, was vor Jahren bei entsprechenden Angeboten von seinem Unbewussten abgelehnt wurde. Im Unterschied zu damals biete ich bereits vor der Reise an, dass der Film nicht angesehen werden muss und dass ich ausschließlich mit dem Projektor arbeiten kann. Er befreit ein 36-jähriges Ich aus einem alten Film, das damals mit der ersten Herzattacke im Krankenwagen in die Klinik gebracht wurde. Viele Helfer unterstützen ihn auf diesem Weg, der trotzdem noch sehr anstrengend, aber dennoch erfolgreich ist.

Beschreiben möchte ich nun die *dritte Sitzung*, in der Georg primär seine Nacken- und Kieferschmerzen ansehen will. Er erwähnt auch, dass er »wieder allgemein übersäuert« ist und sein »Vagus vermutlich spinnt«. Priorität soll aber die Muskelverspannung haben. Auf die Querverweise zu den einzelnen Kapiteln möchte ich hier verzichten, um einen besseren Lesefluss zu ermöglichen. Die exemplarische handschriftliche Dokumentation dieser Sitzung finden Sie im Anhang auf S. 296.

Das Spiegelbild startet vom Wohlfühlort mit seinem Begleiter, einem Karpfen namens Karpio, der eine Krone trägt. Karpio empfängt und verabschiedet ihn stets mit einem guten Whiskey im Herrenzimmer mit Blick auf die irische Küste. Das Spiegelbild soll in die Schaltzentrale reisen.

Schutzmaßnahmen:

- Helfer: Karpio und Gimli (aus »Herr der Ringe«)
- Notfallknopf

Auf dem Weg zur Schaltzentrale beginnt der Klient, am Körper zu *zucken* – in Beinen und Armen teils so stark, dass der ganze Sessel wackelt. Er empfindet die *Körperreaktion* als unangenehm und verängstigend. Mir ist bewusst, dass dieses Zucken ein gesundes Lösen von körperlich verankerten Traumata sein kann (Levine 2011), und utilisiere das Zucken.

THERAPEUTIN Sage bitte einmal dem Zucken: »Ich spüre dich!« …

KLIENT Es wird weniger …

THERAPEUTIN Dann sag dem Zucken: »Ich spüre, dass du weniger wirst …

KLIENT Es geht weg …

THERAPEUTIN Frage bitte das Zucken, ob es wichtig ist, dass wir uns damit beschäftigen …

KLIENT Es zeigt, dass ich das Übel an der Wurzel packe …

THERAPEUTIN Bitte sag ihm, dass du hörst, dass du das Übel an der Wurzel packst …

KLIENT Es sagt: »Du musst zucken, damit du es loswirst …«

THERAPEUTIN Ja, das klingt für mich sehr verständlich … es gibt ganze Therapien, die mit diesem lösenden Zucken arbeiten … dann bist du auf dem richtigen Weg … und kannst, wenn es passt, weiter zur Schaltzentrale gehen …

KLIENT Bin da …

Die Schaltzentrale ist ein Mix aus Moderne und Altertum. Ansprechpartner ist Super-Mario, der sich als sein Schrauber vorstellt, der alles repariert.

THERAPEUTIN Nun bitte den Super-Mario, ob er dir auf einer *Leinwand* dort den Kiefer zeigen kann … wie sieht es dort aus, betrachtet hier aus der Distanz … und du kannst jederzeit mit einer Fernbedienung das Bild stoppen … den Notknopf drücken …

KLIENT Ich sehe da ganze Legionen von Teufelchen im Kiefer … das sind Stressteufelchen, die nachts den Kiefer aufeinander pressen … da träume ich auch immer so einen Mist …

THERAPEUTIN Bitte sag den Teufelchen auf der Leinwand: »Ich sehe euch …«

KLIENT Sie sagen: »Das machen wir doch gut, oder?« …

Spontan klingt es für mich, als würden die Teufelchen einen *Auftrag* erfüllen und nach einer Bestätigung suchen, dass sie ihre Arbeit richtig machen.

THERAPEUTIN Frag bitte die Teufelchen, ob sie den Auftrag dazu erhalten haben …

Klient Sie sagen: »Du musst die Zähne zusammenbeißen, damit du durchhältst!« …

Bei diesem Hinweis, dass es sich bei den Teufelchen um einem Widerstand handeln könnte, folgt nun eine klassische *Widerstandsarbeit.*

Therapeutin Frag bitte die Teufelchen: »Kommt ihr von innen … oder außen … oder beides …?«

Klient Beides.

Der Klient muss kleinschrittig die Teufelchen trennen. Immer wieder wird die Frage nach den 100 Prozent verneint und die Teufelchen müssen sich weiter trennen.

Es entstehen Gruppen von grauen, schwarzen und roten Teufelchen, die einzeln nach ihrer Herkunft befragt werden. Dabei erarbeitet der Klient folgende Unterscheidungen:

graue und schwarze Teufelchen jeweils zu 100 Prozent von innen

und

rote Teufelchen zu 100 Prozent von außen

Somit handelt es sich bei den roten Teufelchen um *Introjekte.*

Beim *Verabschieden* dieser äußeren Widerstände gibt es massive Probleme. Sobald alle sichtbaren Introjekte mit einer Steinschleuder aus seinem Innern katapultiert werden, kommen neue rote Teufelchen aus der Versenkung. Um alle versteckten Introjekte im Körper zu erkennen, lade ich dazu ein, eine Art *Körperscanner* zu aktivieren.

Therapeutin Bitte jetzt die Schaltzentrale, alle roten Teufelchen im Körper irgendwie sichtbar zu machen … wie mit einem Körperscanner … so, dass sie überall identifiziert werden können …

Klient Das geht … aber die sind so zäh! … da kommen immer wieder neue! … ich schicke sie in Fünfergruppen mit der Schleuder ins All … und es kommen immer wieder welche … sie lösen sich auch nicht!…

Der Klient beginnt zu weinen.

Therapeutin Was wäre denn jetzt hilfreich … wer könnte helfen … welche *Helfer* kannst du dazuholen …?

Klient Okay … sie kommen alle … sie bauen eine Armee auf … die Zwerge und all die anderen … sie ziehen in den Krieg … mit

Schildwällen ... und kämpfen mit den Teufelchen wie auf einer Weltenscheibe ... da müssen sie sie runterschubsen ...

Jetzt beginnen die Muskeln des Klienten wieder massiv zu zucken. Ich gebe positive Rückmeldung, dass diese Zuckungen gesund sind.

THERAPEUTIN ... und die Muskeln dürfen zucken ... alles loslassen, was festgehalten wird ... während die roten Teufelchen verabschiedet werden ... alles, was zu 100 Prozent von außen ist, darf für immer und ewig rausgeschmissen werden ...

Ich erinnere mich an die »zufällige« Erwähnung des *Vagus* zu Beginn der Sitzung durch den Klienten. Damit verbinde ich das *Netzwerk* zwischen Schaltzentrale und Zentrum der Emotionen.

THERAPEUTIN Nun bitte einmal dein System, die Verbindung zwischen deiner Schaltzentrale und dem Billardzimmer zu aktivieren ... auch, wenn sie lange nicht genutzt wurde ... jetzt kann sie geöffnet werden ... und auch die Billardkugeln können dazukommen ... mithelfen ... zum Team gehören ...

Ich zähle die positiven Emotionen und die entsprechenden Farben mit den Worten des Klienten auf.

KLIENT Die Kugeln kommen durch ein halboffenes Rohr angerollt ... und formieren sich in einem Dreieck mit der Spitze nach vorn ... und donnern da jetzt rein ...

Der Klient hat sehr starkes Muskelzucken.

THERAPEUTIN Die Kugeln donnern da rein ... helfen mit ... und alles kann sich lösen ... darf zucken ...

KLIENT Die Farben der Kugeln mischen sich zu einer Farbe ... sie schaffen das!

THERAPEUTIN Und du bist der Feldherr ... der Machthaber! ... Das ist deine Armee ... und die roten Kugeln werden rausgejagt ...

KLIENT Sie haben es geschafft! ... Da ist ein großes Freudengeschrei! ...

Das Zucken beruhigt sich.

Als *Wiederaufnahmeverbot* werden Wachtrupps eingesetzt, die ab jetzt patrouillieren.

Anschließend wenden wir uns den *inneren Widerständen* zu, die eine *Transformation* in eine gesunde Funktion erfahren sollen.

Die *grauen Teufelchen* möchten ab sofort Teufelchen aufspüren, die nicht gut für Georg sind. Ihnen wird der Auftrag dazu erteilt.

Die *schwarzen Teufelchen* möchten in die Spionageabwehr für schwer einzuordnende Teufelchen gehen. Auch damit ist der Klient einverstanden.

Der abschließende Blick von der Schaltzentrale auf die Leinwand zum Kiefer zeigt, dass dieser sehr entspannt ist. Georg verabschiedet sich von allen Helfern und bedankt sich. Zufrieden, wenn auch sehr erschöpft, sitzt das Spiegelbild mit Karpio zum Abschied erneut im Herrenzimmer. Ich spreche eine *Zusammenfassung* der erarbeiteten Schritte mit vielen posthypnotischen Suggestionen auf, die auch besagen, dass die gute Zusammenarbeit der inneren Anteile ab jetzt fortgeführt werden kann.

Der Klient fühlt sich danach deutlich besser und arbeitet an seinen anderen Themen erfolgreich weiter.

15.4 Klassische Stolpersteine

»Ich bin schon in meiner Schulter«

Hans, ein sehr resoluter 60-Jähriger, kommt wegen seiner chronischen Schulterschmerzen. Mehrere Operationen und eine ausgiebige Physiotherapie konnten das Ergebnis nicht mehr verbessern. Die Arbeitsfähigkeit ist noch immer nahezu komplett eingeschränkt, was dem Selbstständigen große Probleme bereitet.

Der Klient gelangt mit seinem Spiegelbild durch ein Ohr in den Körper.

> Therapeutin Nun lade ich dich, kleines Spiegelbild, ein ... dich erst einmal zu orientieren ... im Körper ankommen ... um dann zum inneren Wohlfühlraum zu reisen ... der Stelle im Körper, wo es sich am allerbesten anfühlt ...
>
> Klient Ich glaube, ich bin schon in der Schulter ...
>
> Therapeutin Das kann natürlich sein ... vielleicht ist Wohlfühlen noch nicht dran und du möchtest direkt nachschauen, was in der Schulter los ist ... dann beschreibe bitte, was du dort wahrnimmst ...
>
> Klient Ja, spinnen die denn? ... Da sind tatsächlich kleine Männchen ... ich sehe wirklich so kleine Arbeiter ... und die kloppen mit einer Spitzhacke auf meine Kugel ein ...

Auf Nachfrage entsteht eine Beschreibung, die einen eher aggressiven Charakter aufzeigt. Viele kleine Bauarbeiter bearbeiten die Oberfläche des Schultergelenkkopfes mit ihren Arbeitsgeräten. Der Klient schreit diese arbeitenden Teile sofort an.

KLIENT Ja seid ihr denn verrückt? ... Was macht ihr denn da! ... Spinnt ihr? ... Hört sofort auf!

Der Versuch, den Klienten zu bremsen, wenn er sehr aggressiv auf seine ebenfalls aggressiven inneren Anteile reagiert, schlägt anfangs häufig fehl. Die Autoaggression wird bezeichnend für diese Therapie und entwickelt sich sehr bald zum eigentlichen Inhalt der Sitzungen. Er lernt, besser mit seinen Emotionen in Kontakt zu kommen und diese zu regulieren. Eine neue Pausenregelung im Außen ist notwendig, da der Klient immer über seine Energiegrenzen hinaus arbeitet. So ist die Schulter der Symptomträger für sein unzulängliches Stressmanagement.

Im Folgenden schildere ich den entscheidenden Fall, bei dem ich erstmals ein Spiegelbild *in* eine entzündete Wand geschickt habe. Zuvor hatte ich eher psychosomatische Beschwerden mit den Körperreisen begleitet. Die Erfahrung mit diesem Klienten hat meine Arbeit nachhaltig beeinflusst. In dieser frühen Phase meiner Körperreisen habe ich noch sehr spontan auf die Bilder der Klienten reagiert. Die meisten Schutzmaßnahmen waren noch nicht entwickelt und die Vorgehensweise oft problemorientiert. Ebenso habe ich noch keine systematische Widerstandsarbeit wie heute gemacht. Innere und äußere Widerstände wurden nicht unterschieden.

»Ein Saboteur sorgt für Verwirrung«

HENDRIK, 12 JAHRE:

Hendrik leidet seit 10 Jahren unter einem entzündeten rechten Knie. Das Knie reagiert wie bei einer Rheumaerkrankung, konnte aber nicht als solches diagnostiziert werden. Die Entzündungsschübe führen immer wieder zu Schulausfall, oder Hendrik muss mit Gehhilfen in die Schule gehen. Bewegungssport ist nicht möglich, was Hendrik sehr ärgert. Er würde unheimlich gerne Fußball spielen. Stattdessen geht er zum Bogenschießen. Entzündungshemmende Medikamente helfen während der Einnahme, aber leider nicht nachhaltig. Der schulmedizinische Leidensweg ist verständlicherweise schon sehr lang. Entsprechend lerne ich einen eher unmotivierten Hendrik kennen. Zu diesem

Zeitpunkt steht zur Diskussion, den Jungen auf das möglicherweise nebenwirkungsreiche Chemotherapeutikum Methotrexat einzustellen, weshalb die Mutter bei mir nach Alternativen sucht.

Die erste Sitzung dient dem Vorgespräch mit Anamnese und Aufklärung. Hendrik kommt ab der zweiten Sitzung alleine in die Therapie. In den Körperreisen der zweiten bis vierten Sitzung passieren im Knie – teils etwas sprunghaft – folgende Aktionen:

Das Spiegelbild reist durch das linke Ohr, und der Körper wirkt wie eine riesige Fabrik. Hendrik beschreibt die verschiedenen Strukturen, die ihm auf der Reise zum Knie begegnen. Zu diesem Zeitpunkt sind die Schmerzen nicht so ausgeprägt, der Klient kommt mit normalem Gangbild in die Praxis.

KLIENT Da sind Gerüste aus Metall und Holz ... die Lunge sieht sehr weich aus ... ist etwas heller als die Leber ... in den Nieren ist viel Flüssigkeit ... auch so etwas wie Stroh ... so ein Netz ... ... jetzt komme ich zum rechten Knie ... die Knochen sind eigentlich okay ...

THERAPEUTIN Kannst du dort eine Leinwand aufstellen und deinen inneren Filmvorführer bitten, dir zu zeigen, wie das linke Knie im Vergleich aussieht ...?

KLIENT Eigentlich gleich ... da ist aber weniger Gelenkwasser.

THERAPEUTIN Dann schau dich mal um, ob es hier jemanden gibt, der dir helfen kann ... etwas verändern ... was wäre jetzt hilfreich ...?

KLIENT Da kommen Bauarbeiter ... ein Rohr zum Abfluss fehlt ...

THERAPEUTIN Können die Bauarbeiter so ein Rohr installieren ...?

KLIENT Sie brauchen Geld ... das gebe ich ihnen ... sie installieren das Rohr ... jetzt fließt das Gelenkwasser besser ab ...

THERAPEUTIN Was ist notwendig, um eine dauerhafte Besserung hinzubekommen ...?

KLIENT Sie schreiben was auf PCs ... da wird ein neues Programm installiert ...

Zur nächsten Sitzung kommt Hendrik an Gehstützen bei einer Schmerzstärke von 8 auf einer Skala von 0 bis 10. Leider möchte sein Spiegelbild gar nicht zum Knie reisen. Er behandelt stattdessen einen grippalen Infekt und geht zur verstopften Nase. Das Immunsystem kommt erstmals ins Spiel.

KLIENT Ich soll im Knie nichts tun, weil mein Immunsystem sowieso schon zu aktiv ist … noch mehr ist ganz schlecht für das Knie …

THERAPEUTIN Ist das Immunsystem denn auch im Knie so aktiv …?

KLIENT Ja.

THERAPEUTIN Kannst du bitte deinen inneren Filmvorführer bitten, auf einer Leinwand zu zeigen, warum dein Immunsystem im Knie so überschießend reagiert? … vielleicht kannst du es dort runterregeln …

KLIENT Ich sehe ein Foto … jetzt bin ich in einem Raum mit vielen Monitoren und schaue einen Film an … da bin ich als kleiner Junge aufs Knie gefallen … bin gegen eine Wand gelaufen … im Kindergarten … die haben einen Wickel gemacht … die Mama holt mich ab … ich darf fernsehen zu Hause … da muss das Immunsystem ganz viel im Knie machen …

Hendrik arbeitet in dieser und der nächsten Sitzung vorrangig daran, dem Immunsystem in einer Programmänderung mitzuteilen, dass das Bagatelltrauma von damals vorbei ist und nun wieder der Normalbetrieb laufen darf. Es kommt zu einer Störung, weil ein »Nebenprogramm« bereits die neue Version angreift.

In der fünften Sitzung scheint es zu einer Besserung gekommen zu sein, und Hendrik ist zufrieden. Seine Mutter hat jedoch einen ganz anderen Eindruck. Die Diskrepanz irritiert mich zu Beginn der Sitzung. Ich fühle mich unwohl und versuche, noch einmal »von vorne« zu beginnen.

Das Spiegelbild reist in das rechte Knie. Heute ist die Wand gerötet. Ich lade erstmals dazu ein, in diese gereizte Wand zu gehen.

THERAPEUTIN Bitte mach dich mal so klein, dass du in die rote Wand reisen kannst … schau mal, wie du zwischen den Strukturen durchkommst … du kannst so klein werden, dass du nur noch so groß bist wie eine Zelle dieser Wand … und lass dich überraschen, wie es dort aussieht …

KLIENT Da sind lauter kleine Männchen, die arbeiten …

THERAPEUTIN Frage sie bitte mal, was sie dort machen …

KLIENT Ich soll sie nicht stören … sie müssen das sauber halten …

THERAPEUTIN Was halten sie sauber …?

KLIENT Das Kniegelenk …

THERAPEUTIN Ist denn da Dreck …?

KLIENT Nein … aber das ist ihnen egal …

THERAPEUTIN Wer sagt ihnen, dass sie das tun sollen …?

KLIENT Das Kommando kommt von oben …

THERAPEUTIN Dann geh mal nach oben …

Das Spiegelbild fragt sich durch und landet beim Chef des Immunsystems. Dieser begegnet ihm sehr abweisend und ausweichend auf seine Fragen. Da es auch hier zu keiner Klärung kommt, führe ich das Spiegelbild ins Archiv des Lebens. Ein analytischer Film auf einer Leinwand bringt Klärung.

Hendrik sieht sich direkt in dem realen Film vor 10 Jahren: Im Alter von zwei Jahren führte das Bagatelltrauma im Kindergarten – verbunden mit einer Infektion der Atemwege – zu einem Krankheitsgewinn im Außen. Was passierte, ist an sich sehr gut nachzuvollziehen und war durchaus eine gute Lösung aus Sicht des damaligen inneren und äußeren Systems. Das Immunsystem wurde, zunächst angemessen, hochgefahren. Hendrik sieht einen Film, der seine damalige Wahrnehmung im Außen zeigt. Das Kleinkind verbindet die gemeinsame und friedliche Fürsorge der sonst streitenden Eltern positiv mit der akuten Entzündung.

Der Immunchef übernimmt den Job der Immunreaktion im Knie und hält ab sofort die Infektion aufrecht. Der Chef des Immunsystems wurde also vor 10 Jahren zu einem Saboteur. In meiner späteren Interpretation wurde eine Autoimmunerkrankung, isoliert auf das Knie, durch diesen inneren Anteil initiiert. Die Eltern trennten sich wenige Jahre nach dem Krankheitsbeginn und sind in gutem Kontakt miteinander.

Nun bitte ich Hendrik, dem Saboteur für seine Aktion zu danken und ihn über die aktuelle Situation zu informieren.

THERAPEUTIN Bitte sage dem Immunchef, dass er damals eine richtig gute Idee hatte … und, dass er sich echt abgerackert hat … dass du heute 12 Jahre alt bist … das weiß er vielleicht noch gar nicht … und, dass er jetzt damit aufhören kann … du brauchst die Entzündung nicht mehr …

KLIENT Er ist völlig erstaunt und versteht das gar nicht …

Das Spiegelbild wird nun zum Moderator aller beteiligten Mitarbeiter und organisiert den weiteren Verlauf. Der »falsche« Immunchef darf sich zunehmend zurückziehen und wird »in Rente« geschickt. Im Gehirn wird eine Werkstatt eröffnet, die alles herstellt, was es einerseits zur Reparatur des Knies oder andererseits für das Fangen von Viren braucht.

In der siebten und letzten Sitzung ist Hendrik bereits schmerzfrei, und die Schwellung ist komplett zurückgegangen. Er steht immer wieder in Kontakt mit seinem inneren Team, das weiterarbeitet. Er macht noch mal einen Rundgang und beschreibt unvermittelt einen Fehlwinkel in der rechten Hüfte. Durch das Fehlwachstum im Knie kam es zu einer Beinlängendifferenz. Er baut spontan eine Konstruktion mit Gerüst, die in den nächsten Wochen ganz langsam den Winkel wischen Oberschenkelhals und -schaft korrigieren soll. Niemand hat ihn darauf aufmerksam gemacht, und seine Mutter gibt im Nachgespräch an, das Problem der Beinlängendifferenz völlig vergessen zu haben. Mir zeigt es, dass jeder Klient in sich Hinweise auf Missstände und ebenso Lösungen finden kann, wenn sie relevant sind.

Nach der Therapie fragt mich Hendrik: »Warum lernen das eigentlich nicht alle Ärzte?« Ich habe keine Antwort darauf.

Zwei Jahre später besucht er mich noch einmal. Er hat sekundär eine Bakerzyste in der betroffenen Kniekehle entwickelt. Diese bekommt er aber auch mit einer Körperreise nicht weg, obwohl er kurzfristig mit Fresszellen einen Zugang zum Lymphsystem eröffnet. Die Zyste wird operiert, und er unterstützt die Wundheilung durch Körperreisen.

10 Jahre nach der Therapie bitte ich Hendrik um ein Interview für einen Hauptvortrag auf einem Hypnosekongress in der Schweiz. Es ging ihm zwischenzeitlich sehr gut. Nach dem Abitur ist er mit dem Fahrrad von Mitteldeutschland bis zum Nordcap gefahren – etwas, was aus seiner Sicht ohne die imaginären Körperreisen niemals möglich gewesen wäre.

Sein Kommentar:

»Eigentlich sollte jeder Mensch Selbsthypnose lernen!«

16 Psychosomatische Erkrankungen

Die meisten Klienten suchen Sie als Therapeuten auf, weil sie entweder unter erkennbaren psychischen Beschwerden leiden oder Hinweise erhalten haben, dass ihre somatischen Probleme eine psychische Ursache haben können. Die daraus folgende Erkenntnis kann aber bei den Betroffenen zu einem Dilemma führen. Noch immer empfinden viele Menschen psychische Ursachen als Makel. Besonders in der Kommunikation mit Arbeitgebern besteht häufig der Wunsch, sämtliche psychischen Komponenten zu verschleiern.

Ziel der gemeinsamen Arbeit sollte es sein, die positiven Aspekte der psychosomatischen Betrachtungsweise weiterzugeben. Sobald beispielsweise chronische Rückenschmerzen als psychosomatisch bezeichnet werden, kann sich der Blickwinkel eines Klienten ändern. Das ist eine große Chance für den Betroffenen. Zuvor lag die gesamte Aufmerksamkeit auf dem Bewegungsapparat. Meist sind bereits mehrere Therapieversuche unternommen worden, ohne nachhaltig erfolgreich zu sein. Durch die Erweiterung des Blickwinkels kann sich der Klient selbst ganzheitlicher betrachten.

Ein weiterer Aspekt ist, dass die Ursachensuche im Außen – oder noch besser die Frage nach einem »Schuldigen« für diese Erkrankung – weit verbreitet ist. Klienten möchten meist genau wissen, warum sie erkrankt sind. Sie haben sich mit etlichen Fragen beschäftigt wie:

> »Wo kommt die Erkrankung her?«, »Warum bin ich krank?« oder »Was habe ich falsch gemacht?«

Auf der anderen Seite stehen die Diagnosen, die im ICD-Schlüssel zusammengefasst wurden. Ärzte müssen das Beschwerdebild katalogisieren und einstufen. Leider hängen einige Konsequenzen wie Verordnungen, mögliche Reha-Maßnahmen u. v. m. von diesen Einstufungen ab.

Bei der Arbeit auf unbewusster Ebene verschwimmen diese Einstufungen in meinen Augen komplett. Alleine die Frage, was psychisch und was somatisch ist, bleibt unbeantwortet. Was ist eigentlich »die Psyche«? Welches somatische Korrelat ist zuständig für psychische

Wahrnehmungen? Die Zuordnung in »psychosomatische Beschwerden« oder »somatoforme Störungen« stellt bereits ein Zusammenspiel von beiden Ebenen dar.

Während der Körperreisen werden alle »Strukturen« im Menschen symbolisiert. Das kann genauso eine Angst oder Wut sein wie das Herz oder die Zellen der Schleimhaut im Knie, die angestrengt arbeiten. Das Unbewusste zieht keine scharfe Grenze zwischen Psyche und Soma. In den meisten Fällen lösen sich die Klienten bei ihrer Arbeit vom somatischen Bereich und arbeiten ganzheitlich. So werden bei den chronischen Rückenschmerzen über die zu sehr angespannten Muskeln die dahinterstehenden Ursachen betrachtet. Hinweise auf ein Fehlverhalten im Alltag können ebenso wie eine Fehlernährung vom Unbewussten aufgezeigt werden.

Für mich ist die Katalogisierung in diagnosebezogene Erkrankungen inzwischen nur noch abrechnungstechnisch von Bedeutung. Ich thematisiere diese Notwendigkeit gegebenenfalls offen mit dem Klienten. Inhaltlich darf der Klient selbst formulieren, ob er an seiner Psyche, psychosomatisch und rein somatisch arbeitet. Für mich arbeitet er an seiner Gesundung ganzheitlich auf unbewusster Ebene.

Der Begriff der »Körperreise« ist inzwischen streng genommen verbal einengend. Eigentlich ist es eine »Reise in den Organismus« oder noch besser eine »Reise in den Menschen«. Sie dürfen selbst herausfinden, was Ihrer persönlichen Wahrnehmung und Nomenklatur entspricht.

17 Das Sitzungsende

Während der gesamten Körperreise ist es notwendig, dass der Therapeut sein Zeitmanagement im Auge behält. Auch wenn ein Teil des Therapeuten mit dem Klienten in Trance geht, so muss der Rest von ihm trotzdem distanziert im Hier und Jetzt bleiben und die Übersicht bewahren. Etwa 15 Minuten vor Sitzungsende ist es sinnvoll, mit dem Rückweg zu beginnen. Sämtliche Leinwände werden wieder aufgelöst, und das Spiegelbild reist zum Wohlfühlraum.

Lassen Sie das Spiegelbild seinem inneren Team danken und sich verabschieden. Diese Wertschätzung gegenüber sich selbst kann für den Klienten zu einem positiven Ritual werden. Im Wohlfühlraum muss sich gegebenenfalls ein zweites Spiegelbild mit dem ersten vereinen und kann sich dort noch einen Moment ausruhen.

Mit etwas Übung können Sie die positive Quintessenz der Sitzung auf einer Tonaufnahme (s. Kap. 18) zusammenfassen, während das Spiegelbild hier verweilt.

Anschließend wird der Rückweg angetreten und die Trance aufgelöst. Am Ende der gemeinsamen Arbeit im Körperinnern ist es wichtig, den Klienten wieder vollständig zu reorientieren.

Praxis

THERAPEUT Ich lade dich nun ein, dich bei deinem inneren Team zu bedanken und dich zu verabschieden … die Leinwand, auf der du gerade den Bereich im Bauch angesehen hast, kann wieder aufgelöst werden … dann kannst du den Rückweg zum Wohlfühlraum antreten … gib mir Bescheid, wenn du dort angekommen bist …

KLIENT Ich bin da …

THERAPEUT … hier kann sich das zweite Spiegelbild wieder mit dem ersten verbinden, und während ich das alles noch einmal zusammenfasse, kannst du in Ruhe auf dem Sofa Platz nehmen …

17.1 Auflösung der Trance

Sie haben den Klienten in seinen Wohlfühlraum begleitet. Das ist in meinen Augen der ideale Zeitpunkt, eine Zusammenfassung der aktuellen Sitzung zu erstellen. Wenn Sie darauf verzichten, können Sie hier die posthypnotischen Suggestionen noch einmal formulieren. Anschließend laden Sie das Spiegelbild ein, den Rückweg zur Eintrittspforte anzutreten. Obwohl meist derselbe Weg gegangen wird wie bei der Induktion, geht es zurück in der Regel schneller. Mit zunehmender Übung möchten viele Klienten auch direkt rein- und rausspringen.

Für den Therapeuten ist es wichtig zu gewährleisten, dass der Klient seine Trance vollständig auflöst. Die letzten Worte bei der Rückführung werden wieder lauter und in einer normalen Sprechmelodie gesprochen. Laden Sie den Klienten ein, sich zu bewegen, und sprechen Sie auf bewusster Ebene noch einen Moment mit ihm.

Praxis

Das Spiegelbild sitzt noch im Wohlfühlraum. Sie haben gerade die Zusammenfassung aufgesprochen oder die posthypnotischen Suggestionen formuliert. Sie blättern in Ihrer Mitschrift zurück zur Induktion, um die persönlichen Bilder wieder aufzugreifen.

Nun können Sie den Klienten auf seinem individuellen Weg aus der Trance führen.

Spiegelinduktion

THERAPEUT Nun lade ich dich, kleines Spiegelbild, ein ... den Rückweg zur Hand anzutreten ... ich weiß nicht, ob du denselben Weg nimmst ... oder direkt dorthin springst ... oder einen anderen Weg wählst ... und wenn du dort wieder in der Hand angekommen bist, sag bitte Bescheid ...

KLIENT Bin wieder in der Hand.

THERAPEUT Dann lade ich Sie ein, das Spiegelbild in den Spiegel zu setzen ... es wieder zu vergrößern ... sich bei ihm zu bedanken und zu verabschieden ... dann können Sie in eigenem Tempo durch Ihre Landschaft den Weg zurück finden ... sich hier im Raum wahrnehmen ... den Kontakt zum Sessel spüren ... die Füße auf dem Boden ... noch einmal einen tiefen Atemzug nehmen ... sich recken und strecken ... die Trance wieder vollständig auflösen ... und als Letztes die Augen öffnen ...

Magischer Schritt

THERAPEUT Ich lade dich, kleines Ich, ein ... den Rückweg anzutreten ... zurück in die Landschaft ... wieder den magischen Schritt dorthin zu machen ... und wenn du dort angekommen bist, sag bitte Bescheid ...

KLIENT Bin wieder auf meiner Wiese.

THERAPEUT Dann lade ich Sie ein, von dort durch die Landschaft den Rückweg anzutreten ... in eigenem Tempo ... sich hier im Raum wahrnehmen ... den Kontakt zum Sessel spüren ... die Füße auf dem Boden ... noch einmal einen tiefen Atemzug nehmen ... sich recken und strecken ... die Trance wieder vollständig auflösen ... und als Letztes die Augen öffnen ...

Induktion über den äußeren sicheren Ort

THERAPEUT Nun lade ich dich, kleines Ich, ein ... wieder aus der Leinwand herauszukommen ... und Sie sitzen wieder an Ihrem schönen Strand in dem blauen Liegestuhl ... mit Blick aufs Meer ... und können die Leinwand verschwinden lassen ... ... um dann langsam den Rückweg anzutreten ... hin zu Ihrer Treppe ... die Sie in 20 Schritten zurück ins Hier und Jetzt führt ... Sie können selbst rückwärts zählen oder Ihr eigenes Tempo wählen ...

... sich hier im Raum wahrnehmen ... den Kontakt zum Sessel spüren ... die Füße auf dem Boden ... noch einmal einen tiefen Atemzug nehmen ... sich recken und strecken ... die Trance wieder vollständig auflösen ... und als Letztes die Augen öffnen ...

Der Prozess, der in Trance abgearbeitet wurde, sollte im Nachgespräch nicht analysiert werden. Die Gefahr ist groß, dass die Wirkung »zerredet« wird. Sollte der Klient Fragen dazu haben, werden diese natürlich beantwortet. Ebenso können Sie nachfragen, wie es ihm jetzt geht und wie die Trancearbeit allgemein auf ihn gewirkt hat.

Alle Anker, die in der Trance gesetzt wurden, gilt es auf der bewussten Ebene noch einmal zu besprechen. Wenn eine Ressourcenfarbe oder ein -symbol erarbeitet wurde, können erste Ideen formuliert werden, wie sich diese im Alltag nutzen lassen.

> »Haben Sie schon eine Idee, wie Sie ihr neues Blau mit in den Alltag nehmen können?«

Diese Nachgespräche helfen Ihnen wahrzunehmen, ob Ihr Klient wieder vollständig reorientiert ist. Wechseln Sie auch einmal das Thema und sprechen über Alltägliches, damit er wieder ganz im Hier und

Jetzt ankommen kann. Als verantwortlicher Therapeut für den sicheren Rahmen ist es empfehlenswert nachzufragen, ob der Klient selbst Auto fahren muss, und das zu berücksichtigen. Wenn er sehr intensiv gearbeitet hat und in einer eher tiefen Trance war, können Sie ihn vor der Heimfahrt mit seinem PKW zu einem Spaziergang einladen.

17.2 Klassische Stolpersteine

»Da kommt ein Problem kurz vor Sitzungsende!«

Die Klientin hat in der Schaltzentrale an ihren Themen gearbeitet, und Sie planen schon, den Rückweg anzutreten. Die Sitzung nähert sich ihrem Ende.

KLIENTIN Da steht plötzlich so eine seltsame Figur in der Schaltzentrale ... die habe ich da noch nie gesehen ...

Alles, was kommt und wichtig erscheint, sollten Sie ansprechen.

THERAPEUT Frage bitte diese Figur: »Wer oder was bist du für mich?«

KLIENTIN Die Figur ist bockig ... antwortet nicht ...

THERAPEUT Hast du das Gefühl, es ist wichtig, dass du dich mit der Figur beschäftigst?

KLIENTIN Ich habe zwar keine Lust ... aber sie scheint wichtig zu sein ...

THERAPEUT Dann sollte sie mehr Raum bekommen. Wir haben jetzt nur noch wenig Zeit, und diese Figur, die ja sicher schon länger existiert ... sich aber jetzt ... kurz vor Ende der Reise ... schon einmal gezeigt hat ... darf beim nächsten Mal viel mehr Raum bekommen ... sie scheint wichtig zu sein ... sag ihr bitte: »Schön, dass du dich gezeigt hast ... bitte komm nächstes Mal wieder, damit ich dir mehr Aufmerksamkeit schenken kann!«

KLIENTIN Das scheint für sie in Ordnung zu sein ...

Anteile, Widerstände und andere Dinge, die kurz vor Ende der Reise auftauchen, brauchen nicht mehr Aufmerksamkeit zu bekommen, als in diesem Moment sinnvoll ist. Das Unbewusste der Klientin hat diesen späten Zeitpunkt gewählt. Manche Anteile wollen scheinbar nur kurz betrachtet werden. Ein neues Thema kurz vor Sitzungsende zu beginnen ist nicht zielführend.

Die positiven Formulierungen zeigen die Wertschätzung gegenüber dieser Figur.

»Wir werden einfach nicht fertig!«

Ein Klient hat einen Widerstand gefunden, der ihn lange beschäftigt. In einem intensiven Prozess hat sich ein großer Steinhaufen gezeigt, der die Last auf den Schultern des Klienten symbolisiert. Der Steinhaufen kommt von innen und außen und soll nun in seine beiden Anteile getrennt werden. Hilfreich ist ein Zauberstab, mit dem das Spiegelbild immer wieder auf den Haufen zeigt, um die Trennung zu unterstützen. Der weise Mann steht dem Spiegelbild zur Seite.

Der innere Teil des Widerstands ist eine recht lebendige helle Masse. Auf der anderen Seite entsteht ganz karges Geröll.

> THERAPEUT Nun frag bitte das Geröll: »Kommst du zu 100 Prozent von außen?«
>
> KLIENT Nein, zu etwa 90 Prozent.
>
> THERAPEUT Dann bitte die 10 Prozent des Gerölls, die von innen kommen, aus dem Haufen herauszukommen ... sich zu trennen und auf die andere Seite zu gehen ...
>
> KLIENT Ja, das geht ... aber langsam ... (dauert eine ganze Weile) ... jetzt ist es fertig.
>
> THERAPEUT Prima. Dann frag jetzt noch einmal den verbleibenden Rest: »Kommst du zu 100 Prozent von außen?«
>
> KLIENT Nein ... noch immer nicht ...

Diese Filterarbeit dauert manchmal sehr lange. Wenn der Widerstand erst relativ spät in der Sitzung aufgetaucht ist, ist es möglich, dass die Arbeit nicht vollendet werden kann. Dann können Sie den Prozess weiterlaufen lassen und die Sitzung trotzdem beenden. Ein Helferwesen oder ein weiteres Spiegelbild kann eventuell an dieser Stelle bleiben. Die posthypnotischen Suggestionen sind wesentlich.

Wenn der Klient aber an dieser Stelle die Szene »einfrieren« möchte, ist auch das unproblematisch möglich.

> THERAPEUT Es kann sein, dass dieser Prozess noch eine Weile dauert ... er darf genauso lang dauern, wie es gut und richtig ist ... vielleicht kann ein Helferwesen für dich diese Arbeit begleiten und immer wieder nachfragen ob das Geröll inzwischen zu 100 Prozent von außen ist ... und beim nächsten Mal können wir sehen, wie es sich entwickelt hat ... uns auch der hellen Masse noch zuwenden ... manches braucht seine Zeit ... und während Hans im Außen dem

Alltag folgt ... wieder ganz im Hier und Jetzt ist ... kann im Innern weiter der Steinhaufen getrennt werden ...

... es kann aber auch passend sein, das Bild genauso einzufrieren ... der Steinhaufen bleibt so, wie er jetzt ist ... bis wir uns beim nächsten Mal weiter gemeinsam darum kümmern ... dein Unbewusstes entscheidet, was jetzt für dich stimmig ist.

KLIENT Der alte Mann will für mich weitermachen ... ich kann ihn damit allein lassen ... das passt schon ... beim nächsten Mal ist der Steinhaufen sauber getrennt ...

Die Verabschiedung des Introjekts und die Transformation des inneren Anteils (s. Kap. 12) vertagen Sie auf die nächste Sitzung. Dann reisen Sie beim nächsten Mal nach dem Start über den Wohlfühlort und die Aktivierung der Ressourcenfarbe wieder an diese Stelle. Manchmal ist aber beim nächsten Termin etwas ganz anderes dran – das Unbewusste des Klienten entscheidet. Der Therapeut spricht immer nur Einladungen aus.

18 Tonaufnahmen für die Patienten

18.1 Erstellen einer individuellen Tonaufnahme

In meinem Praxisalltag hat sich das Erstellen von individuellen Tonaufnahmen für die Klienten als sehr hilfreich erwiesen. Ebenso nutzen bereits viele Kollegen dieses Werkzeug mit wachsender Begeisterung. Zu Beginn müssen sich viele Therapeuten überwinden, eine solche Aufnahme zu erstellen. Nehmen Sie sich genau die Zeit, die Sie dafür brauchen.

Erlauben Sie sich zunächst, eine gewisse Routine in der Arbeit mit den Körperreisen zu erlangen. Mit dieser zusätzlichen Möglichkeit der Konditionierung beginnen Sie, wenn in Ihnen der Wunsch wächst, das Ergebnis Ihrer Sitzungen noch mehr zu festigen. Es ist empfehlenswert, schrittweise vorzugehen. *Zu Beginn* können Sie sich in Abwesenheit der Klienten Zeit nehmen, in Ruhe eine Entspannungstrance aufzusprechen.

Der *zweite Schritt* ist, diese Entspannungstrance am Ende einer Sitzung mit dem Klienten live aufzusprechen. Darin kann entweder nur der Weg zum Wohlfühlraum oder eine Kombination mit dem Ressourcenraum eingebaut sein.

Im *dritten Schritt* können Sie in Abwesenheit des Klienten eine Zusammenfassung der Sitzung erstellen. Und erst nach einiger Erfahrung wird in der *Endversion* eine Entspannung und auch eine Zusammenfassung live am Ende einer Sitzung aufgesprochen.

Erlauben Sie sich herauszufinden, wie viele Schritte davon Sie in welchem Tempo überhaupt gehen möchten. Die *Imaginären Körperreisen* sind auch ohne jegliche Tonaufnahme wirksam. Sollten Sie sich für solche Aufnahmen entscheiden, finden Sie hier Hinweise, wie Sie vorgehen können.

Entspannung und Selbsthypnose

Bei der Aufnahme ist zu unterscheiden, welche Art der Induktion Sie in den Sitzungen gewählt haben.

a) Induktion über die Landschaft und einen Spiegel oder magischen Schritt

Nachdem Sie mit Ihrem Klienten den Wohlfühlraum entwickelt haben, kann die erste Entspannungsaufnahme entstehen. Sobald auch der Ressourcenraum dabei ist, erstellen Sie eine zweite, dauerhaft nutzbare Aufnahme für Ihren Klienten. Mit den persönlichen Beschreibungen der inneren Bilder mit den Worten des Klienten lässt sich daraus eine Entspannungsreise mit Ressourcenaktivierung basteln.

Praxis

Schritt 1: Einstieg

Zunächst formulieren Sie einen Einstieg, der sich auf die Situation im Hier und Jetzt des Klienten bezieht.

> THERAPEUT Willkommen zur Entspannung ... ich lade Sie ein, eine bequeme Haltung einzunehmen ... angenehm zu sitzen oder zu liegen ... diese Haltung kann jederzeit verändert werden ... und während Sie meinen Worten folgen ... können Sie mehr und mehr entspannen ... noch mal einen tiefen Atemzug nehmen ...

Schritt 2: Landschaft

Anhand Ihrer Aufzeichnungen sprechen Sie eine Einladung aus, in die Landschaft des Klienten einzusteigen. Das Wetter sollten Sie nicht postulieren, da es bei vielen Klienten wechselt (wie in der Realität auch). Versuchen Sie, möglichst viele Wahrnehmungsebenen zu bedienen.

> THERAPEUT Nun lade ich Sie ein, vor Ihrem inneren Auge wieder auf Ihre Wiese zu gehen ... wo links ganz weite Felder sind ... rechts sehen Sie in der Ferne Bäume ... und irgendwo plätschert ein Bach ... ... und während Sie Schritt für Schritt unterwegs sind zu dem kleinen See ... spüren Sie vielleicht wieder den Wind auf der Haut ... auch können Vögel zu hören sein ... während die Geräusche im Außen verschwinden ... da ist dieser Geruch von feuchtem Gras ... und ich lade Sie ein, den sanften Widerstand der Wiese unter Ihren Füßen zu fühlen ... mit jedem Schritt kommen Sie mehr und mehr in dieser Landschaft an ...

Schritt 3a: Spiegel o. Ä.

> THERAPEUT So kommen Sie immer näher an den See ... dort zu dem kleinen Steg zwischen dem Schilf ... spüren die Holzplanken unter den Füßen ... und sehen Ihr Spiegelbild im See ... nun lade ich Sie ein, das Spiegelbild wieder mit einer Fernbedienung zu verkleinern ... und es in Ihre Hand springen zu lassen ... und dich, kleines Spiegelbild, lade ich ein ... wieder durch den Mund auf die Reise in Jonas zu gehen ... und dort erst einmal anzukommen ...

Schritt 3b: Magischer Schritt

THERAPEUT So kommen Sie wieder zu dem ovalen Spiegel, der kein Spiegelbild zeigt … und können einfach durch ihn hindurchsteigen … und im Körper landen … dort lade ich dich, kleines Ich, ein, erst einmal anzukommen …

Schritt 4: Weg zum inneren Wohlfühlort

Hier greifen Sie die Beschreibung des Körpers von innen auf und führen das kleine Ich zum individuellen Wohlfühlort.

THERAPEUT … um dann wieder zu dem schönen Platz im Herzen zu reisen … dort in dem wohlig warmen Raum … der irgendwie anatomisch aussieht und doch auch wie ein Wohnzimmer … wo du das Leben pulsieren spürst … dich auf die weichen Kissen betten kannst … und auch einen Ausblick in eine Landschaft genießt …

Schritt 5: Stärkung des Selbstwertgefühls

THERAPEUT … hier bist du ganz in dir … ganz sicher und genau richtig … hier bist du genau richtig … so, wie du bist … und mit jedem Mal, wenn du hier bist … kannst du es mehr und mehr spüren … sicher in dir selbst …

Schritt 6: Entspannung

THERAPEUT … hier kannst du jederzeit entspannen … dich auf die Kissen legen … einfach nur sein … die Ruhe in dir fühlen … wenn es passend ist, auch einschlafen … und ein paar Minuten in diesem Raum … können erholsam sein wie zwei Stunden Schlaf … kannst mit jedem Mal leichter direkt hineinspringen … kurz aufatmen … und tief entspannen …

Bei Schlafstörungen kann dieser Teil noch intensiviert werden, wenn der Klient die Aufnahme vor dem Schlafen hören will.

Schritt 7: Ressourcenraum und -farbe

Sie können je nach Gewichtung entweder das Spiegelbild im Wohlfühlraum verweilen lassen oder es reist weiter zum Ressourcenraum. Wenn die Ressourcenarbeit wichtiger ist, dann liegt der Fokus darauf. Ansonsten kann die Entspannung aufrechterhalten werden, und das Spiegelbild bleibt im Wohlfühlraum und verweilt hier während der weiteren Ausführungen. In diesem Fall erinnert sich das Spiegelbild »nur« an die Ressourcenarbeit.

Im Ressourcenraum wird das Bild mit ein paar Beschreibungen wieder wachgerufen. Das Aktivieren der Farbe ist dann schnell möglich.

> THERAPEUT ... und während du hier entspannst ... kannst du gedanklich auch zu deinem Raum der inneren Stärken gehen ... diesen Vorführraum mit der Leinwand ... auf der du ganz viele kleine Bilder nebeneinander siehst ... aus deinem Leben ... mit deiner Familie ... da sind auch die Hunde ... der Übungsplatz ... und dein Tischtennisschläger ... (wortgetreues Wiederholen aller Ressourcen) sowie all die anderen Bilder ...
>
> Nun kannst du wieder dein Orange aus der Leinwand in den Raum strömen lassen ... darin baden ... und spüren, welche Wirkung das Orange hat ... die Tür öffnen und es in den ganzen Körper strömen lassen ... sodass jede Zelle spüren kann, was in dem Orange steckt ...

Nun kann die Farbe erneut als Anker gesetzt werden. Beziehen Sie die Informationen des Klienten direkt mit ein.

> THERAPEUT Du kannst ganz gespannt sein, wie du das Orange in Zukunft auch im Außen nutzen wirst ... ob es Kleidungsstücke geben wird ... vielleicht einen Schal ... und du wirst immer durch deinen orangefarbenen Textmarker auf deinem Schreibtisch daran erinnert, welche inneren Stärken du hast ... kannst ihn in die Hand nehmen, wenn du zu einem Meeting gehst ... und wirst ganz automatisch spüren ... was in dem Orange steckt ... aufrecht und selbstbewusst mit dem Marker ... während das Orange weiter in den gesamten Körper strömt ...

Schritt 8: Offenes Ende der Trance

Überlassen Sie dem Klienten durch eine offene Formulierung, ob er noch länger im Wohlfühlraum bleiben möchte. Die etwa 10- bis 15-minütige Entspannungsreise sollte sowohl für eine kurze Pause als auch zum Einschlafen nutzbar sein.

> THERAPEUT Nun kannst du, kleines Spiegelbild, entscheiden, was für dich passend ist ... vielleicht magst du noch eine Weile hier auf den weichen Kissen sitzen und dich wohlfühlen ... dann kannst du einfach noch hierbleiben und entspannen ... oder es ist Zeit zurückzugehen ...

8a: Spiegel o. Ä.

> THERAPEUT Dann findest du den Weg zum Mund und der große Jonas setzt dich wieder in den See ... du wirst vergrößert und verabschiedet ...

8b: Magischer Schritt

THERAPEUT Dann findest du wieder den Weg zur Eintrittsstelle ... um den magischen Schritt auf die Wiese zu machen ...

... und Sie gehen über Ihre Wiese wieder zurück ins Hier und Jetzt ... lösen in eigenem Tempo die Reise wieder vollständig auf ... und nehmen die Entspannung und Ihr Orange mit ...

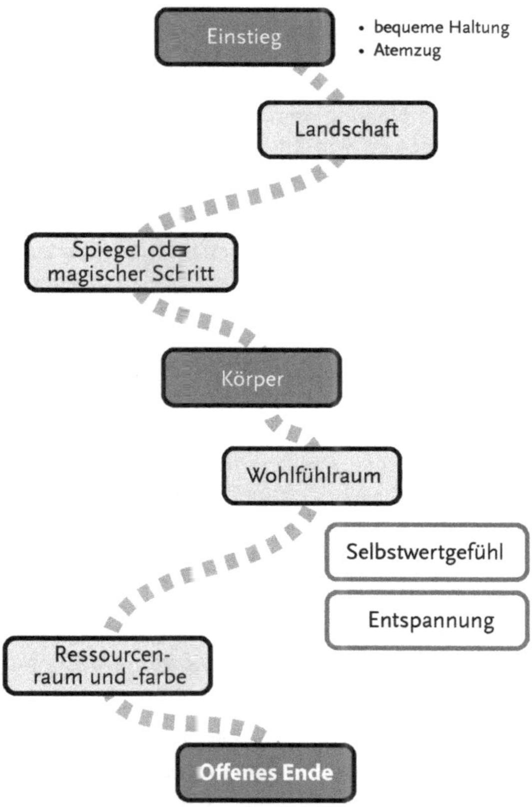

Abb. 34: Tonaufnahme mit Wohlfühlraum und Ressourcenaktivierung

Diese Entspannungsreise kann der Klient jederzeit nutzen. Sie hat auch noch Gültigkeit, wenn bereits viele arbeitsreiche Reisen folgten, da Wohlfühl- und Ressourcenraum in der Regel dauerhaft gleich bleiben.

b) Induktion über den äußeren sicheren Ort

Bei allen Klienten, mit denen Sie eine Induktion über den äußeren sicheren Ort gewählt haben, wird diese Induktion genutzt. Es erübrigt sich, zur reinen Entspannung eine Leinwand aufzubauen. Sie haben die Informationen über die inneren Bilder des Klienten notiert und können diese mit einbeziehen. Alles andere entspricht der Induktion, wie sie in Kapitel 3.4 und im Anhang ausführlich beschrieben wird.

Praxis

> THERAPEUT Willkommen zur Entspannung ... ich lade Sie ein, eine bequeme Haltung einzunehmen ... angenehm zu sitzen oder zu liegen ... diese Haltung kann jederzeit verändert werden ... und während Sie meinen Worten folgen ... können Sie mehr und mehr entspannen ... noch mal einen tiefen Atemzug nehmen ... ...
>
> Nun lade ich Sie ein, in Ihren Körper zu spüren ... alles, was Sie wahrnehmen, ist okay ... nehmen Sie einmal den Kontakt zur Rückenlehne wahr ... und spüren in Ihre Hände ... fühlen in jeden Finger ... wie ist der Unterschied zwischen links und rechts ... ...

Wenn Sie an der Treppe angelangt sind, erwähnen Sie, ob sie nach oben oder unten führt.

> THERAPEUT ... Spüren Sie auch einmal in Ihre Beine ... wo liegen sie auf ... wie ist der Kontakt zur Unterlage ... Beine führen durchs Leben ... ich lade Sie ein, sich vor dem inneren Auge *Ihre* Treppe vorzustellen, die nach *oben* in die noch tiefere Entspannung führt ... *diese gerade Holztreppe, die bei jedem Schritt knarzt* ... zu Ihrem sicheren Ort ... *dem leeren Nordseestrand* ...

Sie können jetzt den individuellen Ort so benennen, wie der Klient ihn beschrieben hat. Durch die Nutzung von VAKOG führen Sie den Klienten noch deutlicher in sein Bild.

> THERAPEUT Ich lade Sie ein ... durch die Dünen zu wandern ... dort anzukommen, während Sie den Sand unter den Füßen spüren ... rechts sehen Sie wieder den kleinen Ort in der Ferne ... während links das Meer zu sehen ist ... spüren den Wind im Gesicht ... riechen die salzige Luft und den feuchten Sand ... und vielleicht sind auch heute wieder Möwen zu hören ... das Rauschen des Meeres ... während sie zu Ihrem Strandkorb wandern und Platz nehmen ... ankommen ... und dort tief einatmen ...

Jetzt können Sie entspannende posthypnotische Suggestionen einbauen – so, wie Sie es für passend erachten. Hier ein paar Beispiele:

> THERAPEUT ... immer, wenn Sie in diesem Strandkorb sitzen, können Sie ...
>
> ... sich daran erinnern, dass Sie eine Mittagspause einlegen wollen ...
>
> ... sich daran erinnern, dass Sie nach Feierabend das Diensthandy ausschalten werden ...
>
> ... sich daran erinnern, dass Sie ab jetzt häufiger eine Selbsthypnose machen werden ...
>
> Der Klient kann zu Hause, wenn er die Aufnahme hört, entweder die Trance wieder auflösen oder noch länger entspannen. Wenn das Ende wieder offen formuliert wird, kann das Unbewusste aus beiden Varianten wählen. Manchmal berichtet ein Klient auch zu einem späteren Zeitpunkt, dass er eine Variante bevorzugt. Dann können Sie eine entsprechende neue Aufnahme erstellen.
>
> THERAPEUT Und wenn Sie diese Aufnahme zu Hause hören ... oder wo auch immer Sie gerade sind ... können Sie entscheiden ... ob Sie noch hier bleiben ... sich weiter entspannen ... wenn es passend ist, vielleicht hier einschlafen ...
>
> Oder in eigenem Tempo wieder die Treppe zurückgehen ... selbst von zwanzig bis eins zurückzählen ... Schritt für Schritt die Trance wieder vollständig auflösen ... sich mehr und mehr im Alltag wiederfinden ... ... die Entspannung aber mitnehmen ...

Sobald Sie mit dem Klienten auf einer Leinwand einen inneren Ressourcenraum entwickelt haben, können Sie auch diesen in die Entspannungstrance mit einbeziehen. Wenn der Klient entspannt an seinem äußeren sicheren Ort sitzt, wird seine Leinwand aufgebaut. Im Körper findet er dann ebenso seinen Ressourcenraum wie bei der Induktion über einen Spiegel. Die Vorgehensweise ist dann analog zur Beschreibung der Spiegelinduktion.

> **Praxis**
>
> THERAPEUT während Sie in dem Strandkorb sitzen und entspannen ... kann wieder über dem Meer Ihre Projektionsfläche erscheinen ... dieses Flimmern im Sonnenlicht ... worin Sie den Körper von innen sehen ... und Ihr innerer Filmvorführer kann dort den Raum der inneren Stärken zeigen ...
>
> ... diesen Vorführraum mit der Leinwand ... auf der Sie ganz viele kleine Bilder nebeneinander sehen ... aus Ihrem Leben ... mit der

> Familie ... da sind auch die Hunde ... der Übungsplatz ... und der Tischtennisschläger ... sowie all die anderen Bilder ...
>
> Nun können Sie wieder Ihr Orange aus der Leinwand in den Raum strömen lassen ... das kleine Ich kann darin baden ... und spüren, welche Wirkung das Orange hat ... die Tür öffnen und es in den ganzen Körper strömen lassen ... sodass jede Zelle spüren kann, was in dem Orange steckt ...

Zusammenfassung des Sitzungsergebnisses

Nach der Basisarbeit mit Entspannung und Ressourcenaktivierung treten zunehmend die Arbeitsprozesse in den Mittelpunkt der Sitzungen. Eine Zusammenfassung des Ergebnisses einer gerade erlebten Trance hat verschiedene Vorteile:

- nochmaliges Wahrnehmen der Quintessenz einer Sitzung im Überblick
- Verknüpfung mit posthypnotischen Suggestionen möglich
- Erleichterung der Konditionierung zu Hause
- Entlastung des Klienten, dass er sich nicht alles merken muss
- ein passives Erinnern zu Hause ist möglich, sodass die Umsetzung der Wiederholungen erleichtert wird
- die Stimme des Therapeuten auch zu Hause zu hören wird als hilfreich wahrgenommen
- Klient fühlt sich im Prozess weiter begleitet.

Erlauben Sie sich in der Anfangszeit, die Aufnahme nach der Sitzung alleine aufzusprechen. Sobald Sie aber genug Sicherheit wahrnehmen, ist das Aufsprechen in Anwesenheit des Klienten sinnvoll. So kommt er während der Sitzung in den Genuss der Zusammenfassung, die wirkungsverstärkend sein kann.

Anfangs tendiert man dazu, zu viel vom eigentlichen Prozess der Sitzung mit einzubeziehen. Das ist kontraproduktiv, da jedes Mal ein Schritt zurück gemacht wird. Die alten Muster sollen aufgelöst und nicht mehr erwähnt werden. Daher ist es sinnvoll, nur die Ergebnisse des Prozesses zu benennen.

Ich musste mich von dem Gedanken befreien, dass diese Aufnahme »fehlerfrei« sein muss. Im Gegenteil: Kleine Versprecher beschäftigen das bewusste Denken des Klienten und vertiefen die Trance.

Unabhängig von dieser Zusammenfassung biete ich allen Klienten an, die gesamte Trance aufzunehmen. Wenn der Klient das möchte, sollten die Aufnahmen durch einen Zwischenstopp getrennt werden. So kann auch nur die Zusammenfassung immer wieder angehört werden. Viele meiner Klienten hören die Zusammenfassung oft an, möchten aber die gesamte Aufzeichnung einfach nur besitzen. Bei den ersten Sitzungen dienen die Mitschnitte darüber hinaus zur besseren Kontrolle der ungewohnten Trancearbeit, bis ein gewisses Vertrauen in die Körperreisen aufgebaut wurde.

Praxis

Das Spiegelbild sitzt im Wohlfühlraum am Ende seiner Körperreise. Sie blättern in Ihren Aufzeichnungen zurück zum Einstieg in die Trance. Bei der Zusammenfassung darf die Induktion etwas kürzer gefasst sein als in der reinen Entspannungsaufnahme mit Wohlfühl- und Ressourcenraum. Jetzt liegt der Schwerpunkt eher auf dem Ergebnis des Prozesses in der Sitzung. Diese Zusammenfassungen dauern bei mir insgesamt durchschnittlich fünf Minuten.

THERAPEUT Wenn Sie zu Hause einen Moment Zeit haben … und diese Aufnahme hören … lade ich Sie ein, es sich bequem zu machen … sich zu setzen oder zu legen … und einen tiefen Atemzug zu nehmen …

Dann gehen Sie wieder vor Ihrem inneren Auge in Ihre Landschaft … sehen dort die Wiese … (nun beschreiben Sie VAKOG vom Einstieg in die Trance) … und finden erneut diesen eckigen Spiegel, der an einem Baum lehnt … dann kann das Spiegelbild verkleinert werden … in die Hand springen … und durch eine Pore auf die Reise in den Körper gehen … (Sie wiederholen den Weg in den Körper, wie er erlebt wurde.)

Ich lade dich, kleines Spiegelbild, ein, zum inneren Wohlfühlraum zu reisen … in den hellen Raum mit der großen Scheibe, durch die du in eine Landschaft sehen kannst … (den Wohlfühlraum individuell beschreiben)

Hier kannst du dich jederzeit erholen … eine Pause machen … und einfach nur sein … hier bist du genau richtig, wie du bist …

Und kannst dich erinnern, was du auf deiner Reise vollbracht hast …

Durch »das Erinnern« an die therapeutische Reise bleibt das Spiegelbild im geschützten Raum. Der Klient dissoziiert wieder und darf noch einmal aus sicherer Distanz zum Beispiel in einer Entspannungstrance reflektieren.

Hier im Wohlfühlraum wird der Prozess der Introjekt-Verabschiedung zusammengefasst.

> THERAPEUT Du hast deinen Vater verabschiedet ... der Stier hat ihn rausgejagt ... hat ihn auf die Hörner genommen ... in die Rakete geschoben ... deine Helfer haben gegrölt und geklatscht ... du hast ihn ins Universum geschossen ... zurück zum Absender ... er ist raus aus deinem Innern ...

Dann sprechen Sie posthypnotische Suggestionen auf, die zur neuen Konditionierung dienen. Positive Formulierungen sind dabei zu bevorzugen.

> THERAPEUT Du bist frei von seinen Glaubenssätzen ... und deine Schaltzentrale hat ein Warnsystem vorbereitet ... sorgt dafür, dass solche Sätze in Zukunft abprallen werden ... und ab jetzt wird dein Alarmsystem aktiviert ... lässt alles abprallen ... und immer, wenn du durch das Gartentürchen gehst, wird der Alarmknopf gedrückt ... ganz automatisch ... dein Chef der Schaltzentrale hat alles im Blick ... und du trägst einen Tarnumhang ... wie Harry Potter ... der nur den Blick auf den erwachsenen Hans zulässt ... und mit jedem Mal, wo du eine Veränderung spürst ... wird es immer stabiler ... reagierst du immer erwachsener ...

Wenn Ihr Klient lösungsorientiert an seinem Ziel gearbeitet hat, können Sie das in der Zusammenfassung aufgreifen. Das Spiegelbild sitzt in seinem Wohlfühlraum und kann sich an das Ergebnis seiner Arbeit erinnern. Dazu muss es nicht noch einmal in die Schaltzentrale oder den Ort reisen, an dem das Zielbild erarbeitet wurde. Solche *Zielformulierungen* können Sie an dieser Stelle einfließen lassen.

Praxis

> THERAPEUT Während du ganz entspannt in diesem schönen Raum sitzt ... kannst du dich erinnern ... dass du in deiner Schaltzentrale zentral ein Bild aufgehängt hast ... wie es einmal sein wird ... wenn du dein Ziel erreicht hast ... wenn du wieder gesund in den Urlaub fahren kannst ... und du siehst dich dort an dem Strand auf Mallorca ... wo du auf jeden Fall wieder hin möchtest ...

Das kann auch ein Film sein, der die Genesung *im* Körper zeigt.

> THERAPEUT Während du ganz entspannt in diesem schönen Raum sitzt ... kannst du dich erinnern ... dass du das Programm im Immunsystem geändert hast ... dass ab sofort wieder der gesunde Modus eingestellt ist ... und dein System jetzt weiß, dass die Gräser und Bäume zur gesunden Natur gehören ... dass dein Immunsystem demnächst ganz gelassen reagiert, wenn du spazieren gehst ... und du kannst dich schon darauf freuen, wie es sein wird ... wenn dein neuer Mitarbeiter vom Immunsystem ab jetzt ganz ruhig bleibt ... du ihm immer wieder sagen kannst: Nimm das gesunde alte Programm ...
>
> Nun sprechen Sie wieder ein offenes Ende. Überlassen Sie dem Klienten, ob er noch hier verweilen und entspannen oder zurückreisen möchte.

> **Praxis**
>
> THERAPEUT Nun kannst du, kleines Spiegelbild entscheiden, was für dich passend ist ... vielleicht magst du noch eine Weile hier sitzen und dich wohlfühlen ... dann kannst du einfach noch hierbleiben und entspannen ... oder es ist Zeit zurückzugehen ... dann findest du den Weg zur Hand, und der große Klaus setzt dich wieder in den eckigen Spiegel ... du wirst vergrößert und verabschiedet ... und Sie gehen durch Ihre Landschaft wieder zurück ins Hier und Jetzt ... lösen in eigenem Tempo die Reise wieder vollständig auf ... und nehmen die Veränderung mit ...
>
> Obwohl hier schon eine Tranceauflösung beinhaltet war, muss diese am Sitzungsende trotzdem noch erfolgen. Zu Hause in entspannter Umgebung darf das schneller gehen als jetzt nach Ihrer gemeinsamen Sitzung (s. Kap. 17).

Bei den Klienten, die über *den äußeren sicheren Ort* in den Körper reisen, gehen Sie wieder entsprechend der Induktion dorthin. Sie führen den Klienten an seinen Entspannungsort (z. B. den Strandkorb am Nordseestrand) und lassen ihn dort erinnern, was er erreicht hat. Die Leinwand muss nicht zwangsläufig aufgebaut werden. Wenn Sie dort aber positive Dinge zeigen möchten, ist auch das wie bei der Ressourcenarbeit möglich.

18.2 Technische Erfordernisse

Sie haben verschiedene Möglichkeiten, eine solche Aufnahme zu erstellen. Egal, für welche Variante Sie sich entscheiden, ist es wichtig, den Datenschutz zu bedenken. Besprechen Sie mit dem Klienten, welchen Weg er nutzen möchte. Seine Bestätigung des gewählten Prozederes mit einer Unterschrift ist notwendig.

Diktiergerät

Die gängigen Geräte haben meist zwei Mikrofone und eine sehr gute Qualität. Das Gerät befindet sich ausschließlich bei Ihnen in der Praxis, und die Daten sind dadurch gut geschützt. Die Übertragung erfolgt in der Regel per USB auf einen PC. Dann können Sie eine CD brennen oder dem Klienten die Datei auf einen USB-Stick kopieren.

Smartphone und Tablet

Es gibt noch weitere Möglichkeiten einer Tonaufnahme mittels Smartphone oder Tablet. Beachten Sie bei allen Varianten den Datenschutz und Ihre Verantwortung bezüglich der Speichermedien. Das Sichern von Klientendaten in einer Cloud ist zu vermeiden. Auch beim Versenden einer Datei online müssen Sie gemeinsam mit dem Klienten besprechen, welchen Weg Sie gegebenenfalls wählen möchten.

Kinder benötigen oft die Hilfe ihrer Eltern, wenn sie eine Aufnahme anhören. Es ist ratsam, vorher offen zu besprechen, wer außer dem Klienten diese Aufnahme zu Hause anhören darf. Das Kind sollte dies entscheiden dürfen.

19 Therapieorganisation

19.1 Schriftliche Aufzeichnungen

Bei dieser Arbeit mit den sehr individuellen Bildern der Klienten ist es in meinen Augen unabdingbar, schriftliche Aufzeichnungen der Sitzungen zu erstellen. In meinen Seminaren begegnen mir immer wieder Kollegen, die es überhaupt nicht gewohnt sind, während einer Trancearbeit mitzuschreiben. Der Wunsch, sich ganz auf die Worte des Gegenübers zu konzentrieren, ist absolut verständlich.

Trotzdem ist der Wiedererkennungswert der eigenen Worte des Klienten bei den Folgetrancen sehr vorteilhaft. Durch das Wiederholen der selbst gewählten Beschreibungen sind Sie stets ausschließlich im Bild Ihres Klienten, ohne den eigenen Beimengungen zu unterliegen.

19.2 Die Körperkarte

Mit der Körperkarte (s. Abb. 35) möchte ich Ihnen Ihre Arbeit erleichtern. Sollten Sie bereits ein für Sie passendes System der Dokumentation nutzen, so bleiben Sie gerne dabei. Diese Art der Aufzeichnung ist wieder nur eine Einladung, die Sie entsprechend Ihren eigenen Vorlieben gerne modifizieren können. Vielleicht finden Sie aber Formulierungen und Dokumentationen, die Ihnen mehr entsprechen. Eine stichpunktartige Aufzeichnung der Therapiesitzungen ist ausreichend. Abkürzungen und Symbolisierungen können helfen, die Übersicht zu behalten. Inzwischen notieren zahlreiche Kollegen, so wie ich auch, den Sitzungsverlauf auf einem Tablet. Vorteile sind schnelle farbige Markierungen und andere Varianten, die Schreibprogramme zu bieten haben.

Im Anhang finden Sie eine Vorlage für eine Körperkarte, in die Sie die entsprechenden Beschreibungen eines Klienten eintragen könnten. Ebenso ist dort beispielhaft ein Sitzungsverlauf skizziert, der zeigt, wie wir mit Symbolen und Abkürzungen eine bessere Übersicht schaffen können.

In der Körperkarte werden alle Stationen notiert, die immer wieder in den Sitzungen vorkommen können. Wenn der Klient mehrere Sitzungen gemacht hat, kommen immer mehr Helferfiguren und

Stationen im Innern zusammen, die auf der Körperkarte dokumentiert werden. So können Sie auch in einer späteren Sitzung Figuren aus vorherigen Körperreisen als Wegbegleiter mit genau dieser Formulierung wiederfinden.

Wenn Ihr Klient über den äußeren sicheren Ort gereist ist, notieren Sie zunächst, ob seine Treppe nach oben oder unten führte. Die Beschreibungen des sicheren Orts werden statt der Einstiegslandschaft bei der Spiegelinduktion ebenfalls mit VAKOG-Formulierungen festgehalten. Im Körper, der auf der Leinwand erscheint, entsprechen die Beschreibungen der anderen Induktionsform.

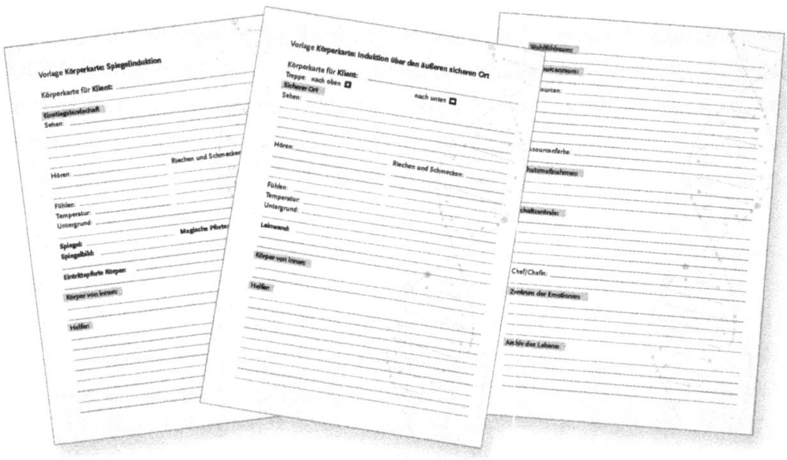

Abb. 35: Die Körperkarte (s. auch S. 292ff.)

19.3 Sitzungsplanung

Die eigentliche Therapie passiert durch die angestoßenen Prozesse zwischen den Sitzungen. Lassen Sie dem Klienten dafür genug Zeit. Ich empfehle bei stabilen Klienten einen Sitzungsabstand von vier Wochen. Damit genügend Luft für Vor- und Nachgespräch bleibt, plane ich 90 bis 100 Minuten pro Sitzung ein.

In akuten Fällen muss selbstverständlich ganz individuell entschieden werden. Auch bei Kindern und Jugendlichen können die Abstände kürzer sein. Für junge Klienten reichen 30 bis 60 Minuten pro Sitzung, je nach Alter und Konzentrationsfähigkeit.

20 Arbeit mit Gruppen

Imaginäre Körperreisen sind aus meiner Sicht nur in Teilbereichen in Gruppen anwendbar. Hier bietet sich vor allem die unterstützende Basisarbeit an. Ein diagnostisches Vorgehen benötigt die individuelle Rückmeldung im Dialog mit dem Therapeuten. Das ist in einer Gruppe nicht gewährleistet. Daher beschränkt es sich auf Bereiche, die sich allgemeingültig und neutral formulieren lassen. Vor allem die Induktion bis zum inneren Wohlfühlraum mit entsprechender Entspannungskomponente ist sehr gut möglich. Ebenso ist wichtig zu beachten, dass jede Form von Trancearbeit bei einzelnen Klienten traumatische Geschehen triggern könnte. Daher sollten die Klienten die Möglichkeit eines Nachgesprächs bekommen, um entsprechende Bilder mit dem Therapeuten zu thematisieren.

20.1 Entspannung im Wohlfühlraum

Das Ziel einer Gruppenentspannung kann sein, alle Teilnehmer in ihren individuellen Wohlfühlraum zu führen. Die Angebote beinhalten viele unterschiedliche Einladungen, sowie die Ergänzung, dass es auch »ganz anders« sein darf. Es ist sinnvoll, die Pausen deutlich länger zu machen als sonst, damit auch der langsamste Teilnehmer mitkommt.

Wenn Sie die Teilnehmer im normalen Kontakt mit »Sie« ansprechen, ändert sich in der Trance im Vergleich zur Einzelarbeit zunächst nichts. Besprechen Sie mit der Gruppe, dass im Verlauf das Spiegelbild mit »Du« angesprochen werden soll. Sobald Sie auf diese Ebene wechseln oder, wenn Sie generell alle Teilnehmer mit »Du« ansprechen, bleiben Sie beim Singular. »Euch« und »Ihr« sind in der Trance unpassend. Der Klient fühlt sich als Einzelperson viel eher angesprochen.

Der gesamte Text für eine Gruppentrance mit einer Entspannung im Wohlfühlraum ist im Anhang abgedruckt.

Vor der gemeinsamen Arbeit sind Absprachen mit den Teilnehmern wichtig. Jeder Klient sollte die Möglichkeit haben, während der Trance auszusteigen. Eine Absprache, was im Einzelfall zu tun ist, wird als entlastend wahrgenommen. Die jeweiligen Bedingungen sind dabei zu berücksichtigen. So könnte ein Hinweis lauten, dass ein Teilnehmer gegebenenfalls einfach ruhig sitzen bleibt und die Körperreise anhört, ohne in eigene Bilder einzusteigen.

Auf weitere Varianten von Gruppentrancen möchte ich in diesem Buch nicht detailliert eingehen. Wenn Sie Gruppen begleiten, die bereits sehr tranceerfahren sind, können Sie eine intensivere Arbeit anbieten als bei unerfahrenen Klienten. Auch die Gruppengröße ist relevant. Entscheiden Sie je nach ihren eigenen Erfahrungen und den äußeren Bedingungen, was Sie umsetzen möchten.

21 Der Blick nach vorne

Je mehr Sie mit den *Imaginären Körperreisen* arbeiten, desto komplexer können Ihre Reisen werden. Anfangs ist eine klare Vorgehensweise an jeweils einem Ort im Körper hilfreich, damit eine verständliche Struktur entsteht. Erlauben Sie sich in dieser Phase, den Klienten Schritt für Schritt von einem Ort zum anderen zu führen. Mit zunehmender Routine könnte es sein, dass Sie die Komplexität dieser Reisen mehr und mehr nutzen wollen. Die inneren Systeme des Menschen sind derart vernetzt, dass auch die therapeutischen Wege ganzheitlich ausgerichtet sein können.

Mit einiger Erfahrung und wachsender Sicherheit beginnen viele Therapeuten, in einzelnen Sitzungen mehrere Leinwände aufzubauen und Mehrfachdissoziationen hervorzurufen. Dank einer guten Dokumentation bewahren sie den Überblick und können den Klienten bei der Auflösung einer Trance schrittweise zurückbegleiten. Sie können darauf gespannt sein, was Sie während der Reisen erleben werden.

Ich habe in diesem Buch versucht, die wesentliche Vorgehensweise meiner *Imaginären Körperreisen* zu veranschaulichen. Sie ahnen vielleicht, dass dies nur der Anfang einer ausbaufähigen Behandlungsform ist (s. Abb. 36). Auf den beschriebenen therapeutischen Rahmen können Sie sehr viele Arbeitsweisen übertragen, die Sie bereits kennen. So können Sie auch im Körper systemisch arbeiten. Klienten können die innere *Bühne des Lebens* ebenso aufbauen wie das innere *Familiengericht* einberufen. Teambesprechungen jeder Art sind möglich. Auch aus dem Coachingbereich sind zahlreiche Tools übertragbar.

Dem wichtigen Thema der *Traumatisierungen* hätte ich gerne noch viel mehr Raum gegeben. Meine Vorgehensweise konnte ich in diesem Buch nur in Kurzform darstellen. Ebenso lassen sich *medizinische Untersuchungen* jeder Art und *Operationen* sehr gut vor- und nachbereiten. Der Klient kann durch eine erlernte Selbsthypnose unterstützt werden. Auch bei der *Wundheilung* und kleineren Verletzungen können Körperreisen hilfreich sein.

Die Unterstützung durch *Imaginäre Körperreisen* bei *Krebserkrankungen* könnte ein eigenes Buch füllen. Ich durfte bereits sehr viele Klienten vor, während und nach ihren schulmedizinischen Therapien begleiten. In meiner Vorgehensweise werden einige Elemente der

Simonton-Methode (Simonton et al. 2001) mit anderen Strategien verknüpft. Bei der Arbeit mit Krebserkrankten müssen Ressourcen- und Widerstandsarbeit sowie die Elemente der Traumatherapie bereits zu den Standards eines Therapeuten gehören. Darauf aufbauend ist eine ganz individuelle Arbeit mit den Betroffenen möglich. Meine entsprechenden Klienten melden vor allem zurück, dass sie das Gefühl haben, aktiv am Genesungsprozess mitzuwirken.

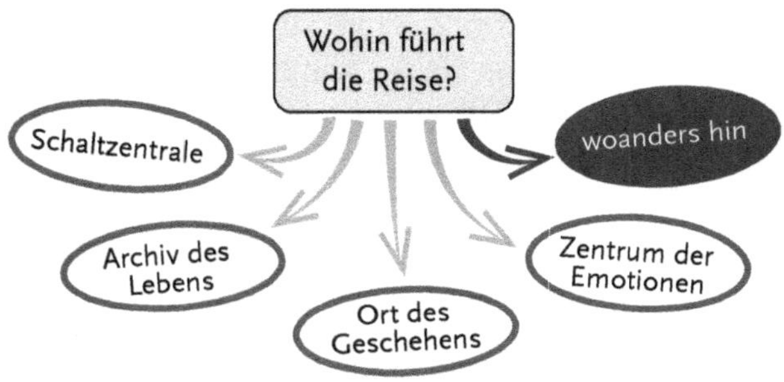

Abb. 36: Offenes Reiseziel

Nachdem Sie nun einen Einblick in meine Arbeitsweise bekommen haben, können Sie für sich entscheiden, ob Sie mit dieser Methode arbeiten möchten. Wenn Sie sich auf diesen Weg machen, lade ich dazu ein, alle bereits vorhandenen Kenntnisse mit ins Gepäck zu nehmen. Auch Sie haben einen einzigartigen therapeutischen Werkzeugkoffer, der weiter gefüllt wird. So bleiben Sie bei allem, was Sie tun, authentisch.

Sollten Sie Ihren Klienten in Zukunft *Imaginäre Körperreisen* anbieten wollen, so empfehle ich Ihnen, sich auch selbst auf die Reise zu begeben. Einiges ist in Selbsthypnose zu erreichen, für anderes braucht man ein Gegenüber. So können Sie durch eine entsprechende Selbsterfahrung nicht nur Ihre Klienten, sondern auch sich selbst unterstützen.

Das Geheimnis des Vorwärtskommens besteht darin,
den ersten Schritt zu tun.
Mark Twain

Ich wünsche Ihnen neben erfolgreichen Körperreisen auch ganz viel Freude an dieser Arbeit!

Danksagung

Dieses Buch konnte nur entstehen, weil mich viele Menschen auf dem Weg hierhin begleitet haben. Dazu gehören auch diejenigen, die mir die Entwicklung dieser Methode ermöglicht haben. Unzählige Impulse führten zu meiner eigenen Wahrnehmung des Menschen »von innen«, sodass diese Art der *Imaginären Körperreisen* wachsen konnte.

Allen Lehrmeistern und Wegbegleitern möchte ich meinen Dank aussprechen!

Meine erste hypnotherapeutische Ausbildung bei *Götz Rennartz* ermöglichte mir als Schulmedizinerin den genau richtigen Einstieg in die Welt der Imaginationen und den ersten bewussten Kontakt zum Unbewussten. Die Zauberwiesenstrategie® hat mich besonders fasziniert und diente als Ausgangsbasis meiner Körperreisen.

Durch *Siegfried Mrochen* bekam ich eine spielerische Einführung in die Teilearbeit und wichtige Impulse für meinen Einstieg in die Arbeit mit Kindern. Er schubste mich in Richtung Referententätigkeit, durch die ein ganz wichtiger Dialog mit vielen Kollegen begann. Durch die Weitergabe meines neuen Wissens und die Rückmeldung der Seminarteilnehmer konnte ich erfahren, dass die Methode auch unabhängig von meiner Person wirksam ist – ein ganz wichtiger Hinweis.

Durch die Tagungen von *Bernhard Trenkle* und die MEG eröffnete sich für mich eine neue Welt der Hypnoszene, der weitere Ausbildungen folgen konnten. Bernhard wagte es 2012, mich als unbeschriebenes Blatt vor einem großen Publikum den ersten Workshop halten zu lassen. Vielen Dank für dieses Vertrauen! Durch diese Veranstaltung, an der über 500 Interessierte teilnahmen, verstand ich erstmals, wie interessant die *Imaginären Körperreisen* auch für andere Kollegen sind.

Die PITT-Ausbildung von *Luise Reddemann* mit einer entscheidenden Selbsterfahrung komplettierte mein inneres Bild im Bereich der Traumatherapie maßgeblich.

Als Nächstes möchte ich all meinen *Patienten* danken! Sie haben mir ihr Vertrauen geschenkt und ihre ganz persönlichen inneren Bilder zur Verfügung gestellt. Dies gilt auch im Besonderen für diejenigen, deren Bilder ich in diesem Buch verwenden durfte. Im Verlauf wurden alle Patienten zu meinen besten Lehrmeistern, die mir immer wieder neue Impulse zu weiteren Schritten gaben.

Diese Schritte konnte ich aber nur gehen, weil ich im privaten Umfeld die entsprechende Unterstützung hatte. Zu einem Freundeskreis entwickelte sich meine *Intervisionsrunde,* die meine Übungsrunden und Probevorträge kritisch und wertschätzend ausgehalten hat. Sie motivierte mich, immer wieder weiterzumachen und neue Wege zu beschreiten. Besonderer Dank gilt *Theresia Makkos,* die mir in einigen sehr spannenden Momenten hilfreich zur Seite stand.

In dieser Gruppe fand ich auch meinen Grafiker *Norbert Kercher,* dem ich die sehr gelungenen Abbildungen dieses Buches zu verdanken habe. Er hat es geschafft, meinen manchmal sehr spontanen Aktionen zu Unzeiten zu folgen und den Impulsen mit Gelassenheit entgegenzutreten.

Ein Buch braucht aktive Testleser, denen auch der Inhalt gut vertraut sein muss. Da bin ich sehr dankbar für den intensiven Austausch mit *Brigitte* und *Christian Wulf, Vera Hupe* und *Detlef Nescholta.* Der Hobbylektor *Siegfried Joel* fand noch zahlreiche Fehler, die wir dadurch korrigieren konnten.

Nicht nur bei diesem Buch, sondern auch bei allen Konzepten zum Thema zuvor, war meine intensivste Kritikerin meine Tochter *Daniela Hütwohl.* Für diesen langjährigen, offenen und sehr konstruktiven Austausch danke ich von Herzen. Sie hat, ebenso wie mein Mann *Roland,* nicht nur meine Entwicklung zur Autorin dieses Buches miterlebt. Beiden danke ich vor allem dafür, dass sie mich als Wegbegleiter einfach ausgehalten und mir den Rücken gestärkt haben.

So danke ich meiner ganzen Familie für die jahrelange Unterstützung. Es ist ein großes Glück, in besonders anstrengenden Phasen liebevolle und tolerante Menschen um sich zu haben.

Danke an euch alle, eure

Sabine

Anhang

Die Induktion über den äußeren sicheren Ort

Praxis

Ich lade Sie nun ein, eine möglichst bequeme Haltung einzunehmen ... die jederzeit noch verbessert werden kann ... um dann erst einmal einen tiefen Atemzug zu nehmen ... Sie können jederzeit unterbrechen, wenn irgendetwas ist ... und mir Bescheid geben ...

Während Sie nun erst einmal tief ein- und ausatmen ... können die Augen offen bleiben oder schon geschlossen werden ... und solange Sie jetzt meinen Worten folgen ... kann Ihr bewusstes Denken gut auf Sie aufpassen ... je mehr Gedanken sich einmischen ... umso besser kann das Unbewusste den inneren Bildern folgen ...

Nun lade ich Sie ein, in Ihren Körper zu spüren ... alles, was Sie wahrnehmen, ist okay ... nehmen Sie einmal den Kontakt zur Rückenlehne wahr ... und spüren in Ihre Hände ... fühlen in jeden Finger ... wie ist der Unterschied zwischen links und rechts ... und gehen dann auf die Arme über ... ist der rechte Arm schwerer als der linke ... oder der linke leichter als der rechte ... wo liegt er auf ... und gehen dann auf die Schultern über ...

Und während Sie so den Körper wahrnehmen ... können sich auch andere Stellen melden ... nachdem Sie kurz dorthin gespürt haben ... können Sie meinen Worten weiter folgen ...

Von den Schultern wandern Sie den Nacken nach oben ... können hier einfach loslassen ... den Kopf mit jedem Atemzug mehr und mehr locker auf den Schultern ruhen lassen ... den Kiefer leicht öffnen ... und fallenlassen ...

Wenn Sie jetzt wieder zu den Schultern gehen ... lade ich Sie ein ... den Rücken abwärts zu spüren ... wo fühlt er sich am besten an? ... um dann in den Brustkorb zu fühlen ... den Atembewegungen zu folgen ... täglich atmen wir unzählige Male ... unbewusst ... und ich lade Sie ein, mal dem Sauerstoff auf seinem Weg in den Körper zu folgen ... vielleicht wie einer kleinen Luftblase ... durch die Nase ... den Rachen ... über den Kehlkopf in die Bronchien ...

Sie können auch den unteren Rücken spüren ... während der Sauerstoff weiterwandert ... die Bronchien verzweigen sich wie die Äste eines Baumes ... nach oben und ... immer tiefer ... in eine immer *tiefere Entspannung* ... atmen dann in den Bauch ...

Das kleine Luftbläschen kann, in der Lunge angekommen, seine Reise ins Blut fortsetzen ... durch den ganzen Körper ... während Sie einmal in Ihr Becken spüren ... das sich, je länger Sie jetzt ruhen ... umso *schwerer* anfühlt ... mit dieser gewissen Leichtigkeit ...

Bis der Sauerstoff an jeder Muskelzelle ankommt ... und ich lade Sie ein, mal genau hinzusehen ... wie es aussieht, wenn die Zelle ... *aufatmet* ... und vielleicht etwas heller wird ... wie es sich anfühlt, wenn Zelle für Zelle aufatmet ... und loslässt ...

Spüren Sie auch einmal in Ihre Beine ... wo liegen sie auf ... wie ist der Kontakt zur Unterlage ... Beine führen durchs Leben ... ich lade Sie ein, sich vor dem inneren Auge eine Treppe vorzustellen, die nach oben oder unten in die noch *tiefere* Entspannung führt ... zu Ihrem sicheren Ort ... wie auch immer der aussehen mag ...

Und während ich von eins bis zwanzig zähle, gehen Sie Schritt für Schritt auf dieser Treppe in eine noch *tiefere Entspannung* ... spüren hier in Ihren Körper ... während Zelle für Zelle *aufatmet* ... und loslässt ...

Eins ... zwei ... drei ... vielleicht ist die Treppe ganz deutlich ... oder auch diffus ... in die Beine atmen ... vier ... fünf ... sechs ... Stufe für Stufe zu Ihrem sicheren Ort ... wie fühlen sich die Unterschenkel an? ... Sieben ... acht ... neun ... während immer mehr Zellen *aufatmen* ... das bewusste Denken passt auf Sie auf, während das Unbewusste immer *tiefer entspannen* kann ... zehn ... elf ... zwölf ... Sie können schon ganz gespannt sein, wie Ihr sicherer Ort aussieht ... dreizehn ... vierzehn ... fünfzehn ... und spüren in die Füße, die Sie sicher durchs Leben tragen ... sechzehn ... siebzehn ... achtzehn ... der Ort kann eine schöne Erinnerung sein ... ein Urlaubsort ... drinnen oder draußen ... neunzehn ... aber auch eine Wolke ... eine Farbe oder nur ein Gedanke, ein Gefühl ... oder etwas ganz anderes ... zwanzig ... ... *ankommen* ... ...

Ich lade Sie ein, erst einmal ein Stück voranzugehen und sich umzuschauen ... was sehen Sie? ... Wie fühlt sich der Untergrund an? ... Wie ist die Temperatur dort? ... Gibt es etwas zu hören oder ist es ganz still ...

Gibt es vielleicht auch einen Geruch? ... ...

An diesem Ort können Sie sich auch in Zukunft jederzeit erholen ... einen Moment Ruhe genießen ... *sich wohlfühlen* ... ganz bei sich sein ... einfach kurz *entspannen* ...

Und mit jedem Mal, wo Sie hier sind, fällt es leichter zurückzukehren ... ganz automatisch ... bis vielleicht ein Atemzug reicht, um hier zu entspannen ... wenn es passend ist, auch einzuschlafen ...

Für Tonaufnahmen

Und wenn Sie diese Aufnahme zu Hause hören ... oder wo auch immer Sie gerade sind ... können Sie entscheiden ... ob Sie noch hier bleiben ... sich weiter entspannen ... wenn es passend ist, vielleicht hier einschlafen ...

Oder in eigenem Tempo wieder die Treppe zurückgehen ... selbst von zwanzig bis eins zurückzählen ... Schritt für Schritt die Trance wieder vollständig auflösen ... sich mehr und mehr im Alltag wiederfinden ... ... die Entspannung aber mitnehmen

Vorlage Körperkarte: Spiegelinduktion

Vorlage **Körperkarte: Spiegelinduktion**

Körperkarte für **Klient:** ____________________

Einstiegslandschaft

Sehen: ____________________

Hören: ____________ Riechen und Schmecken: ____________

Fühlen: ____________

Temperatur: ____________

Untergrund: ____________

Spiegel: ____________ **Magische Pforte:** ____________

Spiegelbild: ____________

Eintrittspforte Körper: ____________

Körper von innen:

Helfer:

(Die Körperkarte kann unter www.carl-auer.de/koerperkarte-spiegelinduktion zur Verwendung heruntergeladen werden.)

Wohlfühlraum: ______________________

____

Ressourcenraum: ______________________

____

Ressourcen: ______________________

____

____

____

____

____

Ressourcenfarbe: ______________________

____

Schutzmaßnahmen:

____

____

____

Schaltzentrale:

____

____

____

____

____

Chef/Chefin: ______________________

____

Zentrum der Emotionen:

____

____

____

____

Archiv des Lebens:

____

____

____

____

Vorlage Körperkarte: Induktion über den äußeren sicheren Ort

Vorlage **Körperkarte: Induktion über den äußeren sicheren Ort**

Körperkarte für **Klient:** ______________________________

Treppe: nach oben ☐ nach unten ☐

Sicherer Ort

Sehen: ______________________________

Hören: ______________ Riechen und Schmecken: ______________

Fühlen: ______________________________

Temperatur: ______________________________

Untergrund: ______________________________

Leinwand: ______________________________

Körper von innen:

Helfer:

(Die Rückseite entspricht S. 293.)
(Die Körperkarte kann unter www.carl-auer.de/koerperkarte-sicherer-ort zur Verwendung heruntergeladen werden.)

Beispiel eines Sitzungsverlaufs (Auszug)

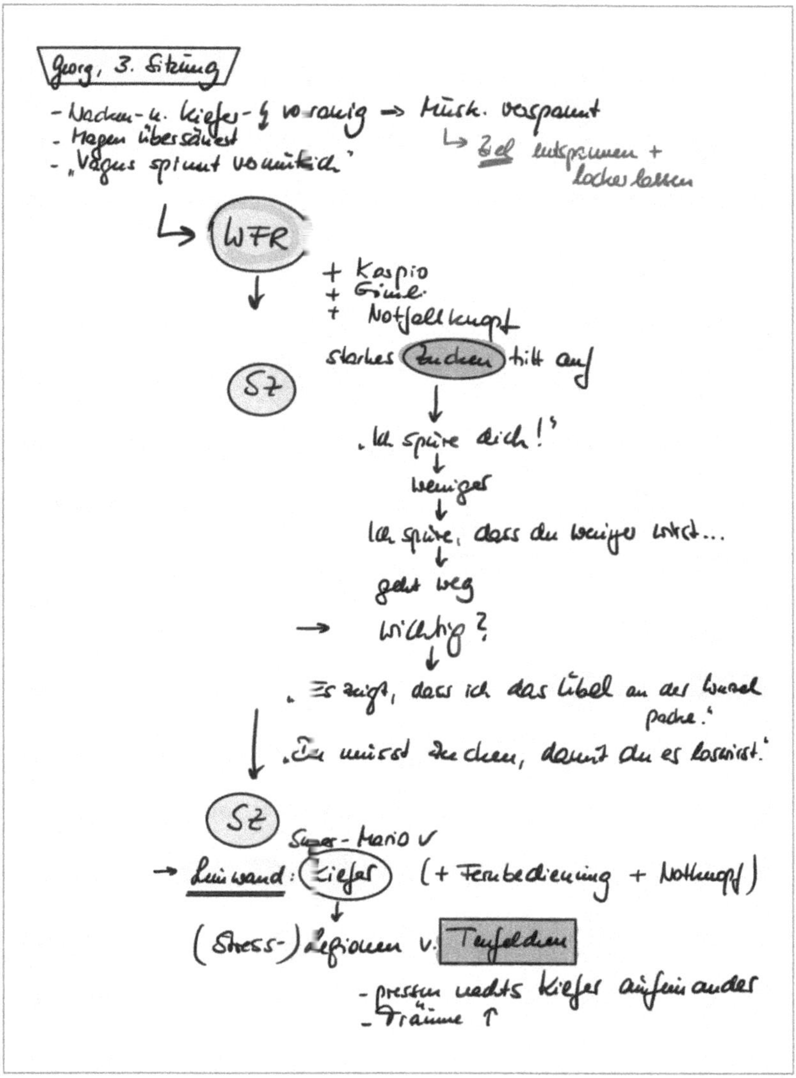

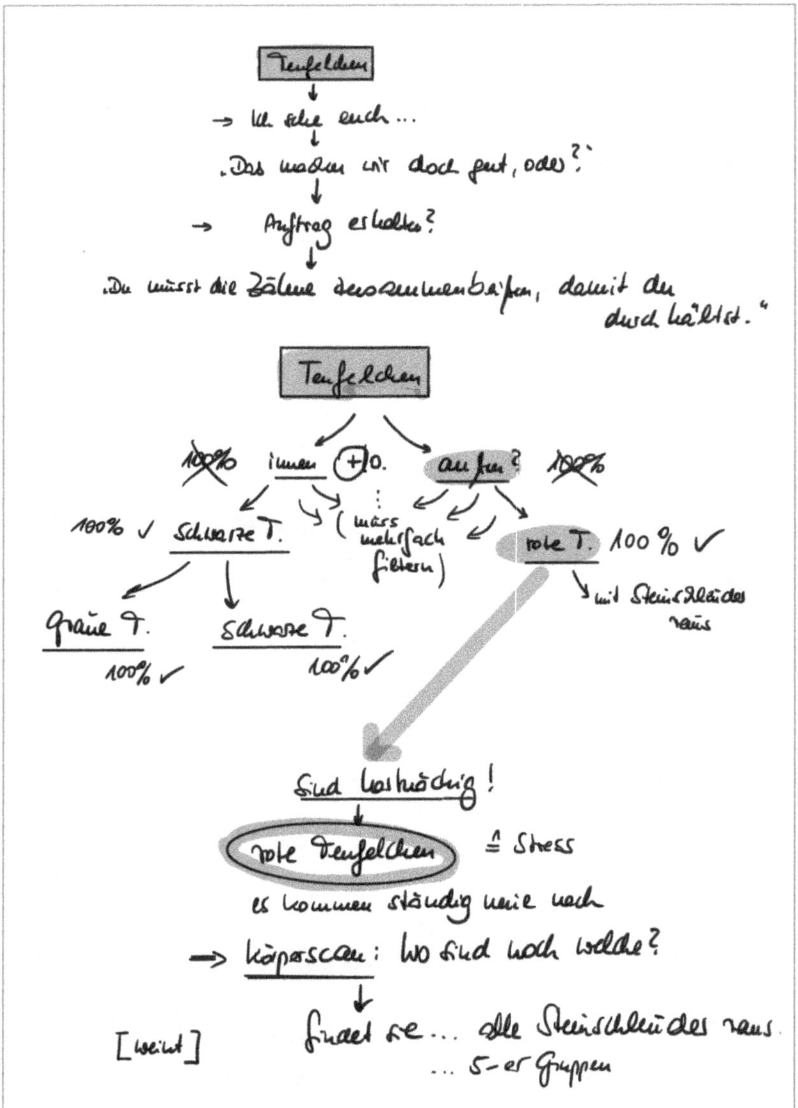

(Den vollständigen Sitzungsverlauf finden Sie in den Originalfarben unter www.carl-auer.de/beispiel-sitzungsverlauf.)

Gruppentrance

Praxis

Die Induktion erfolgt wieder über die Einladung, sich eine Landschaft vorzustellen. Auf Rückmeldungen der Klienten wird verzichtet, um den Prozess der anderen nicht zu stören.

> Ich lade Sie nun ein, vor Ihrem inneren Auge einmal in eine Landschaft zu gehen ... die Augen können dabei geöffnet sein oder sich schon schließen ...
>
> Die Landschaft kann eine Wiese oder ein Weg sein ... ein Strand, ein Feld ... ein Wald oder Berge ... eine Wüste ... oder etwas ganz anderes ... ...
>
> Nun schauen Sie einmal, was es dort zu sehen gibt ... in der Nähe ... und in der Ferne ... es kann sein, es ist ganz deutlich ... und nur der Gedanke an ein Bild ... ...
>
> Manche Menschen hören die Landschaft auch ... vielleicht sind da Geräusche ... oder es ist ganz still ... ...
>
> So, wie es ist, darf es sein ... ...
>
> Ich lade Sie ein, dort unterwegs zu sein ... in eigenem Tempo ... auf dem Weg zu Ihrem Spiegel ... oder einer spiegelnden Fläche ... und dabei den Untergrund unter den Füßen zu spüren ... ist er hart oder weich ... vielleicht federnd ... ... wie fühlt sich die Temperatur dort an ... manchmal ist auch ein Wind zu spüren ... ...
>
> Es kann auch sein, dass Sie nur eine Farbe wahrnehmen ... mit dem Gefühl unterwegs zu sein ... einfach so ...
>
> Oder es ist irgendwie ganz anders ... ... auf Ihrem Weg zu einem Spiegel oder einer spiegelnden Fläche ... ...
>
> Nun gehen Sie bitte voran und finden einen Spiegel oder eine spiegelnde Fläche ... manchmal steht ein großer Spiegel mitten in der Landschaft ... ... das kann auch ein Wasser sein ... ein See oder eine Pfütze ... eine Glasscheibe ... oder etwas ganz anderes ... manchmal ist es eine Spiegelung in der Luft ... oder etwas ganz anderes ... Schritt für Schritt in Ihrem Tempo ... ...
>
> Und Sie können ganz gespannt sein, wie Ihr Spiegelbild heute aussieht ... so, wie heute ... oder auch jünger ... oder älter ... alles ist möglich ... ...

Jetzt können Sie für diejenigen, die noch länger brauchen, eine entlastende Formulierung einfügen.

> Es kann sein, dass Sie noch einen Moment brauchen ... dann folgen Sie in Ihrem Tempo ... das Unbewusste speichert alles ab, was ich sage ... und folgt auf seine Art ... wie auch immer das aussieht ...
>
> Wenn Sie am Spiegel angekommen sind ... nehmen Sie bitte eine Fernbedienung in die Hand und verkleinern Ihr Spiegelbild ... der Spiegel bleibt, wie er ist ... immer noch kleiner ... bis es so klein ist, dass es auf Ihre Hand springen kann ... es kann so klein werden, dass es in den Körper der großen Person reisen kann ... es kann durch Mund, Nase oder Ohren hineingehen ... oder direkt durch eine Pore in der Hand verschwinden ... oder einen anderen Weg wählen ... ...
>
> Dies ist Ihr kleines Ich, das für Sie auf die Reise in den Körper geht ... lassen Sie sich überraschen, wie es dort aussieht ... ...
>
> Es kann aber auch sein ... dass bei ihnen kein Spiegelbild erscheint ... Sie noch weitergehen und den passenden Spiegel finden sollen ... oder es ist ein magischer Spiegel ... durch den Sie mit einem magischen Schritt direkt im Körper landen können ... ...
>
> Vielleicht gehören Sie aber auch zu den Menschen, die direkt in den Körper einsteigen ... einfach so ... ...
>
> Auch hier kann es sein, dass Sie noch einen Moment brauchen ... dann folgen Sie in Ihrem Tempo ... das Unbewusste speichert alles ab, was ich sage ... und folgt auf seine Art ... wie auch immer das aussieht ...

Jetzt erfolgt der Wechsel auf die Ansprache des Spiegelbilds im »Du«.

> Kleines Spiegelbild, ich lade dich ein, wenn du im Körper angekommen bist ... dich zu orientieren und umzuschauen ... ...
>
> Du kannst nun ganz gespannt sein, wie der Körper von innen aussieht ... es kann irgendwie anatomisch aussehen ... kann aber auch eine Landschaft sein ... vielleicht wie in einer Geschichte aus einem Buch oder Film ... manchmal ist es auch nur eine Farbe ... ein Gefühl ... oder etwas ganz anderes ... ...
>
> Manchmal ist es notwendig, dass du an einer Stelle noch kleiner werden musst ... du kannst durch Wände reisen ... in der Imagination ist alles möglich ... vielleicht möchtest du auch ein Transportmittel nutzen ... eine Art U-Boot ... auf einem Pferd reiten oder etwas ganz anderes ... alles, was kommt, ist genau richtig so ... ...

Jetzt führen Sie die Gruppe zum Wohlfühlraum.

> Nun sieh dich um und finde zunächst einmal deinen inneren Wohlfühlraum … das ist ein besonderer Raum, der nur dir ganz alleine gehört … dir Schutz bietet … wo du dich erholen kannst … du findest ihn irgendwo zwischen den Bereichen des Körpers … vielleicht hinter einer Tür … manchmal gut versteckt … manchmal ganz offen und weit … er kann aussehen wie ein Zimmer oder ein anderer Raum, kann eine besondere Landschaft sein … eine Wolke … eine Farbe … ein Gefühl … oder etwas ganz anderes … lass dich überraschen, wie dein Wohlfühlraum aussieht …

Und auch jetzt gilt es, langsam Reisende zu berücksichtigen.

> Auch hier kann es sein, dass du noch einen Moment brauchst … und in deinem Tempo folgen möchtest … das Unbewusste speichert wieder alles ab, was ich sage … und folgt auf seine Art … im eigenen Tempo … wie auch immer das aussehen mag … …
>
> Wenn du an deinem Wohlfühlraum angekommen bist … lade ich dich ein … hineinzugehen … und dich umzuschauen … …
>
> Das ist nun dein Wohlfühlraum … der nur dir alleine gehört … nur du kennst den Zugang … kannst hier sein … …
>
> Und hier bist du genau richtig so, wie du bist! … darfst sein, wie du bist … kannst dich wohlfühlen … und in dir ganz sicher sein … …
>
> Mit jedem Mal, wenn du hierherkommst … wird es leichter, den Raum zu finden … irgendwann reicht nur ein Gedanke … … sofort hineinspringen … einfach hier sein … …
>
> Du kannst ihn nun gut abspeichern … kennst den Weg … um immer wieder herzukommen … …
>
> Ich weiß nicht, ob es einen Kontakt der Hände gibt, in den du jetzt deinen Wohlfühlort ankern möchtest … vielleicht eine Art Knopfdruck mit einem Finger an der Hand … und immer, wenn du diese Stelle berührst, landest du automatisch in deinem wunderbaren Raum … …

Auf Nebenräume, die sehr individuell sind, können Sie bei der ersten Reise der Klienten verzichten. In wiederholten Reisen derselben Gruppe können Nebenräume angeboten werden.

Jetzt leiten Sie den Rückweg ein und lösen die Trance wieder auf.

Nun lade ich dich, kleines Spiegelbild, ein ... den Rückweg zur Hand anzutreten ... ich weiß nicht, ob du denselben Weg nimmst ... oder direkt dorthin springst ... oder einen anderen Weg wählst ... ... und du kannst den Körper wieder verlassen ... ...

Dann lade ich Sie ein, das Spiegelbild in den Spiegel zu setzen ... es wieder zu vergrößern ... sich bei ihm zu bedanken und es zu verabschieden ... ...

Und wenn Sie einen magischen Schritt gemacht haben ... können Sie wieder zurück in Ihre Landschaft gehen ... auf demselben Weg wie hinein ... ...

Und können den Rückweg antreten ... in eigenem Tempo durch Ihre Landschaft den Weg zurück finden ... ...

Sich wieder mehr und mehr hier im Raum wahrnehmen ... den Kontakt zum Stuhl spüren ... ... die Füße auf dem Boden ... ... noch einmal einen tiefen Atemzug nehmen ... sich recken und strecken ... die Trance wieder vollständig auflösen ... und als Letztes die Augen öffnen ...

Literatur

Antes, M. u. M. Alt-Antes (2012): Die Rolle des bewussten Ich bei der Heilung der Spaltung in Tiefen- und Oberflächenperson. (Vortrag 9.9.2012, Mainz: Zentrum für Angewandte Hypnose).

DGPPN (Deutsche Gesellschaft für Psychiatrie und Psychotherapie, Psychosomatik und Nervenheilkunde) (2019): Zahlen und Fakten der Psychiatrie und Psychotherapie. Verfügbar unter https://www.dgppn.de/_Resources/Persistent/154e18a8cebe41667ae22665162be21ad726e8b8/Factsheet_Psychiatrie.pdf [24.1.2021].

Erickson, M. H., , E. L. Rossi u. S. L. Rossi (1976): Hypnose: Induktion, Psychotherapeutische Anwendung, Beispiele. München (Pfeiffer).

Freigang, H. u. G. Schütz (2013): Hypolinguistik: die Sprache der Hypnose verstehen und anwenden, Paderborn (Junfermann).

Fruth, S. u. D. Fruth (2020): Das Haus des Wissens – durch Imagination zum individuellen Lernerfolg. Heidelberg (Carl-Auer), 2. Aufl.

Gerl, W. (2015): Vertiefung der Trance. In: D. Revenstorf u. B. Peter (Hrsg.): Hypnose in Psychotherapie, Psychosomatik und Medizin – Manual für die Praxis. Heidelberg (Springer), S. 209–215, 3. Aufl.

Goleman, D. (1996): Emotionale Intelligenz. München/Wien (dtv), S. 65 f.

Levine, P. A. (2011): Sprache ohne Worte: Wie unser Körper Trauma verarbeitet und uns in die innere Balance zurückführt. München (Kösel), 9. Aufl.

Porges, S. W. (2010): Die Polyvagal-Theorie: Neurophysiologische Grundlagen der Therapie – Emotionen, Bindung, Kommunikation und ihre Entstehung. Paderborn (Junfermann).

Prior, M. (2016): Beratung und Therapie optimal vorbereiten: Informationen und Interventionen vor dem ersten Gespräch. Heidelberg (Carl-Auer), 7. Aufl.

Reddemann, L. (2017): Psychodynamisch Imaginative Traumatherapie PITT – Das Manual. Stuttgart (Klett-Cotta), 9. Aufl.

Reddemann, L. (2019): Imagination als heilsame Kraft: Ressourcen und Mitgefühl in der Behandlung von Traumafolgen. Stuttgart (Klett-Cotta), 21. Aufl.

Schweizer, C. C. (2018): Das Praxisbuch der hypnotherapeutischen Raucherentwöhnung: 66 Interventionen für Freiatmer. Heidelberg (Carl-Auer), 1. Aufl.

Schweizer, C. C. (2019): Vom blauen Dunst zum frischen Wind: Hypnotherapeutische Raucherentwöhnung in 5 Sitzungen. Heidelberg (Carl-Auer), 3. Aufl.

Simonton, O. C. et al. (2001): Auf dem Wege der Besserung: Schritte zur körperlichen und spirituellen Heilung. Hamburg (Rowohlt), 9. Aufl.

Verzeichnis der Abbildungen

Über die Autorin

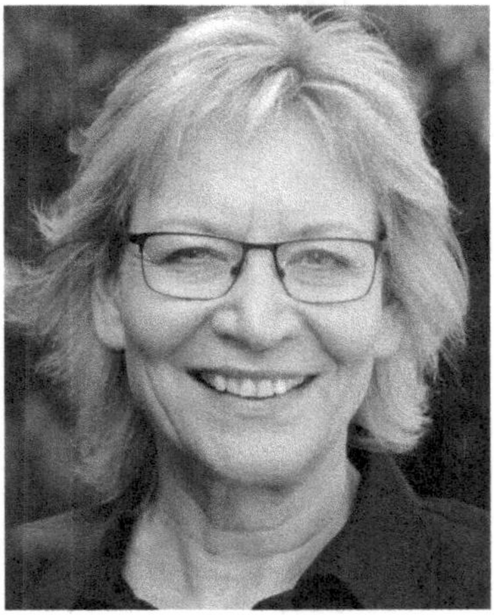

Sabine Fruth, Studium der Humanmedizin; 1993–2014 niedergelassene Hausärztin mit pädiatrischem Schwerpunkt in eigener Praxis; seit 2014 privatärztlich tätig (Psychotherapie und Hypnotherapie); Zusatzausbildungen in Hypnose, Psychotherapie (Tiefenpsychologie); Referententätigkeit zu »Imaginären Körperreisen« und dem »Haus des Wissens«; Autorin des Buches *Das Haus des Wissens – Durch Imagination zum individuellen Lernerfolg* (zusammen mit Daniela Hütwohl (geb. Fruth), 3. Aufl. 2023).

Kontakt: www.sabine-fruth.de